老年衰弱理论与临床实践

王玉波　主编

人民体育出版社

图书在版编目（CIP）数据

老年衰弱理论与临床实践 / 王玉波主编. -- 北京 :人民体育出版社, 2021（2022.4重印）
ISBN 978-7-5009-5973-1

Ⅰ.①老… Ⅱ.①王… Ⅲ.①老年病—防治 Ⅳ.①R592

中国版本图书馆CIP数据核字(2021)第031343号

*

人民体育出版社出版发行
北京中献拓方科技发展有限公司印刷
新华书店经销

*

710×1000 16开本 15.75印张 304千字
2021年7月第1版 2022年4月第2次印刷

*

ISBN 978-7-5009-5973-1
定价：54.00元

社址：北京市东城区体育馆路8号（天坛公园东门）
电话：67151482（发行部） 邮编：100061
传真：67151483 邮购：67118491
网址：www.sportspublish.cn

编委会

序

2019年，我国60周岁及以上人口为25388万人，占总人口的18.1%；65周岁及以上人口为17603万人，占总人口的12.6%。预计2030年之后，65岁及以上人口占到我国总人口的比重将超过20%，届时中国将进入重度老龄化社会。目前，我国居民人均预期寿命已达到77.3岁，但健康预期寿命仅为68.7岁，失能和部分失能老年人超过4000万。虽人均预期寿命显著延长，但健康预期寿命没有得到相应的增长，说明大量老年人受到疾病和残疾的困扰，生活质量不高，给家庭和社会带来极大的负担，必将影响我国社会和经济的发展。

近些年来的研究提示，增龄带来的不单是慢性病的发生，还伴随着躯体和认知的衰弱，它往往反映为身体生理功能储备降低和多系统功能失调，限制了机体对内外环境应激和保持内环境稳定的能力。阻止和防治衰弱，对保持和提高老年人的生活能力与质量及延长健康预期寿命具有重要意义。

近二十年国际上才开始衰弱的研究，我国近些年在此领域的研究也得到广大老年医学专家的重视。王玉波教授主编的《老年衰弱理论与临床实践》这本书，结合多位老年医学专家的临床经验，对衰弱的概念，尤其是临床筛查和评估及干预作了深入的介绍；同时，对衰弱与常见老年慢性病的关系和中医药在衰弱治疗中的作用也结合临床实例作了详细的分析，有助于老年医务工作者对老年衰弱的早识别、早诊断、早干预，更大限度地保存和恢复患者机能，提高其生存质量，也必将对我国衰弱的研究和临床应用起到推动作用。

开展我国老年医学的研究，就必须重视秉承老年医学的全人理念，关注全生命周期的管理和老年人内在能力及功能发挥的保持。我相信本书的推出，一定会促进人们对老年医学更多地了解和重视，推动尽早实现健康中国的战略。

陈　彪

2020年10月10日

前 言

随着人口老龄化的进展，与增龄密切相关的衰弱也逐渐成为全球医学界愈加关注的老年综合征之一。为有助于从事老年医学的医务工作者熟悉掌握老年衰弱，做到早识别、早诊断和早干预，尽可能减少老年衰弱的发生，降低其严重性，我们组织相关领域专家倾力合作，撰写本书，旨在指导临床医学工作者提高对老年衰弱综合征的临床实践能力，及时提供有效的医学服务，提高老年患者的生存质量。

本书共分五章，比较系统地介绍了老年衰弱的概念、病理生理改变、诊断与临床表现、筛查与评估及运动、营养、多重用药管理、护理、社会支持等老年衰弱的综合干预手段和临床实践。本书是北京市医管中心“扬帆计划项目”重点专业建设的成果之一，创新性地采用临床专家将常见老年衰弱病例的丰富临床经验与大家分享的形式，更利于读者对老年衰弱的了解和预防。

感谢所有编写人员一年来的辛勤付出和各位专家的精心审阅，特别对首都医科大学附属北京友谊医院孙颖主任医师、汤雯副主任医师和首都体育学院周军教授、陈晓红副教授及有关人员在百忙之中参与本书的编写表示衷心的感谢，同时致谢北京市医管中心对老年衰弱康复专业建设的关心与指导！

由于经验有限，不足在所难免，恳请读者谅解和批评指正。

王玉波

2020年9月

目 录

第一章　老年衰弱概述

人口老龄化是目前世界各国所面临的巨大挑战之一。随着人口老龄化的进展，与增龄密切相关的衰弱也逐渐成为全球科学界愈加关注的老年综合征，欧美及中国医学家分别研究发布了衰弱白皮书或专家共识等指南，致力于老年衰弱的早识别、早诊断、早干预，尽可能减少老年衰弱的发生或降低其严重性，为老年人的健康保驾护航，同时减轻家庭压力，减少社会负担。

第一节　衰弱的概念及流行病学

自20世纪70年代开始，国外学者就发现老年人生理储备下降，自我平衡被破坏后会发生可涉及多系统的负性事件，从此老年衰弱进入了大家的视野。此后的数十年，国内外老年医学学者不断致力于对老年衰弱定义及其危险因素的研究，去丰富其内涵，从而推动全球对衰弱综合征的识别、预防和治疗不断进步。

一、概念

1968年，Brien（布赖恩）等首次在横断面研究中提出，衰弱是老年人对负性事件过度或不恰当的反应；1978 年，美国老年联邦会议上提出了“Frail elderly”（衰弱老人）的术语；1988年，Winograd（威诺格拉德）首次将衰弱进行了量化；2001年，美国约翰霍普金斯大学医学院的Fried（弗里德）博士指出衰弱是一种临床综合征，加拿大学者Rockwood（罗克伍德）认为衰弱是一种健康缺陷不断累积而导致的危险状态；2017年，中华医学会发表的老年患者衰弱评估与干预中国专家共识等提出一系列衰弱概念，可以看出国际社会对衰弱的关注和重视与日俱增。这些定义中多数定义衰弱为多系统储备功能的衰减，机体不能维持自身平衡功能而致，同时也可以看到，衰弱是一个不断进化发展的概念，不是单一的某种疾病的发展过程或者结局。

衰弱是多个身体系统生理功能的进行性下降。虽然衰弱不是必须的老化过程，可以出现在老年期之前，但研究报道绝大部分的衰弱都是发生在老年期，使老人对应激的脆弱性增加，从而发生失能、功能下降、住院和死亡的危险增加，是导致老年人功能下降和死亡的主要因素之一。因此，老年衰弱作为常见老年综合征之一，受到世界各国的充分重视和医务工作者的积极研究。Markle-Reid（马克尔-里德）和Broune（布龙）对老年衰弱综合征的概念进行了专门论述，提出该综合征应涵盖：①生理、心理、社会和环境相互作用结果的一个多学科概念；②衰弱不单纯是增龄导致的；③必须加入患者自己主观感觉进行判断；④必须包涵个人和环境的双重因素。Fried等则把老年衰弱综合征定义为生理储备降低和多系统失调，从而限制了机体对内外的应激和保持内环境稳定的能力，增加了其对应急事件的易感性。衰弱综合征是年龄和躯体疾病积累的表达。Fried定义衰弱综合征为临床综合征，明确指出了衰弱综合征的临床表现型。国际老年营养和保健学会，首次将衰弱简写为frail，提出应包括疲劳感、阻力感、自由活动下降、多种疾病共存和体质量减轻等五方面。老年患者衰弱评估与干预中国专家共识则指出，老年衰弱是指老年人生理储备下降导致机体易损性增加、抗应激能力减退的非特异性状态。衰弱老人经历外界较小刺激即可导致跌倒、失能、谵妄、营养不良等一系列临床负性事件的发生。

老年衰弱的概念至今没有完全达成统一，老年医学工作者根据健康的定义、衰弱的理论研究和老年照护的临床实践，将老年衰弱分为躯体衰弱、认知（精神）衰弱和社会衰弱。

躯体衰弱（physical frailty）亦即身体性衰弱，主要指机体退行性改变和多种慢性疾病引起的机体易损性增加的状态，其核心是机体生理储备能力降低、单一系统或多个系统结构和功能的异常，包括神经肌肉系统、代谢及免疫系统等的改变，这种状态增加了多重用药、肌少症、跌倒、失能、睡眠障碍、谵妄及死亡等临床负性事件发生的风险，其核心症状是肌少症和运动功能的逐渐衰退。

基于躯体衰弱和主观认知功能下降的研究进展，我国学者于2015年提出认知衰弱的定义是：旨在排除阿尔茨海默病（AD）或其他类型的痴呆的老年个体中出现认知功能障碍（CDR≤0.5分）的异质性临床综合征，且其认知障碍由躯体因素（包括躯体衰弱和躯体衰弱前状态）引起，并将认知衰弱分为潜在可逆性认知衰弱和可逆性认知衰弱两类。二者的主要区别在于认知损伤的表现形式，前者表现为轻度认知功能障碍（mild cognitive impairment，MCI），后者则由躯体因素引起，且与急性事件、临床诊断的神经退行性变等有关。

社会衰弱指受试者在处理人际关系和家庭关系等社会生活方面的适应能力不足，即社会参与能力不足，呈现出一种与人的社会行为障碍有关的衰弱状态。

国内外普遍认同的老年衰弱的核心是老年人生理储备下降，自我平衡被破坏，涉及多系统病理、生理变化和环境多方面，包括神经肌肉、代谢及免疫系统等。老年衰弱的发生与机体多个系统异常有关，近几年的研究表明，老年衰弱与肌少症、认知障碍、心血管疾病、糖尿病等疾病均有不同程度相关。

老年衰弱、失能和共病这三种情况，都是可以经常在老年患者身上见到的状态，它们是不同的概念。老年衰弱不仅不同于失能，也不同于共病（疾病累积）。老年衰弱是失能和死亡的主要危险因素，可以是老年人失能的前兆，也是介于生活自理与死亡前的中间阶段。老年衰弱既是多种慢性疾病、某些急性事件或严重疾病的累积后果，也可以成为负性事件的“导火索”，但衰弱状态也可能出现在没有失能或者还没有失去自理能力的患者身上。失能大多是建立于意外事故或医学上有明确致残性疾病、损伤和功能受限等基础上的，大多数失能患者往往都能发现衰弱前或衰弱状态，大部分衰弱患者又有某种程度的失能，但没有确切的研究能够表明衰弱在预测失能加重和死亡方面的具体作用。共病则是指老年患者往往多种慢性病共存、一身多病的状态。老年衰弱综合征的概念与老年共病虽然不同，但躯体上的病和老年衰弱有着密切联系，厌食、味觉下降、体质量减轻、骨质疏松、关节炎、动脉硬化、认知障碍等均会影响老年衰弱综合征。糖尿病、疼痛、贫血、抑郁和髋骨骨折等也与老年衰弱有关。衰弱和共病可预测失能，失能可作为衰弱和共病的危险因素，共病又可促使衰弱和失能进展。共病和失能是老年衰弱重要的混杂因素，衰弱与共病、失能的重叠越频繁，老年衰弱程度越严重。总的来说，这三者关系密切、相互影响并伴有一定的重叠，医务工作者在实际工作中需要综合关注这三种情况。

近年来，通过国际老年学和老年医学协会全球老龄化研究网络（IAGG GARN），国际老年学和老年医学协会（IAGG ）涉入了衰弱的研究和培训工作，网络协作组的研究发现，对于预防和阻止衰弱，早期发现和干预是很重要的，因此，老年医学工作者在临床实践中要秉承老年医学的全人理念，综合评估各种状态，全方位考虑、鉴别及处理老年衰弱及其相关问题。

二、流行病学

因老年衰弱的评估方法不同，研究所采用的诊断标准也有所不同，国内外报道的老年衰弱的患病率也不尽相同。但总的趋势是患病率随增龄而增加，且女性高于男性，医疗机构中老人衰弱患病率高于社区老人。衰弱患病率一般在4.9%～40%，衰弱前期的患病率达到34.6%～50.9%。

国外多数研究采用Fried标准，欧美研究报告65岁以上老年人中衰弱的患病率为7%，80岁以上老年人衰弱的比例高于20%，90岁以上老年人的比例则高达30%～40%。西班牙养老院65岁以上老人衰弱患病率为68.8%，衰弱前期比例为28.4%，无衰弱的老年人仅占2.8%。荷兰的一项横断面研究结果显示，入住老年科的患者均为衰弱老人，其他病房的老年人衰弱患病率高达50%～80%。

我国2013年发表的一篇系统评价纳入了24项研究，结果显示，依据不同的诊断标准，社区65岁以上老年人衰弱的患病率为4.0%～59.1%，患病率随增龄而增加，65～69岁组为4%，70～74岁组为7%，75～79岁组为9%，80～84岁组为16%。一篇纳入了2000年以后的264项原始研究的系统回顾，则报道老年女性衰弱的患病率比男性高2.1%～16.3%，高龄女性患病率高达 45.1%。

三、危险因素

衰弱常为多种慢性疾病、某次急性事件或严重疾病的后果。目前尚未发现能识别衰弱的最佳生物学标记物。遗传因素、增龄、教育程度低、经济条件差、不良生活方式、躯体疾病、老年综合征（跌倒、疼痛、营养不良、肌少症、多病共存、活动能力下降、多重用药、睡眠障碍、焦虑和抑郁、慢性疼痛）、未婚及独居等均是衰弱的危险因素。国内的流行病学调查还显示，高龄、视力障碍、认知功能障碍、失能亦是衰弱状态恶化的危险因素。

（一）遗传因素

研究表明，基因多态性可能影响衰弱的临床表型。非裔美国人衰弱比例是其他美国人的4倍；墨西哥裔美国人衰弱患病率比欧裔美国人高4.3%。载脂蛋白E（ApoE）基因、胰岛素受体样基因-2（DAF-2）、胰岛素受体样基因-16（DAF-16）、C反应蛋白编码区（CRP1846G>A）、肌肉细胞线粒体DNA（mt204C）、白介素-6（IL-6）、维生素B_{12}基因及血管紧张素转换酶（ACE）基因多态性等均可能与衰弱相关。

（二）增龄

流行病学调查结果显示，老年衰弱平均患病率随年龄增长而递增，单因素分析和多变量分析结果均显示，衰弱与增龄密切相关。年轻患者较易恢复至相对健康状态，这种能力随年龄增加而降低。

（三）人口学特征和生活方式

研究报道，健康相关行为、社会经济学状态和生活方式与衰弱相关。职业、社会地位及婚姻状况均可影响衰弱发生，未婚和独居者衰弱发生率增加。女性、健康自评差、受教育少和经济状况较差的人群中，衰弱患病率较高。

（四）躯体疾病

躯体疾病是老年衰弱的重要危险因素之一。慢性疾病和某些亚临床问题与衰弱的患病率及发病率呈显著相关性。心脑血管疾病（冠心病、卒中）、其他血管疾病、髋部骨折、慢性阻塞性肺病、糖尿病、关节炎、恶性肿瘤、肾功能衰竭、人类免疫缺陷病毒（HIV）感染及手术均可促进衰弱的发生。

（五）营养不良和摄入营养素不足

营养不良是老年衰弱发生、发展的主要危险因素。老年人25-羟维生素D<50nmol/L可增加衰弱的发生率。日常能量摄入不足、营养评分较低和摄入营养素缺乏的老人，其衰弱发生率增加。

（六）精神心理因素

老年人的精神心理状态与衰弱的发生也密切相关，焦虑、抑郁均可增加衰弱的发生。

（七）药物

在老年人群中，多重用药可增加老年人衰弱的发生。某些特定药物（如抗胆碱能药物、抗精神病药物）已被证实与衰弱及衰弱相关因素有关。此外，不恰当的药物使用也可引起衰弱，如在老年人中过度使用质子泵抑制剂可能引起维生素B_{12}缺乏、钙吸收减少，从而增加骨折和死亡风险，并且和病死率增高有一定的相关性。

研究证实，通过对危险因素的干预，尤其是可控因素（如锻炼、营养、环境），或多学科综合治疗，可以延迟甚至逆转老年衰弱。因此，对衰弱进行早期筛查，及时给予有针对性的干预措施，是预防和治疗老年衰弱的关键所在。

第二节　衰弱的病理生理改变

尽管不少学者致力于老年衰弱的病因研究，但目前老年衰弱的病因仍不清楚，病理生理改变也尚不明确，多数学者认为老年人的衰弱是多系统、多因素作用的结果。随着年龄的增加，人体在细胞和分子水平上各种损伤机制逐渐积累，细胞修复和代偿水平逐渐下降，机体的生理储备逐渐下降。在正常情况下，机体尚能维持一定的平衡，而在应激状态下，机体的生理储备迅速下降，各个系统的稳态失调，功能失常，从而导致衰弱发生。因此，阐释衰老机制如何促使多个生理系统功能累积衰退，随后的生理储备耗尽，以及在轻微压力源事件后更易发生功能失常，可能为了解衰弱的发生提供一个思考方向。

在一项对1002名70～79岁的女性进行的横断面研究中，研究人员使用了12项措施来评估6种系统，包括血液系统、免疫系统、内分泌系统、神经肌肉系统、微量营养系统以及肥胖中的累积性生理功能障碍，结果发现贫血、炎症、胰岛素样生长因子-1（insulin like growth factor 1，IGF-1）和硫酸脱氢表雄酮水平下降、（糖化）血红蛋白A1c水平、微量营养素缺乏、肥胖和精细运动速度均与衰弱状态相关；发生异常的系统数目和衰弱的发生呈非线性相关，而这种相关性与年龄和合并症无关。受试者患衰弱的概率随着发生异常的系统数目的增加而增加，3个或大于3个系统发生异常的人更容易发生衰弱。更重要的是，多个系统异常比单个特定系统的异常更能够预测衰弱的发生。这一研究表明，衰弱是机体多个相互关联的系统紊乱的结果，当机体总体生理衰退达到一个临界水平时，衰弱就会发生。神经系统、免疫系统、内分泌系统、骨骼肌系统是在衰弱的发展机制中被研究得最深入，且与上述系统紧密相关，因此我们将会对上述系统在衰弱发生过程中的病理生理改变进行阐述。

一、神经系统

目前，已有大量的研究表明，认知功能障碍与衰弱相关。美国拉什大学（Rush University，位于芝加哥）阿尔茨海默病中心纳入了823位无痴呆症的老年受试者，经过3年的随访，最终发现衰弱基线水平和衰弱的年增长率都与阿尔茨海默病发病风险增加相关；而衰弱的程度也与认知功能下降的发生相关。北京宣武医院方向华教授也开展了前瞻性队列研究以探讨社区老年人群中衰弱与痴呆之间的关系，共有2788名受试者参与了这项研究，经过7年的随访，结果发现衰弱组痴呆（包括阿尔茨海默病和其他类型痴呆）的发病率较无衰弱组升高2.9%。轻度认知障碍（MCI）被认为是痴呆尤其是阿尔茨海默病的前兆，患有轻度认知障碍的人比没有认知障碍的人罹患阿尔茨海默病的风险要大得多，认知功能下降的速度也更快。一项在智利进行的研究入组了2372例60岁以上社区老年人，经过10～15年的随访，发现衰弱与轻度认知障碍也存在密切的相关性。

拉什大学阿尔茨海默病中心对165例死亡患者进行了尸检，并将患者大脑病理改变与患者死亡前约6个月的衰弱程度（通过握力、步行时间、身体质量指数和疲劳等指标综合评估）的关联性进行了分析。结果发现，患者衰弱程度仅与阿尔茨海默病的病理改变（大脑额叶、颞叶、顶叶、内嗅皮质和海马内的神经炎斑块、弥漫性斑块以及神经纤维缠结）相关，而与脑梗死及路易小体等病理改变之间无明显相关性。进一步分析发现，阿尔茨海默病的病理改变和衰弱的相关性并未受到是否有痴呆症状这一因素的影响，提示衰弱可能是阿尔茨海默病在出现痴呆症状之前的临床表现。而阿尔茨海默病在大脑中的病理改变的累积除了导致认知功能发生障碍，还可能通过影响神经运动功能参与了衰弱的发生。

近年来，有一些研究报道了衰弱和谵妄之间的相关性。在一项入组了273例入院老年（大于75岁）患者的前瞻性队列研究中，研究者发现衰弱和谵妄发生的风险增加相关，衰弱的患者更容易发生谵妄。在另一项研究中，研究者对89例平均年龄83.1岁的急性老年病患进行了前瞻性研究，也同样发现了衰弱和谵妄之间存在密切相关性。而同时还有研究表明，谵妄可能使患者已经存在的衰弱进一步恶化。谵妄是多种继发性功能障碍的危险因素，与非谵妄患者相比，持续性谵妄患者更难以恢复日常生活功能。谵妄可能会延迟认知功能及机体其他各种功能的恢复，并可能最终导致衰弱发生或原有的衰弱加重。

二、免疫系统

大量的证据显示，衰弱患者处于炎症反应状态。红细胞沉降率、白细胞计数和分类计数是最为常用的炎症反应临床指标，研究显示，衰弱患者的红细胞沉降率明显加快，白细胞计数、中性粒细胞和单核细胞计数均升高。

人体的免疫应答反应根据其获得的方式不同，可分为先天性免疫和获得性免疫。先天免疫系统是大多数生物体抵御感染的第一条防线，它能对感染产生即时反应，因此在免疫应答中发挥着至关重要的作用。先天免疫系统的细胞主要是中性粒细胞、单核细胞、巨噬细胞及树突状细胞，其他还有如成纤维细胞和肝细胞也能够对感染源产生炎症反应。外周血单个核细胞（peripheral blood mononuclear cell，

PBMC）是先天免疫系统功能的重要指标之一，研究者由衰弱患者血液中分离获得PBMC并培养，利用脂多糖刺激PBMC，结果发现PBMC的增殖能力下降，提示衰弱患者的先天性免疫异常。一些研究结果显示，衰弱患者的获得性免疫系统功能也出现了异常。执行获得性免疫功能的细胞包括T细胞、B细胞、杀伤细胞和自然杀伤细胞。一项研究发现，女性老年衰弱患者体内$CD8^+$细胞数目明显增加，而$CD4^+$细胞数目则无明显变化，而$CD4^+/CD8^+$细胞比值降低可能与患者死亡相关，因此可以推测，衰弱患者T细胞的异常可能与某些恶性事件相关。B细胞功能在衰弱患者中也同样表现异常，一项研究发现，老年衰弱患者体内B细胞多样性下降、免疫组库遭到破坏，因此推测衰弱可能影响老年患者免疫反应产生抗体的过程。事实上，目前已有数个研究结果支持这一推测。老年衰弱患者在接受肺炎球菌疫苗接种后产生抗体的能力明显低于非衰弱人群；老年衰弱患者对接种流感疫苗后免疫反应较低，且后续的追踪发现接种流感疫苗的老年衰弱患者患流感的概率与非衰弱人群相比明显增加。

此外，一些炎症因子的变化也反应了衰弱患者的炎症反应。白介素-6（interleukin 6，IL-6）以及肿瘤坏死因子-α（tumor necrosis factor，TNF-α）是常见促炎因子，分别由活化的T细胞和巨噬细胞产生，其水平的升高是炎症反应的重要指标。多项横断面研究显示，衰弱患者IL-6水平显著增高，相关性分析表明IL-6水平的增高与衰弱密切相关；体外实验则显示衰弱患者来源的PBMC在脂多糖刺激下产生IL-6的量与非衰弱人群相比明显升高。C-反应蛋白（C-reactive protein，CRP）是全身炎症的经典分子标志物之一，和IL-6相似，在衰弱患者体内CRP水平也显著升高。此外，在衰弱患者体内的趋化因子配体10、血管炎性标志物可溶性细胞间黏附分子-1及慢性炎症反应标志物新蝶呤的水平也被证实显著升高。目前，衰弱的诊断依然缺乏有效的生物标记物，而上述炎症因子则可能作为生物标记物应用于临床的诊断中。

衰弱患者的免疫炎症反应是如何产生的？这些免疫炎症反应又是如何参与衰弱的发生？事实上，随着年龄的增加，机体免疫系统发生了一系列的变化，在先天性和获得性免疫方面均有表现：中性粒细胞、巨噬细胞和自然杀伤细胞等多种吞噬细胞的吞噬能力下降；T细胞增殖能力、其产生细胞毒性效应因子，以及辅助B细胞增殖和成熟的能力均明显下降，T细胞对免疫原的反应能力也显著降低；B细胞对抗原反应产生抗体的能力明显钝化。衰老状态的免疫系统可能在一般的情况下尚可发挥正常的功能，但是对于急性的炎症应激刺激则无法及时有效地应答。有证据显示，老年人的机体对于炎症刺激高度反应，且在炎症刺激消失后仍可持续很长一段时间，因此老年人的机体常处于一种轻度的、慢性的、异常的炎症反应状态，而这些持续的慢性炎症反应可能为衰弱的发生提供了温床。慢性炎症反应可能在一定程度上导致了一系列组织变化，并使得机体更易罹患慢性疾病或加速原有慢性疾病的进程。

三、内分泌系统

目前，人们已经观察到了衰弱患者体内激素水平的改变，其中最为显著的就是IGF-1（胰岛素样生长因子-1）、性激素以及脱氢表雄酮或脱氢表雄酮硫酸盐。上述激素均参与调节人体骨骼肌的代谢及蛋白合成，且与骨骼肌肌量、收缩力有明确的相关性。IGF-1可提高多种细胞的合成代谢活性，尤其是骨骼肌细胞。IGF-1可抑制骨骼肌细胞凋亡，降低肌肉氧化应激反应，对于肌量和肌力的维持非常重要，因此IGF-1水平的降低可导致肌量和肌力的减少。雌二醇和睾酮都可作用于肌卫星细胞，维持肌肉细胞的修复和更新。雌二醇可促进成肌分化因子的表达，成肌分化因子是促使处于静止肌卫星细胞激活的关键因子，睾酮则通过激活β-连环蛋白促进肌卫星细胞的更新，以维持肌干细胞池。此外，睾酮还可促进肌细胞蛋白合成，抑制泛素蛋白酶体降解途径降低蛋白降解。脱氢表雄酮在维持肌肉质量和降低炎症途径激活方面起着重要作用，而皮质醇则提高了肌细胞代谢，促进肌肉的降解，导致肌量下降。研究发现与年龄相仿的对照组相比，衰弱人群体内的IGF-1水平明显降低；女性体内雌二醇和男性体内睾酮减少；脱氢表雄酮和脱氢表雄酮硫酸盐合成减少，并通常伴随皮质醇释放的逐渐增加。衰弱患者体内上述激素的改变均可导致肌量及肌力的下降，导致患者出现无力、运动功能下降等症状。

维生素D水平也被证实与衰弱相关。大量的研究显示，衰弱患者体内的维生素D水平明显低于正常值。事实上，目前一些研究者认为维生素D缺乏可能是衰弱发生的病因。维生素D受体的基因多态性及血清中低水平维生素D均已被证实可增加肌少症的发病风险。维生素D缺乏并不影响肌肉质量，缺乏维生素D的老年人肌力下降，并更容易发生跌倒，而给予维生素D进行治疗则可有效逆转上述症状。

四、骨骼肌系统

肌少症是衰弱综合征的早期表现之一，被认为是衰弱的关键组成部分。肌少症表现为进行性、全身性的骨骼肌质量（肌量）和功能（肌力）衰退。肌少症患者肌量和肌力的下降并不是平行的。有研究发现，在老化过程中肌力下降是肌量下降速度的3倍。因此，肌力可能是一个评价肌少症的更为有效的指标。在正常情况下，肌肉组织在损伤的肌细胞死亡和新肌细胞形成、肌细胞蛋白合成和降解之间保持着微妙的平衡。这种平衡是由神经系统、内分泌系统和免疫系统协调，并且受到营养因素和体力活动量的影响。而神经系统、内分泌系统和免疫系统的功能异常将会破坏这种微妙的平衡，加速肌少症的发生发展。因此，在衰弱发生过程中，神经系统、内分泌系统和免疫系统的功能异常对于骨骼肌系统会产生深刻的影响。

神经系统对骨骼肌的神经支配对于维持骨骼肌大小、肌纤维类型、结构及功能至关重要，对于运动功能的调节也起到支配作用。法国的一项研究发现，正常行走步速与大脑内的淀粉样沉积有关，后壳核和前壳核、枕皮质、前扣带回内出现淀粉样沉积的患者步速较慢，表明阿尔茨海默病的病理改变和运动功能障碍相关。阿尔茨海默病相关病理改变也能通过影响骨骼肌系统从而影响衰弱患者的运动能力。

炎症因子IL-6、TNF-α可促进肌肉发生分解，从而导致肌量和肌力的下降。与对照组相比，IL-6和TNF-α水平较高的老人肌肉横截面积较小，膝伸肌力和握力较低。上述证据表明，以IL-6和TNF-α水平升高为特征的慢性全身炎症可导致骨骼肌肌量和肌力的下降，衰弱患者体内的慢性炎症反应可通过影响骨骼肌功能参与衰弱的发生发展过程。

此外，如上所述，目前已报道的在衰弱患者体内发生改变的激素全部作用于骨骼肌系统，包括IGF-1、雌二醇和睾酮、脱氢表雄酮或脱氢表雄酮硫酸盐及维生素等。在衰弱患者体内，这些激素的改变作用于骨骼肌系统的结果都是降低骨骼肌细胞的更新和修复，抑制肌细胞内蛋白合成，促进蛋白降解，最终导致骨骼肌肌量和肌力的下降。

五、其他

（一）血液系统

研究发现，血液系统多个指标的改变与衰弱有相关性。多个横断面研究均显示，衰弱患者白蛋白的水平与对照组相比显著下降。白蛋白是人体血浆中最主要的蛋白质，维持机体营养与渗透压，白蛋白水平的下降可能反应机体处于营养不良状态。

衰弱还与数个血栓形成的血液指标水平增加相关，包括组织纤溶酶原激活剂、纤维蛋白原、D-二聚体和凝血因子Ⅷ。这些凝血因子水平的增加提示，衰弱患者发生血栓的概率与正常人群相比显著增加，衰弱患者罹患心脑血管意外的风险可能增加。

此外，衰弱与贫血相关的蛋白也有相关性。研究发现，衰弱患者血清铁、血铁蛋白水平下降，转铁蛋白水平升高，反映衰弱患者可能存在贫血。还有一项研究发现，衰弱患者结合珠蛋白水平升高，结合珠蛋白的主要功能是与游离血红蛋白结合形成稳定的复合物，继而被单核-巨噬细胞系统处理掉，结合珠蛋白水平升高提示机体处于应激状态。

（二）氧化应激反应

氧化应激损伤标志物也被证明与衰弱相关。临床上常检测蛋白质羰基化以反映氧化应激的水平，研究发现，衰弱患者蛋白质羰基化水平明显上升。DNA氧化损伤的标志物8–羟基–2'–脱氧鸟苷，以及血清中反映氢过氧化物水平的二酮活性氧代谢物在衰弱患者中均明显增加。此外，衰弱患者体内脂肪酸过氧化的标志物（包括异前列腺素、丙二醛和4–羟基壬醛）水平增加。而反映机体还原状态的总硫醇水平在衰弱患者体内则明显下降。上述氧化应激指标的改变表明，衰弱患者机体处于氧化应激状态。

（三）表观遗传

近年来随着表观遗传学的发展，越来越多的证据提示表观遗传的改变可能是衰老的相关因素甚至是驱动因素。在这些研究中，人们也发现了衰弱患者中的一些表观遗传的改变。在横截面研究和纵向研究中，DNA整体甲基化水平及胞嘧啶–磷酸–鸟嘌呤（CpG）岛甲基化水平下降与衰弱的相关性均得到了证实。此外，磷酸化的组蛋白H2AX可反映DNA发生断裂，最近的一项研究发现H2AX磷酸化水平与衰弱程度相关，衰弱越严重，H2AX磷酸化水平越高。今后，随着对衰弱患者体内表观遗传改变的进一步研究，人们对于衰弱发生潜在机制的理解可能会更丰富。

综上所述，尽管目前学者已经发现了衰弱患者机体多个系统中的一些病理生理的改变，但是这些改变是否是衰弱发生的机制，抑或是衰弱发生后所导致的机体发生的后续改变，人们依然无法解答。衰弱的具体发病机制尚不清楚，衰弱的预防和治疗尚处于初步探索阶段，没有形成统一的干预方案，亟待开展衰弱病理生理基础、具体分子机制及潜在干预靶点的临床前研究。

第三节　老年衰弱的诊断与临床表现

老年衰弱导致老年人对长期照护的需求增加，导致医疗费用增加，增加国家卫生保健经费压力。因此，对全球而言，预防衰弱是一个非常重要的课题。IAGG GARN（国际老年学和老年医学协会全球老龄化研究网络）的研究发现，对于预防和阻止老年衰弱，早期发现和干预十分重要，可显著减少负性健康结局的发生。因此，了解老年衰弱主要的临床表现，使用适当的筛查方法，识别衰弱或衰弱前期，尽早进行老年衰弱的诊断，对于指导老年医学的临床实践至关重要。

一、老年衰弱的诊断

目前对老年衰弱诊断还没有公认的金标准，不同学者仍采用不同的诊断和检测方法。2017年4月，亚太地区老年医学专家联合发表了《衰弱管理的临床实践指南》，强烈推荐应用经过验证的检测方法识别和诊断衰弱。衰弱的检测方法包括筛查方法和评估方法，筛查方法又有快速筛查、详细筛查和结合筛查与评估的检测方法3类；评估方法包括快速评估、全面评估、量表计算评估和综合评估4类。这些将在后面的章节进行详细的描述。

目前常用的老年衰弱诊断方法是Fried衰弱表型和Rockwood的衰弱指数（frailty index，FI）。Fried综合了多个方面的易测因素，提出了衰弱的诊断标准，已被广泛采用。根据Fried衰弱表型可以将衰弱分为衰弱前期和衰弱期，其诊断标准的优点是简单，能反映其潜在的病理生理机制，具有预测预后价值；缺点则是研究设计时排除了帕金森病、脑卒中、认知障碍和抑郁症，也未包括与功能衰退和失能普遍存在的临床重要因素，应用于老年临床实践中会存在一定的局限性。

Rockwood的衰弱指数优点是评估内容维度广，包含了躯体功能、多重共病、认知和精神因素等，引入老年综合评估内容诊断老年衰弱的存在。研究显示衰弱指数检测出的衰弱发病率较采用Fried衰弱表型的发病率高，提示衰弱指数能够更精确地确定老年衰弱，更好地区分中度和重度衰弱，有利于采取更有针对性的干预措施；其缺点是评估内容较多，评估项目多，需要专业人员进行评估，不利于快速诊断。临床衰弱量表则是在衰弱指数上发展而来的一个准确、可靠且敏感的诊断工具，可以评估重度功能受损患者，更易于临床应用。另外，国际营养和衰老学会采用的衰弱问卷式评分（Frail量表）也是一种临床诊断和评估衰弱的简便快速的方法。关于这些量表的详细介绍参见本书第二章“衰弱的评估”部分。在临床工作中，需要医务工作者根据实际情况和需求去确定所使用的诊断评估工具。

二、老年衰弱的临床表现及分期

老年衰弱包括躯体衰弱、认知衰弱和社会衰弱，它是缓慢、逐渐发展的。高龄、存在躯体疾病或精神疾病、需要他人照料、住在医疗或护理机构的老年人更易发生衰弱，心脑血管疾病（冠心病、卒中）、髋部骨折、慢性阻塞性肺病、糖尿病、关节炎、恶性肿瘤、肾功能衰竭、人类免疫缺陷病毒（HIV）感染及手术均可加速衰弱的发生。老年衰弱的临床表现多为非特异性，需要进行综合检查及评估以确定分期。

（一）非特异性表现

（1）老年衰弱早期的非特异性临床表现为疲劳和行走缓慢，一旦发生就意味着有更多的相关表现，包括无法解释的体重下降、握力下降、体能低下、反复感染、活动能力下降、营养不良、神经肌肉功能障碍、免疫功能紊乱、内分泌失调等。

体重下降是老年衰弱的常见表现之一，若发现不明原因的体重下降，如一年内体重下降大于5%，即可疑似其为老年衰弱。

握力下降也是老年衰弱的常见表现之一，常用握力器测定握力的大小来检测肌肉力量低下的程度。握力差的人（男性＜26kg，女性＜17kg）发生衰弱的风险比普通人高6倍。在临床上肌肉力量低下可以预测疲劳、跌倒、失能、患病率和死亡率风险的大小。

体能低下和疲劳感是人的储备能力低下的表现，在临床上以近一个月出现自我疲劳感觉为衰弱的诊断依据之一。

行走缓慢程度可以通过规范的方式测定检测对象的行走速度来诊断。在临床康复中，行走速度（男性＜1.0m/s，女性＜1.0m/s）可以检测健康程度、日常生活活动能力和预测疾病治疗的预后。如果步速每提高0.1米/秒，就有助于降低衰弱风险和死亡风险，提高各种功能状况，减少跌倒的发生和失能的风险。

（2）跌倒：平衡功能及步态受损是衰弱的主要特征，也是跌倒的重要危险因素。衰弱状态下，即使轻微疾病也会导致肢体平衡功能受损，不足以维持步态完整性而跌倒。

（3）心理、认知功能减退及谵妄等：衰弱老人多伴有脑功能下降，心理、认知功能减退，应激时可导致脑功能障碍加剧而出现谵妄。老年衰弱患者可伴有认知功能障碍，主要表现为患者认知功能减退程度超过了相应年龄及受教育程度的正常人群的认知水平，可有抑郁、焦虑、冷漠、易怒、妄想、脱抑制、冲动控制障碍、缺乏同情心、丧失洞察力和睡眠障碍等各种表现。认知衰弱的患者如能得到及时有效的认知康复训练，可以回到健康状态，但超过50%的患者在5年之内会发展成痴呆。

（4）波动性失能：患者出现功能状态变化较大，常表现为功能独立和需要人照顾交替出现。

（二）辅助检查

老年衰弱检查常见低体重、低握力、低低密度脂蛋白、低胆固醇，以及躯体活动功能、生活能力评估、营养状态评估、心理评估等老年综合评估异常。对衰弱老人进行有创检查易导致并发症，损害其生活质量，因此，对衰弱老人进行辅助检查应该仔细评估患者情况，避免过度医疗行为。

（三）分期

在老年衰弱的临床过程中存在几个不同阶段，即亚临床衰弱、早期衰弱、晚期衰弱和衰弱终末期。亚临床衰弱也是衰弱前期，一般是指患者未表现出明显衰弱的临床表现，但是出现应激状态时则会恢复较慢或恢复不完全。早期衰弱则是有衰弱的临床表现，同时抗应激能力减退，但没有失能的出现。晚期衰弱有明显的衰弱临床症状，出现失能，同时抗应激能力减退，恢复时很慢。衰弱终末期有严重衰弱的临床表现，低低密度脂蛋白、低胆固醇、体重减轻明显，严重失能，12个月内死亡风险高。

老年衰弱按照不同诊断标准又分为不同阶段。通过疲劳、耐力、行走、疾病、体重减轻5个变量将老年人分为无衰弱（健康期）、衰弱前期和衰弱期。按照诊断标准，3～5分为衰弱期，1～2分为衰弱前期，0分为无衰弱（健康期）。根据FI（衰弱指数），通常认为FI>0.25为衰弱期，FI=0.09～0.25为衰弱前期，FI<0.08为无衰弱（健康期）。Fried衰弱量表通过对不明原因的体重下降、疲乏感、握力下降、行走速度下降、躯体活动下降5个状态进行分级，存在3个状态及以上为衰弱期，存在一个或两个状态为衰弱前期，全不具备则为无衰弱（健康期）。临床衰弱量表（clinical frail scale，CFS）通过临床评价运动性、精力、身体活动和机能4个变量得分将老年衰弱进行分级，分级从1级（非常健康）到9级（终末期疾病），1～2级为健康期，3～4级为衰弱前期，≥5级为衰弱期。埃德蒙顿衰弱量表（Edmonton frail scale，EFS）从认知障碍、健康行为、社会支助、药物使用、营养、心情、自控力和功能状态8个评定领域进行分级，0～4分为健康，5～6分为衰弱前期，7～8分为轻度衰弱状态，9～10分为中度衰弱状态，11～17分为严重衰弱。此外，还有Tilburg（提尔堡）衰弱量表（TFI）和Groningen（格罗宁根）衰弱量表等多种老年衰弱的诊断和筛查量表，均有其各自对衰弱的诊断及分期标准。

第二章　衰弱的筛查与评估

世界卫生组织（WHO）将健康定义为“健康不仅是消除疾病或虚弱，而且是躯体、精神与社会（环境）适应上的一种完好状态”。许多老年医学工作者根据健康的定义、衰弱的理论研究和老年照护的临床实践，将衰弱细分为躯体衰弱、认知（精神）衰弱和社会衰弱。目前，国内外对衰弱的筛查和评估主要集中在对躯体衰弱或总体衰弱的筛查与评估上，故本章根据亚太地区老年医学专家发表的《临床实践指南——衰弱的管理》，对衰弱的筛查从快速筛查、详细筛查和测量（包括筛选和评估）三个方面进行介绍，对衰弱的评估从快速评估、老年综合评估、计算度量评估和综合评估四个方面进行介绍。

第一节　衰弱的筛查

对躯体衰弱目标人群的识别十分重要，其筛查工具要求简洁且敏感性较高。对于筛查阳性的受试者，临床人员可以处理衰弱或者将受试者推荐给老年科医生。一般认为，应对所有70岁及以上人群或最近1年内非刻意节食情况下出现体重下降（≥5%）的人群进行衰弱的筛查。

一、衰弱的快速筛查

常用衰弱的快速筛查方法有骨质疏松性骨折指数（SOF指数）、Frail（衰弱）量表、社区衰弱老人评估表（PRISMA-7）、脆弱老年人问卷（VES）、Sherbrooke（谢布鲁克）邮寄问卷（SPQ）、肿瘤患者G8问卷和衰弱老人功能问卷（FEFA）等。

（一）骨质疏松性骨折指数

骨质疏松性骨折指数（study of osteoporotic fractures，SOF）由骨质疏松性骨折研究团队开发，是一个简单的衰弱评估工具。以CGA（老年综合评估）为参考，

SOF指数的敏感性（89%）和特异性（81%）均较好，适用于老年肿瘤患者的日常衰弱筛查。（表2-1）

表2-1　SOF指数

序号	问题	评分	得分
1	发现半年来体重下降≥5%	是：1分；否：0分	
2	坐在椅子上，在不用手扶的情况下不能反复站起来5次	是：1分；否：0分	
3	精力下降，否认自身精力充沛	是：1分；否：0分	

注：评价标准为，≥2分，衰弱；1分，衰弱前期；0分，无衰弱。

（二）Frail量表

Frail量表（Frail Scale）又称为简易衰弱量表，是2008年由国际营养、健康和老年工作组的老年专家团提出的临床老年人衰弱筛查工具。该量表在 FP（Fried衰弱表型）和衰弱指数的基础上，结合SF-36（健康调查简表）和体重下降等条目，形成了5项条目量表：疲劳感（过去1月感觉疲劳）、阻力感（独立上下10级台阶或一层楼梯感到困难）、行动力下降（独立行走100 米受限或不能行走1个街区）、多病共存（≥5种慢病）和体重下降（最近1年体重下降5%以上），每项1分。判断衰弱的方法与Fried的标准相同，见表2-1-4。该量表具有较好的预测效度，一项大型队列研究发现，Frail量表得分>4分的老年人，其死亡风险和发生日常活动障碍的风险是得0分老年人的4.52倍和6.35倍。这种评估方法较为简易，可能更适合进行快速临床评估，也可作为术前评估老年患者衰弱的工具之一。（表2-2）

表2-2　Frail量表

序号	条目	询问方式
1	疲乏	过去4周内大部分时间或者所有时间感到疲乏
2	阻力增加/耐力减退	在不用任何辅助工具以及不用他人帮助的情况下，中途不休息爬一层楼梯有困难
3	自由活动下降	在不用任何辅助工具以及不用他人帮助的情况下，走完100米较困难
4	疾病情况	有5种以上如下疾病：高血压、糖尿病、冠心病、脑卒中、恶性肿瘤（皮肤微小肿瘤除外）、充血性心力衰竭、哮喘、关节炎、慢性肺病、肾脏疾病等
5	体重下降	1年或者更短时间内出现体重下降≥5%

注：具备以上5条中3条及以上被诊断为衰弱；不足3条为衰弱前期；0条为无衰弱健壮老人。

（三）社区衰弱老人评估表

社区衰弱老人评估表（program of research in integration of services for the maintenance of autonomy，PRISMA-7）是英国老年医学会（BGS）为筛查老年人是否有潜在的残疾而研制的自填式工具，共7个条目：即>85岁、男性、有导致活动受限的健康问题、日常活动依赖他人帮助、因健康问题必须待在家、需帮助时可否顺利求助、经常使用拐杖和轮椅，3项及以上回答“是”即为异常，其敏感性为78.3%，特异性为74.7%。PRISMA-7简单易懂，可快速完成，可作为对老年人进行衰弱筛查的工具之一。但因PRISMA-7有时容易把健康老年人视为衰弱（假阳性）老人，故筛查后需要配合其他工具进行再评估。（表2-3）

表2-3　社区衰弱老人评估表

调查问题	是	否
1. 您是85岁以上吗？	□	□
2. 您是男性吗？	□	□
3. 一般来说，您有什么健康问题需要限制您的活动吗？	□	□
4. 您需要有人定期帮助您吗？	□	□
5. 一般来说，您有什么健康问题需要您待在家里吗？	□	□
6. 如果您需要帮助，您能指望一个亲近的人吗？	□	□
7. 您经常使用拐杖、助行器或轮椅走动吗？	□	□
回答是和否的数量		

说明：对于问题3到问题7，不要解释答案，只是记下对方的答案，不要考虑答案到底应该是“是”还是“不是”。如果被调查者在“是”和“不是”之间犹豫不决，让他/她在两个答案中选择一个。如果经过几次尝试，他/她仍然回答“一点点”或“有时”，请输入“是”。如果被调查者有3个或3个以上答案选择“是”，表明衰弱的风险增加，需要进一步的临床检查。

（四）脆弱老年人问卷

脆弱老年人问卷（VES）中，将年龄在65岁以上，且2年内功能下降和死亡风险增加的老年人定义为脆弱老年人。该问卷是由Saliba（萨利巴）等于2001年开发的简易自评筛查工具，用于识别社区中健康存在恶化风险的老人。VES-13包括年龄、自评健康状况、活动情况及功能状态4方面。年龄在75～84岁计1分，≥85岁计3分；自评健康状况“差或一般”计1分；活动情况包括6个条目，关注老年人进行“弯腰、蹲下或跪下，上举或提10磅（约4.5kg的重物），将双臂举至肩部水平，写字或抓取小物品，行走1/4英里（约400m），擦地板或窗户等重体力家务”等活动的困难情况，“很困难”或“不能做”计1分，最多不超过2分。活动的困难情况计1分，最多不超过2分；功能状态包括日常生活活动能力（ADL）和工具性日常生活活动能力（IADL）共5个条目，询问老年人在进行“购物、管理财务、平地行走（一个房间的距离）、打扫卫生、洗澡”的情况，若有一项活动或多项活动存在困难或不能做，计4分。总分0～10分，得分≥3分者为脆弱老年患者，其2年后出现功能下降或死亡的风险比得分<3分者高4.2倍。VES-13简便、易操作，评估平均用时约5分钟。（表2-4）

表2-4　脆弱老年人问卷

1. 年龄________

2. 一般说来，与其他同龄人相比，你认为你的健康状况是：

□ 差

□ 一般

□ 好

□ 很好

□ 非常好

3. 当你完成下列运动时，一般困难程度有多少：

	无困难	有点困难	有些困难	很困难	无法完成
a.弯腰、下蹲或下跪	□	□	□	□*	□*
b.上举或搬动10磅（约4.5kg）的物体	□	□	□	□*	□*
c.手臂伸到或外展到肩部以上水平	□	□	□	□*	□*
d.书写或持握小物体	□	□	□	□*	□*
e.步行1/4英里（约400m）	□	□	□	□*	□*
f.粗重家务，如拖地板或擦窗户	□	□	□	□*	□*

（续表）

4. 由于健康或生理状况影响，进行下列活动有无困难：	
a.购买个人用品（如厕所用品或药物）	
□ 有→购物时是否获得帮助？	□是* □否
□ 无	
□ 未做→是因为健康因素吗？	□是* □否
b.管理金钱（如记账或付款）	
□ 有→管理金钱时是否获得帮助？	□是* □否
□ 无	
□ 未做→是因为健康因素吗？	□是* □否
c.步行穿过房间（也可使用拐杖或助步架）	
□ 有→步行时是否获得帮助？	□是* □否
□ 无	
□ 未做→是因为健康因素吗？	□是* □否
d.做轻松的家务（如洗碗、整理或轻松的打扫工作）	
□ 有→做轻松家务时是否获得帮助？	□是* □否
□ 无	
□ 未做→是因为健康因素吗？	□是* □否
e.洗澡或淋浴	
□ 有→洗澡或淋浴时是否获得帮助？	□是* □否
□ 无	
□ 未做→是因为健康因素吗？	□是* □否

（五）Sherbrooke邮寄问卷

Sherbrooke邮寄问卷（Sherbrooke postal questionnaire，SPQ）是由加拿大研发，它通过评估社区老年人的衰弱程度，以指导衰弱预防方案的制订，从而减缓老年人功能下降。SPQ有3个维度、6个条目，其中包括4项生理功能、1项社会功能和1项认知功能。每个条目回答“是”或“否”，每个条目功能缺失时计1分，否则计0分，计分范围为0～6分。填写问卷的老年人得分≥2或问卷没有寄回则被认为是衰弱。研究发现，其得分程度与老年人功能、长期卫生需求、死亡率相关，2分为界时该量表灵敏度为75%，特异度为52%。SPQ因操作过程较复杂，在一定程度上影响了它的使用范围。（表2-5）

表2-5　Sherbrooke邮寄问卷

问题	答案	
您是单独居住吗？	□是	□否
您每天服用超过三种不同的药物吗？	□是	□否
您经常使用手杖、助行器或轮椅来移动吗？	□是	□否
您看得清楚吗？	□是	□否
您听得清楚吗？	□是	□否
您的记忆有问题吗？	□是	□否

（六）肿瘤患者G8问卷

肿瘤患者G8问卷（G-8问卷）是Soubeyran（苏贝亚兰）等在一项多中心前瞻性研究项目中开发的，用于快速识别能从CGA获益的衰弱老年肿瘤患者。该研究团队根据前期研究结果发现，疾病晚期、男性、微营养量表（MNA）低得分和计时起立-行走测试（TGUG）异常是老年肿瘤患者早期死亡风险的独立影响因素。因此，G-8问卷的8个条目中，有7个条目来自MNA，包括近3个月来食物摄入、体重减轻、活动能力、精神心理学问题、体质指数（BMI）、是否每天服用3种及以上药物和自评健康状况；另一个条目则关于年龄。G-8问卷总分0～17分，得分≤14分为衰弱，敏感性为85%，特异性为65%。（表2-6）

表2-6　肿瘤患者G8问卷

问题	计分方法
1. 过去3个月是否因食欲不振、消化不良、咀嚼或吞咽困难而食量下降？	0：食物摄入量严重减少 1：食物摄入量适度减少 2：食物摄入量正常
2. 最近3个月的体重是否减轻？	0：减重大于3kg 1：不知道 2：体重减轻1～3kg 3：体重不变
3. 运动情况	0：床上或椅子上 1：能下床/椅子，但不出门 2：出门

（续表）

问题	计分方法
4. 神经心理问题	0：严重痴呆或抑郁症 1：轻度痴呆或抑郁 2：没有心理问题
5. 体重指数（体重/身高^2，kg/m^2）	0：BMI＜19 1：19 ≤BMI＜21 2：21≤BMI＜23 3：BMI≥23
6. 每天服用3种以上的药物	0：是的 1：没有
7. 与其他同龄人士相比，您认为自己的健康状况如何?	0：不太好 0.5：不知道 1：好 2：很好
8. 年龄	0：>85岁 1：80～85岁 2：<80岁

（七）衰弱老人功能问卷

衰弱老人功能问卷（the frail elderly functional assessment questionnaire，FEFA）为测量衰弱老人的功能状况而设计，共19个条目，每题根据题目和选项不同按0～4分计分，总分为0～55分，得分越高说明功能状况越差。其重测信度为0.82，与巴氏量表的相关系数为0.86，显示了较好的信效度。该问卷除可经直接询问患者本人进行填写外，亦可经电话或询问第三方（如照顾者）进行填写，且对功能改变较为敏感，可作为衰弱干预研究的结局测量指标之一。

二、衰弱的详细筛查

常用衰弱的详细筛查方法有Fried衰弱量表（FP）、格罗宁根衰弱量表（GFI）和Tilburg 衰弱量表（TFI）等。

（一）Fried衰弱表型

Fried衰弱表型（frailty phenotype，FP）也称Fried衰弱量表，是基于衰弱循环模式提出的一种评估方法，评估标准见表2-7。FP包含3个或更多的下列状态：不明原因的体重下降，无力（尤其是握力的下降），耐力及活力的下降，运动缓慢和低体能；存在一个或两个上述状态提示衰弱前状态，而全不具备则提示无衰弱状态。

表2-7　Fried衰弱表型评估方法

序号	检测项目	男性	女性
1	体重下降	过去1年中，意外出现体重下降>4.5kg或>5%体重	
2	行走时间（4.57m）	身高≤173cm ≥7s	身高≤ 159cm ≥7s
		身高>173cm ≥6s	身高>159cm ≥6s
3	握力（kg）	BMI≤24.0kg/m^2 ≤29	BMI≤23.0kg/m^2 ≤17
		BMI=24.1～26.0kg/m^2 ≤30	BMI=23.1～26.0kg/m^2 ≤17.3
		BMI=26.1～28.0kg/m^2 ≤30	BMI=26.1～29.0kg/m^2 ≤18
		BMI>28.0kg/m^2 ≤32	BMI>29.0kg/m^2 ≤21
4	体力活动（MLTA）	每周< 383kcal（约散步2.5h）	每周< 270kcal（约散步2h）
5	疲乏	CES-D的任一问题得分2～3分	
		您过去的1周内以下现象发生了几天？	
		（1）我感觉我做每一件事都需要经过努力；	
		（2）我不能向前行走；	
		0分：<1d；1分：1～2d；2分：3～4d；3分：>4d	

注：BMI，体质指数；MLTA，明达休闲时间活动问卷；CES-D，流行病学调查用抑郁自评量表；散步60分钟约消耗150kcal能量。具备表中5条中3条及以上被诊断为衰弱综合征；不足3条为衰弱前期；0条为无衰弱。

FP各指标没有一致的判定标准，不同国家之间的人群存在异质性，不同年龄组别的判断标准也有差异，因此使用时存在一定的限制，应先进行调试。

Fried衰弱表型把衰弱作为临床事件的前驱状态，可独立预测3年内跌倒、行走能力下降、日常生活能力受损情况、住院率及死亡，便于采取措施预防不良事件。但该研究排除了帕金森病、卒中史、认知功能异常及抑郁患者，且在临床使用时部分变量不易测量，在该标准中也未包含其他重要系统功能障碍的变量。本评估方法目前在临床和研究中应用最多，适用于社区及住院老年人躯体衰弱的风险筛查和评价，也可以用于普通病房中老年人的常规检查项目。测量需由专门人员完成，难以实现自我测评，用于大范围人群筛查存在一定难度。

（二）格罗宁根衰弱量表

格罗宁根衰弱量表（the Groningen frailty indicator，GFI）由荷兰学者Peters（彼得斯）等研发，适用于居家及养老机构老年人衰弱状况评估，分为躯体、认知、心理和社会4个维度共15个条目，内容与TFI（Tilburg衰弱量表）较接近，如自评健康、体重下降、视力、听力、记忆、社会支持等，同时增加了多重用药及日常活动能力有关的条目，如购物、如厕和修饰自己。总分0（无衰弱）~15分（非常衰弱），4分及以上即提示衰弱，得分越高衰弱程度越重。研究发现GFI得分与TFI得分高度相关。GFI也可应用于围术期患者衰弱和谵妄高危人群的早期发现。不过目前关于GFI的信效度研究仅限于荷兰，其他国家的应用尚未见足够报道。（表2-8）

表2-8　格罗宁根衰弱量表

问题		是	否
1. 躯体衰弱	购物	□	□
	行走困难	□	□
	穿脱衣服	□	□
	如厕	□	□
	身体健康	□	□
	视力问题	□	□
	听力问题	□	□
	体重下降	□	□
	多于4种的处方药	□	□
2. 认知	记忆力	□	□
3. 社会	社会关系	□	□
	关注他人	□	□
	帮助他人	□	□
4. 心理	轻松自在	□	□
	紧张或沮丧	□	□
回答是和否的数量			

注：格罗宁根衰弱量表包含躯体、认知、社会和心理4个维度，共15项问题，用“是”或“否”来回答，答“是”者记1分，4分以上者认为处于衰弱状态。

（三）Tilburg 衰弱量表

Tilburg 衰弱量表（Tilburg frailty indicator ，TFI）是由荷兰Tilburg（提尔堡）大学的护理学家Gobbens（戈本斯）等于2010年在衰弱循环模式和健康缺陷累计理论研究基础上提出的“整合模式”，即衰弱是一个动态过程，影响单一或多个功能（生理、心理、社会）已下降的个体，衰弱状态受个人和疾病一系列因素的影响，随着不良结局发生的风险增加。在此基础上结合衰弱指数部分条目形成了简明衰弱量表评估工具，以TFI 应用最为广泛。TFI 有两种形式，第一种包括了10个条目，主要有社会人口学数据（年龄、性别、教育程度、收入等）、生活事件和慢性病内容，用来进行衰弱验证。目前量表分析多集中在第二种形式，包括躯体衰弱、心理衰弱、社会衰弱3个维度，共15个条目，其中躯体衰弱包括身体健康、自然的体重（身体指数）下降、行走困难、平衡、视力问题、听力问题、握力和疲劳感共8个条目；心理衰弱包括记忆力、抑郁、焦虑和应对能力共4个条目；社会衰弱包括独居、社会关系和社会支持共3个条目。量表条目采取二分类计分法，每个条目存在计1分，不存在计0分，总分范围为0～15分，5分及以上为衰弱，得分越高，衰弱程度越严重。完成量表约需15分钟。（表2-9）

表2-9 Tilburg 衰弱量表

问题		是	否
1. 躯体衰弱	身体健康状况不佳	□	□
	自然的体重下降	□	□
	行走困难	□	□
	有平衡问题	□	□
	视力问题	□	□
	听力问题	□	□
	握力下降	□	□
	疲劳感	□	□
2. 心理衰弱	记忆力下降	□	□
	抑郁	□	□
	焦虑	□	□
	应对能力下降	□	□

（续表）

问题		是	否
3. 社会衰弱	独居	□	□
	社会关系少	□	□
	缺乏社会支持	□	□
回答是和否的数量			

注：量表条目包含躯体、心理和社会3个维度，共15项问题，用“是”或“否”来回答，计分范围为0～15分，答“是”记1分，5分以上为衰弱，分数越高衰弱程度越重。

目前，TFI已被广泛引入巴西、丹麦、意大利、波兰、德国和葡萄牙等国，都已进行了文化调适并取得较好的应用效果。2013年我国奚兴等对TFI量表进行了汉化，中文版TFI量表能有效区分不同自理能力的老年人，与健康调查简表（SF-36）的总评分有较强相关性。

三、衰弱的测量

常用衰弱的测量方法有握力测定、步速测定、起立步行试验（TUG）和简易机体功能评估法（SPPB）等。

（一）握力测定

握力是整体肌力的反映，在老年人中会有不同程度的下降。握力下降是老年衰弱患者的一项重要评估指标，同时也与这类患者术后并发症率和病死率的增加有关。关于国内老年人握力的现况调查不多。有研究报道，我国老年人握力的平均值为17.78±7.45kg，并随年龄增加而下降，75岁以后下降加速，男性下降速度快于女性。90岁之前男性握力值高于女性，90岁以后趋向接近。《亚太地区临床实践指南——衰弱的管理》建议对亚洲人群使用握力最低值的第一个五分位数的握力强度来定义低肌肉强度，或男性<26kg，女性<18kg。有研究表明，握力差的人发生衰弱的风险比普通人高6倍。在临床上肌肉力量低下可以预测疲劳、跌倒、失能、患病率和死亡率风险的大小。

（二）步速测定

有研究发现，步行速度与躯体衰弱的相关性较高，可作为代替复杂衰弱评估的一个单项测量方法。研究显示，步速鉴别衰弱的敏感性甚至超过了社区衰弱老人评估表，但特异性不足。欧洲老年人肌少症工作组认为，界值可采用步速小于0.8m/s，即步行4米耗时大于5 秒，既可直接用于肌少症的判定标准之一，也可间接用于老年衰弱患者的评估。但由于人群的体质不同，该界值是否适用于中国大陆需进一步研究。

在临床康复中，行走速度可以检测健康程度、日常生活活动能力和预测疾病治疗的预后。步速每提高0.1m/s，就有助于降低衰弱风险和死亡风险，提高各种功能状况，减少跌倒的发生和失能的风险。有学者研究过步行速度与健康和失能之间的关系，基本结论见表2-10。

表2-10 行走速度与健康和失能之间的关系

序号	步速（m/s）	可能的身体状况及风险	备注
1	>1.3	完全健康，能够长寿	
2	>1.0	基本无健康问题	
3	<1.0	可能有衰弱、生活能力和认知功能低下的风险	
4	<0.8	有一定的移动功能障碍，有肌少症风险	
5	<0.7	有跌倒和入院风险	
6	<0.6	有排泄障碍，有入院风险	步速在0.45～0.53m/s的老年人最容易跌倒
7	<0.42	处于生活依赖状态，有重度行走障碍	
8	<0.2	处于完全衰弱状态，有死亡风险	步速<0.25m/s，ADL自理为36%；若在0.35～0.5 m/s，则ADL自理为72.1%
9	<0.15	处于完全照护状态，应入院治疗，有死亡风险	

引自：Abellan van Kan G， et al. J Nutr Health Aging，2009。

注：测量方法是在5米的距离内让受试者快速行走，测其行走速度。

（三）计时起立-行走试验

计时起立-行走试验（time up-and-go test，TUGT）可综合反映老年人的平衡和行动能力，其测量要素包括下肢力量（起立）、行走和平衡能力（转身），只需一把有扶手的椅子和一个秒表即可完成。患者坐于椅子上，背靠椅背，椅座高约46厘米，扶手高约21厘米，双手置于扶手上。离座椅3米的地方画一条明显标记线。当测试者发出“开始”指令后，患者从椅子上起立，站稳后以尽可能快走的步态向前走 3 米，到标记线处转身，迅速走回椅子处，再转身坐下，背靠椅背。记录患者从背部离开椅背到再次坐下（臀部触及椅面）所花的时间（以秒计），过程中不给予任何躯体帮助。研究发现，如果使用TUGT时间＞16秒作为界值，则其阳性预测值达50%，29%的衰弱患者可以被识别（特异度为98%）。如果使用TUGT时间＞10秒作为界值，尽管其阳性预测值仅为16%，且有62%的非衰弱和衰弱前期的老年人被误纳入衰弱患者中，但这一结点却可识别93%的衰弱患者，因而可以将TUGT时间＞10秒作为衰弱老年人群的筛查指标。

（四）简易机体功能评估法

简易机体功能评估法（short physical performance battery，SPPB）是美国国家衰老研究院认可的老年人肌肉功能评定方法，应用较为广泛，一共有平衡试验、4米定时行走试验和5次起坐试验三项测试内容，测试计分方法见表2-11。

表2-11　简易机体功能评估法（SPPB）

序号	测试方法	评分内容	评分标准（分）
（1）	平衡试验	并脚站立、半足距站立＜10s或全足距站立＜3s	0
		并脚站立、半足距站立＞10s或全足距站立3～10s	2
		全足距站立＞10s	4
（2）	4米定时行走试验	不能完成	0
		＞8.71s	1
		6.21～8.70s	2
		4.82～6.20s	3
		≤4.82s	4
（3）	5次起坐试验	＞60s或不能完成	0
		＞16.7s	1
		13.70～16.69s	2
		11.20～13.69s	3
		≤11.19s	4

（1）平衡试验：包括并脚站立、半足距站立（前脚脚后跟内侧紧贴后脚拇趾站立）和全足距站立（双足前后并联站立）。受试者可用手臂或其他方式保持平衡，但不能移动足底。当受试者移动足底、抓外物以保持平衡或者时间超过10秒时，停止计时。

（2）4米定时行走试验：该测试要求用胶带或其他任何方法在地面标注4米的直线距离，测试区域前后保留0.6米的无障碍空间。受试者可借助拐杖等工具完成4米行走，要求受试者用平常步速，可走2次，以快的一次为准计时。

（3）5次起坐试验：可反映受试者的下肢力量、协调性以及平衡能力。受试者坐在距地面约46厘米的有后背的椅子上，双手合十抱于胸前，以最快的速度反复起立、坐下5次，记录所需时间。

SPPB是一种肌肉功能的复合测验方法，无论是在研究还是在临床实际应用中都是一种标准方法。SPPB三个组合中的每一个单项测试最高分值为4分，满分为12分。为提高测试的精度，每项测试通常重复测量2～3次，取最短时间值记分。

第二节　衰弱的评估

目前已经存在的衰弱评估方法包括快速评估、老年综合评估、计算度量评估和综合评估等。本书推荐使用以下常用评估方法，但需指出，目前针对中国老年人衰弱评估方法的研究还比较少。

一、衰弱的快速评估

常用衰弱的快速评估方法有快速老年评估（RGA）、埃德蒙顿衰弱量表（EFS）和衰弱老人功能问卷（FEFA）等。

（一）快速老年评估

因老年综合评估（CGA）的评估内容多、用时长，故有大量的学者研究快速的老年综合评估（RGA）方法，如专门为肿瘤患者开发的简版老年综合评估（aCGA）方法。aCGA 是 CGA 的缩略版，涵盖功能状态、认知和抑郁3个维度，共15个条目；其中3个来自ADL，4个来自 IADL，4个来自简易智能量表（MMSE），4个条目来自老年抑郁量表（GDS）。计分方式：功能状态维度，≥1分即为衰弱；认知维度，≤6分为衰弱；抑郁维度，≥2分为衰弱。经验证，aCGA与CGA 显著相关（r=0.84～0.96），内部一致性信度为0.70～0.93，具有良好的信效度。

（二）埃德蒙顿衰弱量表

埃德蒙顿衰弱量表（the Edmonton frail scale，EFS）由Rolfson（罗尔夫森）等研发，含整体健康状况（去年住院次数、自评健康）、工具性日常生活活动能力（IADL）、社会支持（是否能顺利求助）、药物使用（多重用药、忘记服药）、营养（体重下降）、情绪（抑郁）和失禁等共11项，其中含画钟试验和计时起立-行走试验2项客观测试，总分0～17分，≤5分为健壮，6～7分为脆弱，8～9分为轻度衰弱，10～11分为中度衰弱，≥12分为严重衰弱，分数越高提示衰弱程度越高。EFS简便易评，填写时间3～5分钟，非老年专科医生亦可用，其Cronbach's α系数为0.62，评定者间一致性系数为0.77，与巴氏量表具有相关性（$P<0.05$），信效度良好，在门诊和病房的应用效果满意，也可为术前优化措施提供参考。

二、衰弱的老年综合评估

老年综合评估（comprehensive geriatric assessment，CGA）是通过全面的、多维度的评估来确定衰弱老人在生理、功能、心理、社会、环境等方面的状态，从而提供“以人为中心”的预防、医疗、康复、护理等连续性的老年健康服务。在许多随机对照试验（randomized controlled trials，RCTs）中，CGA 和随后的干预措施被证明在降低死亡率和接受更高水平的护理方面是有效的。然而，尽管 CGA取得了许多成功，但它们可能耗费大量人力，且执行成本高昂，故在推广上存在一定的困难。

三、衰弱的计算度量评估

常用衰弱的计算度量评估方法有衰弱指数（FI）和基于老年综合评估的衰弱指数（FI-CCTA）等。

（一）衰弱指数

衰弱指数（frailty index，FI）指个体在某一个时点潜在的不健康测量指标占所有测量指标的比例。FI的评估是基于健康缺陷理论发展而来的，也称缺陷累积的评估方法，由加拿大的Rockwood（罗克伍德）等首创。其选取的变量包括躯体、功能、心理及社会等多维健康变量。目前变量的数量无统一标准，实际应用中，通常为30～70个，重点包括受试者的临床症状、体征、实验室检查、功能状况等。如老年综合评估包含约60项潜在的健康缺陷。在此情况下，无任何健康缺陷老年人的衰弱指数评分为0/60＝0。同理，假设患者有24项健康缺陷，其衰弱指数评分则为24/60＝0.4。通常认为，FI≥0.25提示该老年人衰弱；FI<0.08为无衰弱；FI在0.08～0.24为衰弱前期。

FI把个体健康缺陷的累计数量作为重点，将多种复杂健康信息整合成单一指标，突破了单一变量描述功能状态的局限性，可更好地评测老年人整体健康状况。FI在反映健康功能状态及变化、健康服务需求、公共卫生管理和干预等方面具有重要应用价值。FI能很好评估老年人衰弱程度，预测临床预后，在临床研究、社区应用较为广泛，但评估项目多，需要专业人员进行评估。

（二）基于老年综合评估的衰弱指数

2005年David（戴维）等提出一个标准程序的老年综合评估，后来也有学者认为对每个老年人进行一个完整的老年综合评估是诊断衰弱和预测不良健康结局最好的方法。Jones（琼斯）等提出的FI-CGA （基于老年综合评估的衰弱指数）包括老年综合评估的10个方面和合并症指数来综合分析患者的衰弱程度。老年综合评估的10 个方面分别为认知、情感、交流、移动能力、平衡感、小便、大便、营养、日常生活能力和社会功能，每个条目采用3级评分制，如果没有问题计0分，问题不大计0.5分，问题严重计1分，总分0～10分。合并症指数采用CIRS（the cumulative illness rating scale）进行评估，CIRS根据疾病的严重程度给出14种可能出现的疾病，赋予0～2分，曾经被用于评估疾病负担。最后的FI-CGA得分=（缺陷累积积分+合并症指数）/14，根据FI-CGA得分将衰弱分为7个等级（0.23，0.24～0.31，0.32～0.40，0.41～0.48，0.49～0.60，0.61～0.74，≥0.75）。因此，FI-CGA 是一种有效的方法，它能根据常规收集的数据来定量衰弱。用CGA的结果得出衰弱指数是评价衰弱程度较为准确、可靠、敏感的指标，但其在中国是否适用仍需进一步验证。

（三）基于老年照顾者综合评估的衰弱指数

基于老年照顾者综合评估的衰弱指数（care partner derived frailty index based upon comprehensive geriatric assessment，FI-CP-CGA）是基于老年综合评估的衰弱指数（FI-CGA）被用于照护者来完成的评估方法。2014 年Goldstein （戈尔茨坦）等

为了提高可行性，根据老年综合评估研制了一个可以由照顾者来完成的问卷，并且验证了它的有效性，该量表包括CP-CGA 的62个问题。它是根据Searle（瑟尔）等所编制的衰弱的一个标准程序构成的，即包括44 个可能的缺陷方面构成衰弱量表和18个一般人口统计学特征，社会资料不包括在衰弱指数中。将衰弱分为3个等级：评分<0.3为轻度衰弱，0.3～0.5为中度衰弱，>0.5为重度衰弱。汉化版FI-CP-CGA问卷也具有良好的信效度，可用于老年病科患者衰弱及等级的评估，可为临床上分级护理提供参考。该问卷特别之处在于它选择照顾者作为问卷填写者，这样就避免老年人有认知障碍、语言沟通障碍及精力不足的缺陷，可以与其他量表结合使用，确保筛查的全面性。

（四）基于23项实验室检查结果的衰弱和长期临床照护中收集资料的衰弱

基于23项实验室检查结果的衰弱（FI-LAB）和长期临床照护中收集资料的衰弱（FI-Clinical-LTC）也可以认为是根据综合评估对患者的衰弱进行研究，他们都是依据健康缺陷的的累积定量衰弱，FI-LAB包括21项实验室检查、收缩压和舒张压共23项，将衰弱分为4个等级，即<0.23、0.23～0.32、0.33～0.42、≥0.43，它的不同等级与死亡有高度关联。

四、衰弱的综合评估

常用衰弱的综合评估方法有临床衰弱量表（CFS）、总体衰退量表（GDS）和Gérontopôle（老年）衰弱筛查工具（GFST）等。

（一）临床衰弱量表

临床衰弱量表（clinical frailty scale，CFS）是由加拿大的罗克伍德等研发的衰弱等级评定量表，基于临床医生对老年人进行运动性、精力、身体活动和机能4个变量的评估结果（通过使用描述符、图标和数字获取分数），对老年人衰弱状况进行分级（1～7级），1级为非常健康，即精力充沛、适应力强；2～7级依次为健康、维持健康、脆弱易损伤、轻度衰弱、中度衰弱和重度衰弱；级别越高表示衰弱程度越重。修订版CFS为9级分类，前7级与上述相同，第8级为非常严重的衰弱，第9级为终末期（表2-12）。该量表是医生对老年患者较长时间纵向观察和多次印象的综合，可从病历中提取数据，反映了评定人的主观解释和评价，因而需要较强的老年专科能力，另外，该工具不适用于老年人急性照护后健康结局效果的评价。

表2-12　临床衰弱评估量表（CFS）

序号	衰弱等级	具体测量
1	非常健康	身体强壮，积极活跃，精力充沛，充满活力，定期进行体育锻炼，处于所在年龄最健康的状态
2	健康	无明显的疾病症状，但不如等级1健康，经常进行体育锻炼，偶尔非常活跃，如季节性的非常活跃
3	维持健康	存在可控制的健康缺陷，除常规行走外，无定期的体育锻炼
4	脆弱易损伤	日常生活不需他人帮助，但身体的某些症状会限制日常活动，常见为“行动缓慢和感觉疲乏”
5	轻度衰弱	明显的动作缓慢，工具性日常生活活动需要帮助（如去银行、乘坐公交车、家务、用药等），会削弱外出购物、行走等能力
6	中度衰弱	所有的室外活动均需要帮助，在室内上下楼梯、洗澡需要帮助，穿衣也需要一定限度的辅助
7	严重衰弱	个人生活完全不能自理，但身体状态较稳定，一段时间内（<6个月）不会有死亡危险
8	非常严重的衰弱	生活完全不能自理，接近生命终点，已不能从任何疾病中恢复
9	终末期	接近生命终点，生存期<6个月的垂危患者

（二）Gérontopôle衰弱筛查工具

Gérontopôle（老年）衰弱筛查工具（GFST）是由两部分组成的筛选量表。第一部分为调查问卷，主要目的是吸引全科医师注意存在潜在衰弱状态的症状和体征。在第二部分，全科医生表达他/她自己对这种衰弱状态的看法。GFST在目前的临床应用和研究工作中报道较少，在此不再赘述。

第三章 老年衰弱的综合干预

老年衰弱作为一种常见的老年综合征，临床表现涉及多个系统，其干预形式也不是单一的，除临床医生的专科干预外，还需通过老年综合评估对患者进行全面评估后，由多学科团队采用运动、营养、用药、护理和社会支持等综合措施进行干预。

第一节 运动干预

衰弱是一种与年龄增长密切相关的老年综合征，是多系统储备能力下降导致机体对内外部累积因素应激和保持内环境稳定的能力下降而引发的高脆弱状态。运动量少是造成老年人衰弱的关键因素，运动可以提高老年人的平衡能力和肌肉力量，减少跌倒的发生，增强生理功能，从而改善老年人的衰弱状态。既往衰弱老年人干预研究结果显示，运动干预对改善老年人衰弱状况、维持老年人功能独立具有重要作用，且卫生人力资源、财力和时间投入成本较少，易于实施，是衰弱老年人最重要的干预措施之一。

一、运动干预与老年衰弱的关系

随着年龄的增长，老年人的衰弱指数逐渐增加，身体各系统的储备功能显著下降，而炎症相关因子会激活肌肉降解过程，增加肌肉减少症发生的风险，进一步导致老年人活动能力下降，出现疲乏、肌肉力量下降、心肺能力下降等一系列症状，导致衰弱的发生。衰弱导致老年人独立性变差，常常需要依赖他人，生活质量也严重下降。此外，衰弱老年人占用大量医疗资源，给家庭和社会带来了巨大的经济负担。Fried（弗里德）等在2001年提出5个衰弱表型评价指标，即无明显原因的体重下降、疲乏、握力下降、行走速度下降、躯体活动降低，0项为无衰弱，出现1～2项为衰弱前期，出现3～5项为衰弱期。

运动对神经系统、内分泌系统、免疫系统及骨骼肌等均有影响。研究发现，运动能提高老年人的日常生活能力，改善躯体功能，预防、治疗和逆转衰弱综合征。

在老年衰弱人群中，即使最衰弱的老年人也可以从任何可耐受的体力活动中获益。老年衰弱5个常用评价标准中的4个（低体力活动水平、运动耐力低、肌肉力量低、肌肉质量低）都与运动有关，因此，运动很可能是治疗衰弱的良药，至少它能在一定程度上抑制身体功能缺陷进一步恶化，使老年人在其较长的生命周期内保持身体独立性和不衰弱。由此可见，衰弱并不是体育锻炼的禁忌症，相反，它可能是体育锻炼最重要的指征之一。

（一）运动干预疗法与老年衰弱

运动疗法是一种以运动学、生物力学和神经发育学为基础，对患者进行有目的、有规律、持久的运动训练。治疗过程中主要利用器械、徒手或患者自身体重进行躯干、四肢的运动训练，包括有氧训练、力量训练、平衡训练、柔韧性训练以及关节功能训练等。通过这些主动或被动的运动训练，使患者获得全身或局部的运动功能，达到改善躯体、生理和心理功能障碍的目的。目前，国内外学者推荐的衰弱老年人的运动疗法主要如下。

1. 有氧耐力训练与老年衰弱

人体有氧能力在30岁左右达到峰值，随后随着年龄的增长逐渐下降，并由此导致老年人日常生活能力的下降。这主要是由三个主要原因造成的：①心肺系统输送氧气的能力下降；②工作肌肉提取氧气的能力下降；③身体肌肉量逐渐下降，而脂肪量逐渐增加。最大摄氧量被认为是评价有氧能力的最佳指标，也被认为是一个重要的独立于全身或腹部肥胖的死亡率预测因子。

有氧耐力训练可显著提高最大摄氧量，老年人进行耐力训练后，可以减缓随着年龄增长和活动减少而导致的最大摄氧量下降，从而被认为可以预防和治疗老年人衰弱。研究发现，有氧耐力训练还可增加肌肉氧化能力，从而提高肌肉耐力、对抗疲劳。在一项针对64名衰弱男性和女性的运动干预实验中，9个月的力量训练及最大心率78%的步行锻炼方案可使最大摄氧量提高14%，明显提高心肺耐力；对107名衰弱老年男性和女性的研究表明，12个月的类似运动使最大摄氧量提高了约10%。值得注意的是，77～87岁的健康人进行9个月最大心率83%的耐力训练，最大摄氧量增加了15%，而同样的训练对于60～71岁的健康人，其最大摄氧量则增加24%～30%。由此可见，随着年龄的增长，有氧耐力运动干预心肺耐力的效果可能会减弱。除此之外，研究还发现，有氧耐力训练还有助于维持身体瘦体重。

2. 抗阻训练与老年衰弱

众所周知，肌肉的力量和质量随着年龄的增长而逐渐降低。普遍认为，50～70岁之间的肌肉力量可下降30%，70岁之后肌肉力量的下降更为明显。随着年龄增加，Ⅱ型肌纤维的选择性萎缩和神经元活性的丧失是肌肉力量下降的主要原因。对衰弱老年人肌肉质量的相关研究也发现，老年男性肌肉质量每年下降率为0.64%～1.29%，老年女性为0.53%～0.84%，肌肉质量的下降进一步加剧了肌肉力量的下降，导致老年人身体功能的进一步下降。而抗阻训练可增加骨骼肌的蛋白质合成，激活骨骼肌卫星细胞增殖，增加骨骼肌肌纤维的横断面积，从而改善肌肉力量和身体功能。研究表明，健康的老年人进行4个月的渐进性抗阻训练，肌肉质量增加了16%～23%，而同样的训练方案仅使衰弱老年人肌肉质量增加了2.0%～9.0%。另有研究表明，老年男性和老年女性在抗阻力量训练中增加的瘦体重量仅为年轻人的58%。尽管老年人力量训练效果不如年轻人明显，抗阻训练仍然被认为是提高老年人肌肉质量和肌肉力量的有效方法，这点对高龄老人也依然有效。对衰弱老年人的研究发现，10周的抗阻力量训练使肌肉力量增加了约113%。此外，抗阻力量训练还可以显著提高健康和衰弱的老年人的步数，从而显著提高老年人身体功能。

3. 太极拳与老年衰弱

太极拳能够改善老年人的平衡功能、柔韧性及关节灵活性，同时能够消除心理疲劳。太极拳训练融合了肌力训练和平衡训练，髋关节、膝关节和踝关节在各个方向上做向心运动或离心运动，可显著地增加膝关节和踝关节的屈肌、伸肌力量，显著提高下肢肌肉功能，降低跌倒的发生率。与传统的运动锻炼方式相比，太极拳可以更有效地提高老年人的平衡能力，改善身体功能及衰弱症状。

4. 全身振动训练与老年衰弱

全身振动训练（图3-1）是一种新型的运动方式，其原理是通过振动平台的连续快速振动，导致骨骼肌出现连续的向心和离心

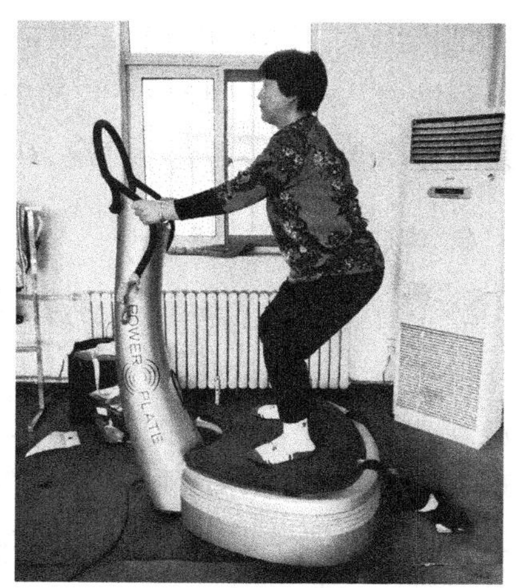

图3-1 全身振动训练

收缩，增加对肌肉和神经系统的刺激。其作为一种特殊的力学刺激，近年来逐渐被用来提高各年龄人群的平衡能力和肌肉力量。另外，在全身振动过程中，人体姿势被动处于轻微不平衡状态，受试者必须积极主动调节姿势维持身体平衡，从而强化了神经-肌肉系统的参与。神经-肌肉系统的有效锻炼、神经-肌肉系统协调性的提高以及肌力的维持均有利于提高平衡能力，减少跌倒的发生，改善老年人生活质量。由于这种锻炼方式具有风险低、耐受性好、身体虚弱的人也可采用等优点，更适用于老年人，因此，如果将此方式运用于改善老年人衰弱，将会有广阔的应用前景。

5. 综合性训练与老年衰弱

有氧耐力训练可显著提高最大摄氧量，抗阻训练是增加肌肉力量和质量的最好方法，由于最大摄氧量、肌肉力量和肌肉耐力均为老年人衰弱的重要特征，因此有氧训练、抗阻训练成为老年衰弱理想的干预手段，两种手段相结合的干预方式也被广泛采用。一项为期12个月的有氧运动和抗阻运动随机对照研究发现，肥胖衰弱老年人最大摄氧量和肌肉力量均显著提高。还有一项研究发现，12个月的步行、抗阻训练和柔韧性训练可使衰弱老年人身体功能显著改善。持续10周的包括肌肉力量、平衡能力等的综合性训练，使老年人的下肢肌肉力量、走路速度、平衡能力都得到很大的提高，同时还有效改善了老年人的抑郁状态。持续6个月的包括灵活性、平衡能力、耐力等的综合性训练，不仅使衰弱老年人的下肢伸展性及反应能力明显提高，而且Berg（贝尔格）平衡量表的得分与干预前相比有显著性差异，衰弱老年人的生活质量也有显著改善。

国内还有研究者采用营养干预与呼吸操、抗阻、有氧运动及平衡训练组成综合性干预措施，对患者进行6个月的干预训练，结果显示，这种综合性干预措施可以改善衰弱前期老年患者的营养状况、肌肉力量和身体活动功能，可以延缓衰弱的进展。

6. 其他因素与老年衰弱

除了有效的运动干预，衰弱老年人生活习惯的改变也应该引起人们的重视。多种慢性疾病、抑郁、感觉障碍和认知功能障碍可能使衰弱老年人改变生活方式变得困难。为了促进老年人包括定期体育锻炼在内生活方式的改变，建议配偶、家人、护理人员参与到运动干预计划中，对患者进行必要的监督。此外，也应重视衰弱老年人在运动方法学习过程中面临的障碍，如视力和听力受损、骨科疾病、多种合并症及经济压力等。

（二）运动改善老年人衰弱的分子机制

老年人增龄性功能衰退、多病共存，常并发炎症状态。炎性细胞因子对骨骼肌具有直接分解代谢作用，如肿瘤坏死因子-α抑制肌肉蛋白合成，而白介素-6抑制胰岛素样生长因子-1合成，这些细胞因子还可诱导胰岛素抵抗，通过减少肌肉蛋白合成而导致肌肉减少和衰弱。高浓度的肿瘤坏死因子-α或白介素-6与较低的肌肉质量/力量和运动障碍相关，高浓度的白介素-6和低浓度的胰岛素样生长因子-1水平协同促进运动障碍的发生。运动疗法可通过增加骨骼肌生长因子mRNA，抑制炎症细胞因子活动，提高肌肉蛋白基础合成率，促进肌肉蛋白合成，提高肌肉质量、肌肉力量，提高最大摄氧量，最终提高患者骨骼肌功能和活动能力。以上这些都是衰弱的重要决定因素，因此推测运动可能通过减少肌肉炎症因子、增加合成代谢和增加肌肉蛋白质合成来减轻衰弱。

值得注意的是，肌肉蛋白质合成代谢存在性别差异：①与老年男性相比，老年女性在基础状态下的肌肉合成蛋白质比率更高，但对混合膳食的合成代谢反应较低；②老年女性在基础状态下对运动训练的肌肉合成蛋白质比率增加较老年男性少。这些发现不仅有助于解释老年女性肌肉质量较低的原因，而且也暗示老年女性可能还需要更多的运动刺激来达到与老年男性相同的合成代谢反应。

二、老年人运动疗法实施原则

（一）个性化原则

个性化原则，即根据各个患者特点、疾病情况、康复需求等制定康复治疗目标和方案，并根据治疗进度和功能恢复情况及时调整方案。这是运动疗法最重要的原则。运动疗法需要个体化的原因是：①病情和目标差异。病情严重者运动强度要低，运动中监护要加强，可以采用间断性训练；而病情较轻者运动强度可以稍大，可以采用一般监护，或采用家庭训练。另外，患者如果需要达到较高程度的功能恢复（参加较剧烈的运动、恢复工作等），需要较大的运动强度和运动总量；而只期待恢复家庭活动者，可以采用较小强度的运动，以及娱乐和放松性运动。②兴趣和文化差异。个人兴趣是选择运动训练方式的基本前提，能引起患者兴趣的锻炼方式即为合理的方式。就有氧训练而言，有人喜欢长距离行走，有人喜欢有氧舞蹈。同样的放松性运动，有人喜欢音乐或静默诱导，有人喜欢仪器辅助的放松训练。③经济和环境差异。经济条件是选择运动器械和监护运动类型的重要因素。运动疗法实施的环境条件也是运动方式、强度、节奏选择的重要依据。

（二）循序渐进原则

循序渐进原则就是科学地、逐步地增加运动强度和运动时间。在进行运动疗法的初期，运动负荷和运动量要小，经过一段时间适应后，可以逐步增加和达到较大运动负荷和运动量。运动疗法的难易程度、运动强度和总量也应该逐步增加，以保证身体对运动负荷的逐步适应。这是因为：①训练效应积累。训练效应需经历量变到质变的过程，运动训练的应激适应性逐渐建立，效应需要逐步积累才能显现，因此在短期内不一定能看到训练效果，因而不能过快地增加运动负荷。②训练方法学习。运动锻炼的方法具有一定的技术要求，神经肌肉系统也需要经历学习的过程，因此运动强度应该由小到大，运动时间由短到长，动作由易到难；休息次数和时间由多到少、由长到短；训练的重复次数由少到多，运作组合由简到繁，以逐步产生心理和生理上的适应。③安全性建立。循序渐进是建立安全性最重要的措施之一，突然改变运动负荷将会造成机体的过分应激，从而影响患者的生理功能。

（三）持之以恒原则

训练需要持续一定的时间才能获得显著效应，停止训练后训练效果将逐步消退。因此运动干预疗法需要长期坚持，其意义在于：①训练效应的维持与消退。一次足够强度的运动效应可维持2～3天，运动训练效应的显现一般需要两周，维持训练效应的唯一方式是持续进行运动训练。②行为模式价值。运动疗法是改变个人不良行为的重要方法。保持良好的运动锻炼习惯是改变行为模式的重要基础。③康复预防价值。运动锻炼是预防疾病的基本途径之一。例如，有氧训练不仅用于老年衰弱的治疗，而且有助于其他慢性疾病的预防和治疗。

（四）主动参与原则

运动时患者的主观能动性或主动参与是运动疗法效果的关键。其机制包括：①运动中枢调控。大脑运动皮质在长期运动训练后，会发生功能性的重塑或神经联络的增强。例如，长期进行特定的动作可以促进运动条件反射的形成，从而提高运动控制的效率，相对降低运动的能耗。②神经元募集。由于运动单元的募集是中枢神经功能的表现，患者的主动参与是保证运动单元募集的前提。③心理参与。主动参与本身是心理状态的反映，也是改善心理功能的主动措施。

（五）全面锻炼原则

衰弱是多器官、多组织、多系统功能障碍的综合，因此，康复治疗应该全面审视、全面锻炼。由于运动疗法的特性，不可能用一种运动方式涵盖所有的锻炼目标，因此需要强调全面锻炼的原则。全面锻炼的必要性还在于以下两点：

（1）障碍的多维性：衰弱症是一种综合性功能障碍，运动锻炼的方法和目标要考虑多系统的功能，如肌肉功能、心肺功能等。

（2）锻炼手段的多样性：运动疗法有多种方式，训练时综合应用这些运动疗法，有利于提高训练效果，也有利于提高训练兴趣。

（六）应用时机

运动疗法可以应用于疾病的各个阶段，但不同阶段应该采用不同的运动疗法。

（1）衰弱期：多采用有氧运动方式，运动训练强度逐步增加。

（2）衰弱前期：可根据情况采用力量训练和平衡训练，训练强度逐步增加。

三、老年衰弱的运动干预方案

有证据表明，运动干预可以改善衰弱老年人的心肺功能、肌肉功能及独立性。但目前尚未确定逆转衰弱的最佳运动方案，需要更多的研究来确定哪些运动最适合、最有效、最安全。在现有研究的基础上，建议衰弱和衰弱前期老年人均可采取多种运动干预方式相结合的综合运动干预方案，包括有氧耐力训练、抗阻训练、平衡训练和柔韧性训练；衰弱前期老年人应在有氧耐力训练基础上加上抗阻训练和平衡训练；衰弱老年人应该侧重进行有氧耐力训练（10～20分钟）。对于有氧运动，衰弱和衰弱前期老年人都应该进行“中等–高强度”的强度运动，相当于RPE（主观感觉疲劳程度）评分标准12～14分。对初学者而言，抗阻训练强度是从一个人的1RM的55%开始，逐渐发展到1RM的80%以上。衰弱前期老年人应每周锻炼3次，每次45～60分钟；衰弱老年人应该每周锻炼3次，时间可稍短一些，如每次30～45分钟。运动方式、运动强度、运动时间及频率等具体情况分述如下。

（一）运动方式

老年人如果能经常坚持适当的运动干预，则有助于减缓衰弱的进程、减轻衰弱的症状。而合理选择运动方式是坚持运动疗法的基础。老年人应以简单、有效、无副作用、活动轻微（即低能量消耗）的运动项目为首选。同时，也应考虑老年人的兴趣爱好。有氧耐力训练可显著提高最大摄氧量。抗阻训练是增加肌肉力量和质量的最好方法。由于衰弱同时影响身体的多个系统，与单纯一种方式的干预相比，多种运动方式相结合的综合运动干预方案是改善老年人衰弱和衰弱前期状况的最为理想的干预措施。此外，运动方案中酌情增加平衡和柔韧性练习，作为准备活动或运动后整理活动的一部分，更有助于提高老年人的身体功能。

1. 抗阻训练

抗阻训练也称为力量训练，通常指身体克服阻力以达到肌肉增长以及力量增加的过程。阻力一般源自他人、身体自身重力、专门的运动器械、杠铃、哑铃、沙袋、弹力带等。抗阻训练是增强肌肉质量、肌肉力量和肌肉耐力的有效训练方式之一，可以预防肌肉衰减引起的身体功能下降、残疾，提高生活质量。由于弹力带抗阻训练具有操作简单、安全性好、携带方便、易操控的特点，近年来在临床实践中得到广泛应用。下面列举一些简单实用的抗阻练习，包括抗自重练习（图3-2、图3-3）、弹力带抗阻练习（图3-4～图3-10）、哑铃抗阻练习（图3-11～图3-13）。

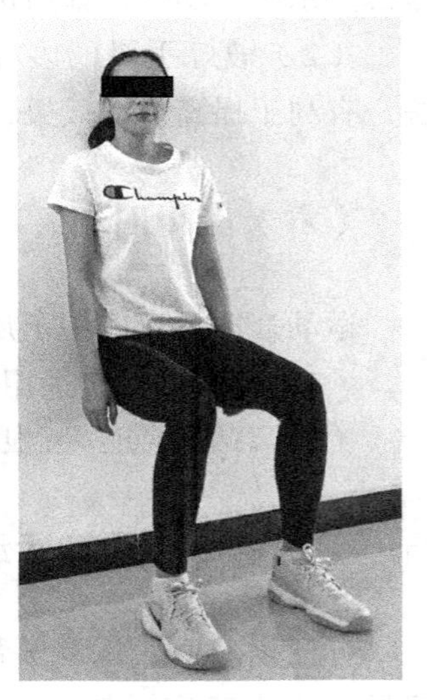

图3-2　靠墙静蹲

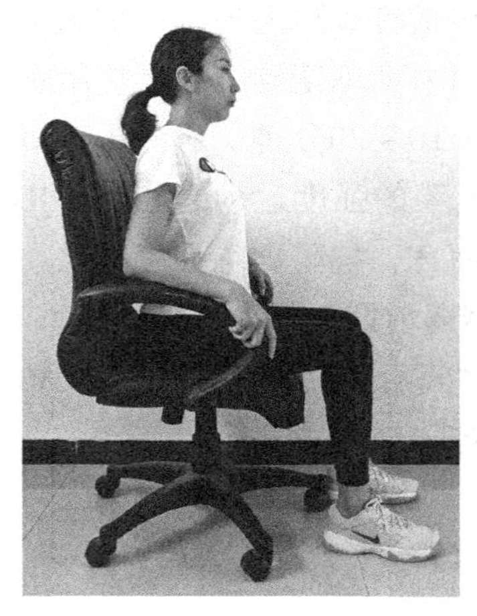

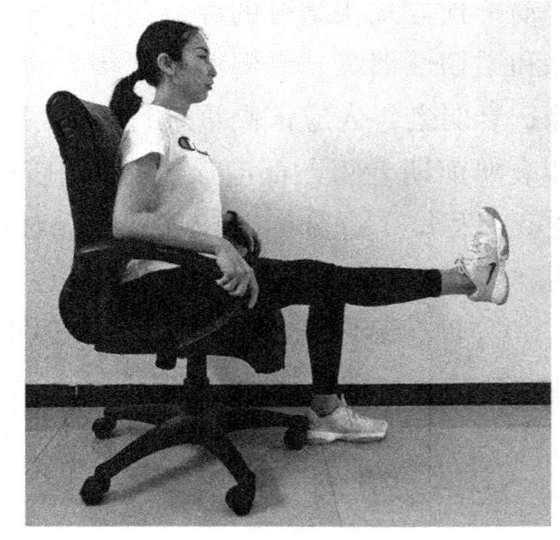

图3-3　坐位抬腿

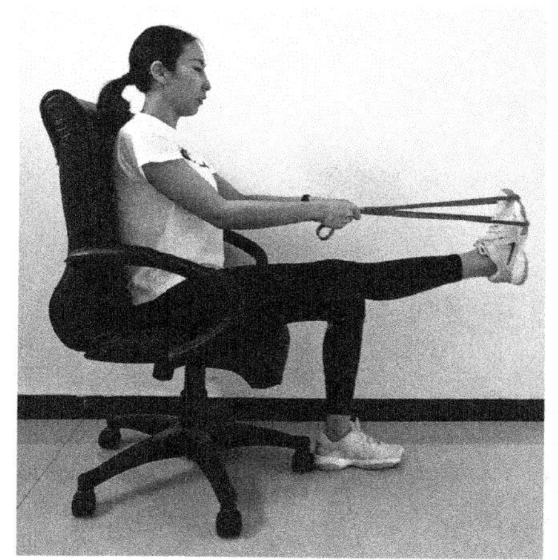

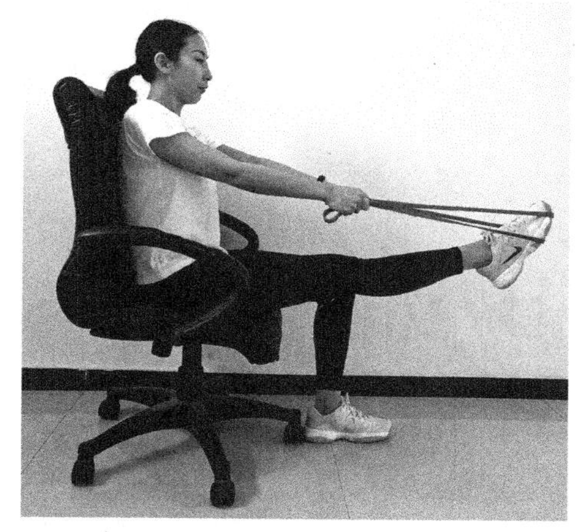

图3-4　弹力带坐姿踝关节伸展

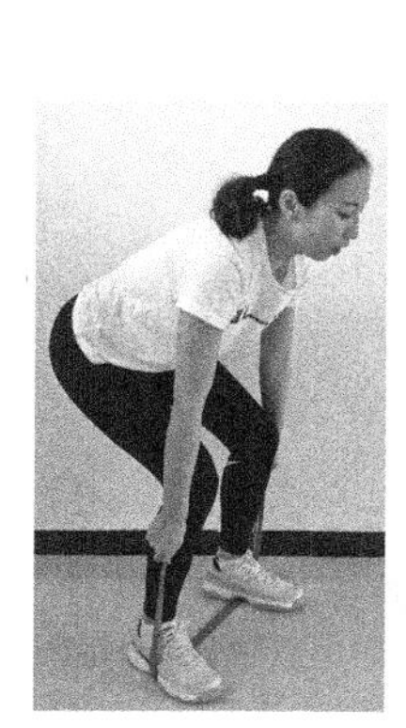

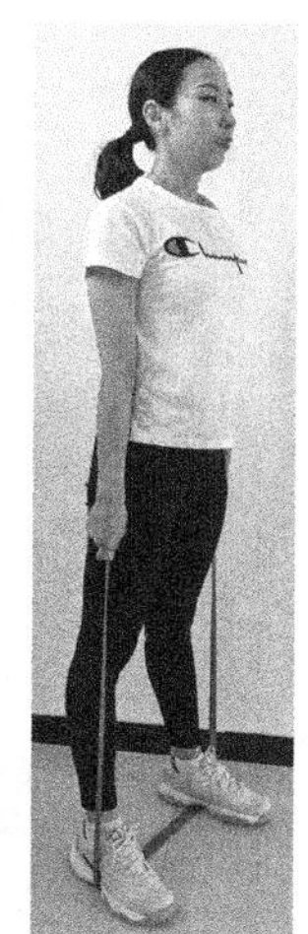

图3-5　弹力带硬拉

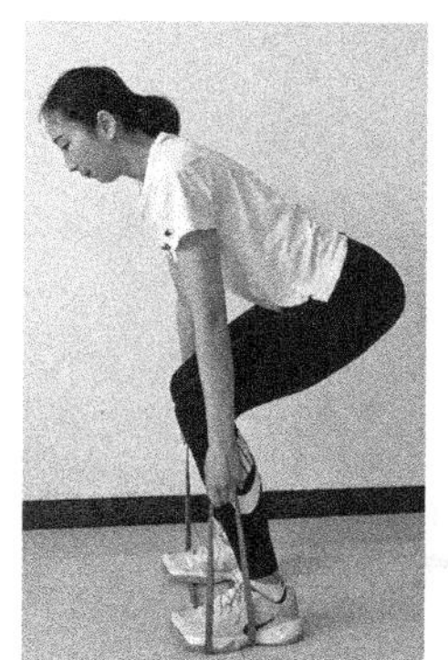

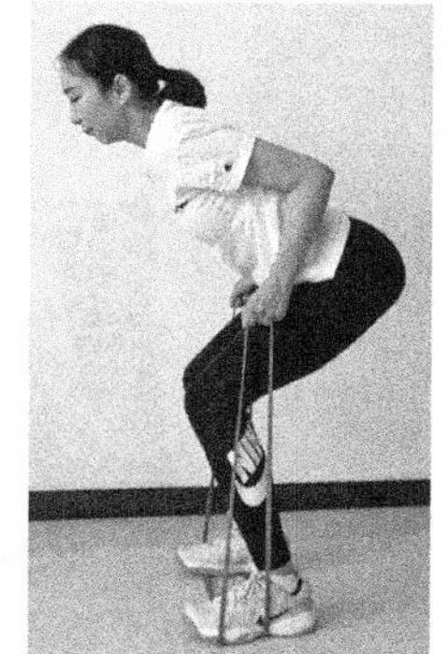

图3-6　弹力带俯身后拉

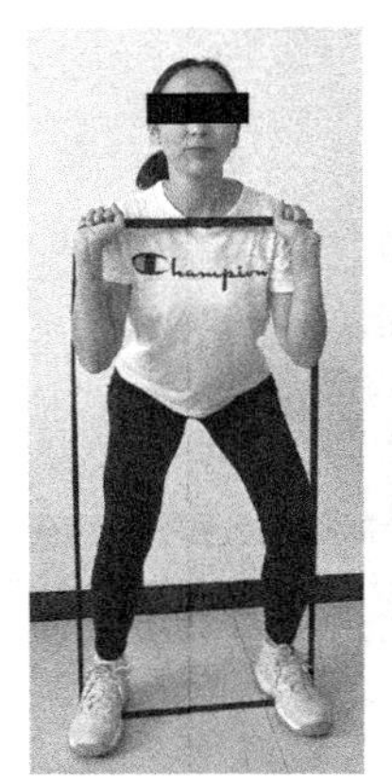

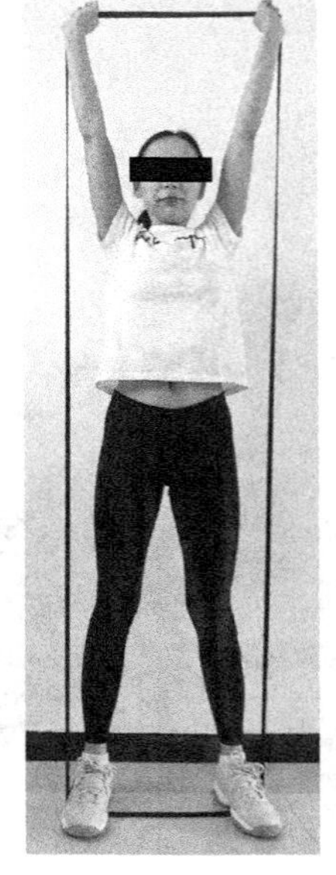

图3-7　弹力带挺举

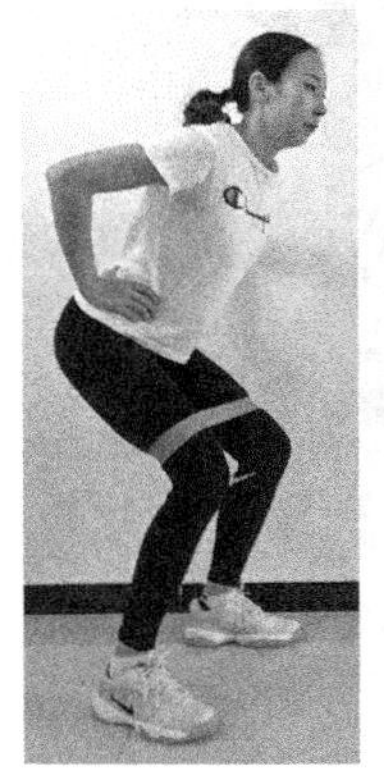

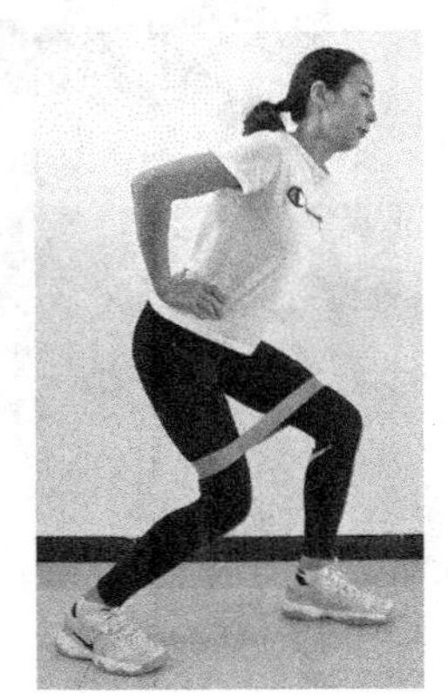

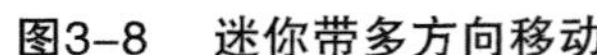

图3-8　迷你带多方向移动

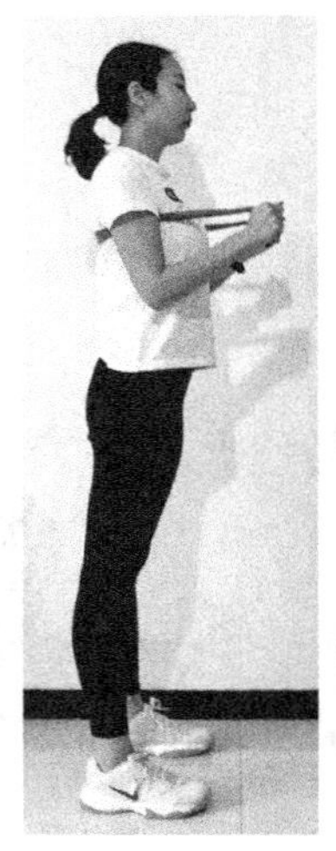

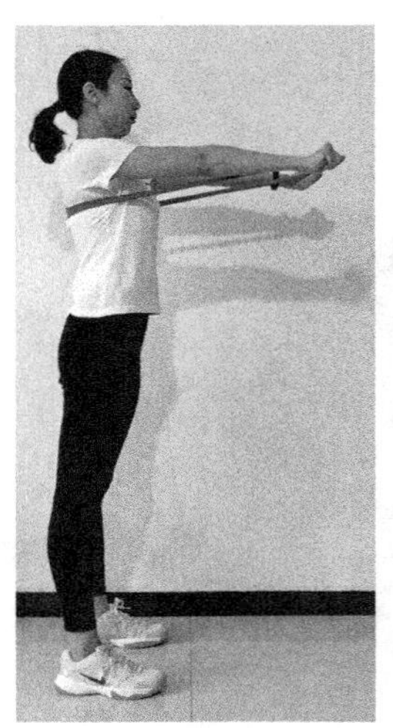

图3-9　弹力带胸前平推

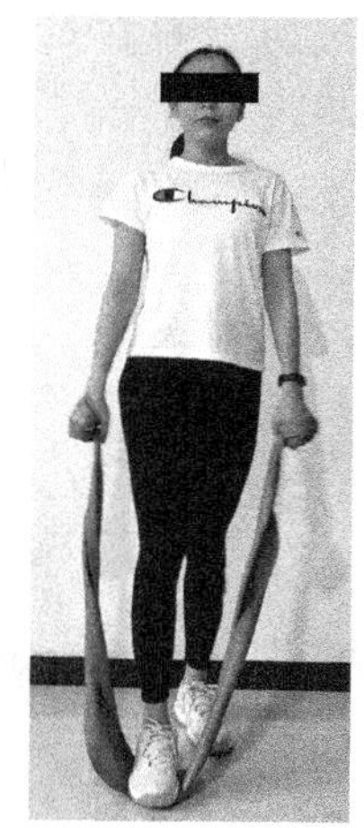
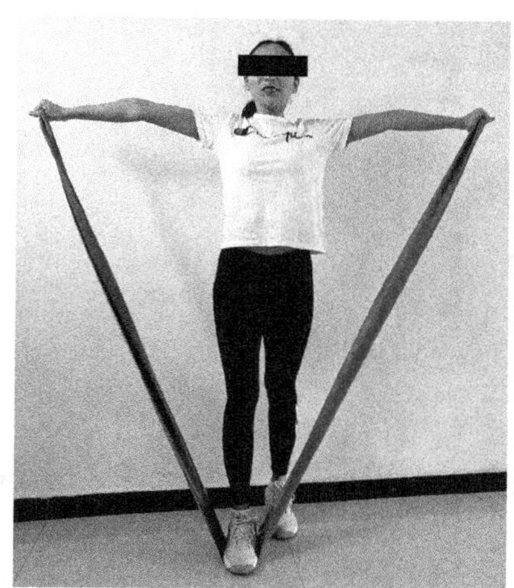

图3-10 弹力带站姿身侧直臂飞鸟

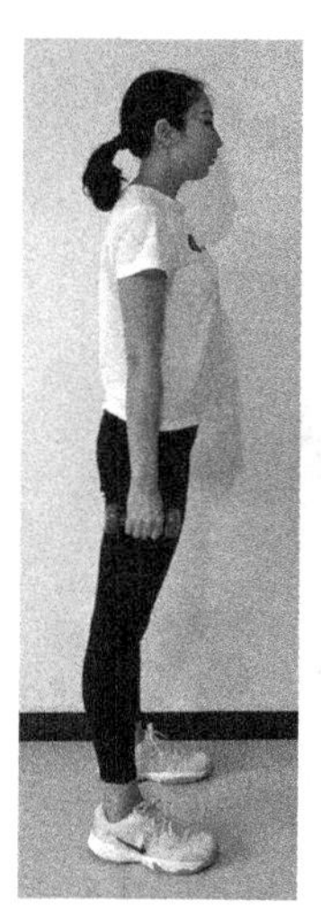
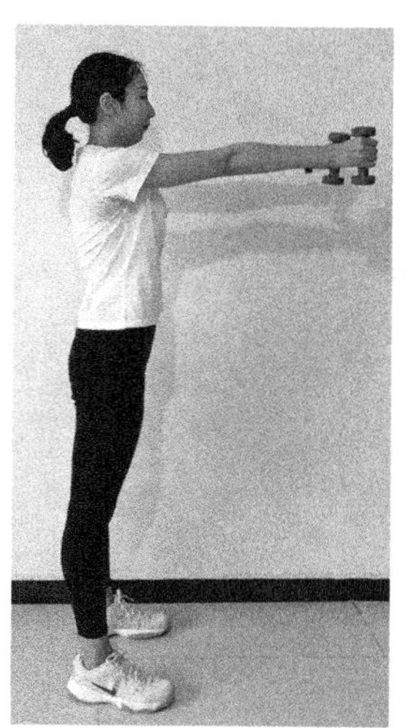

图3-11 哑铃站姿前平举

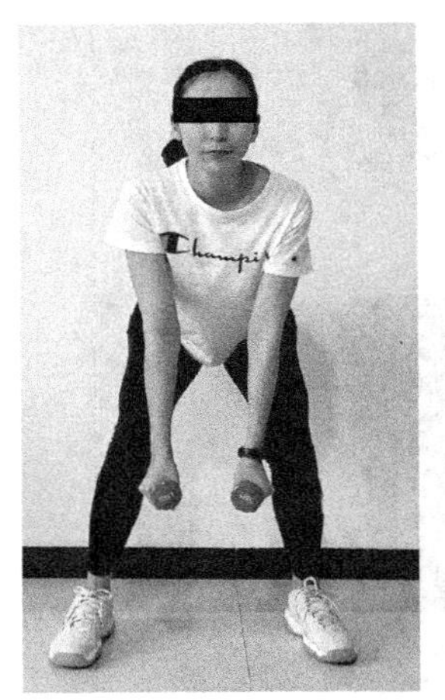

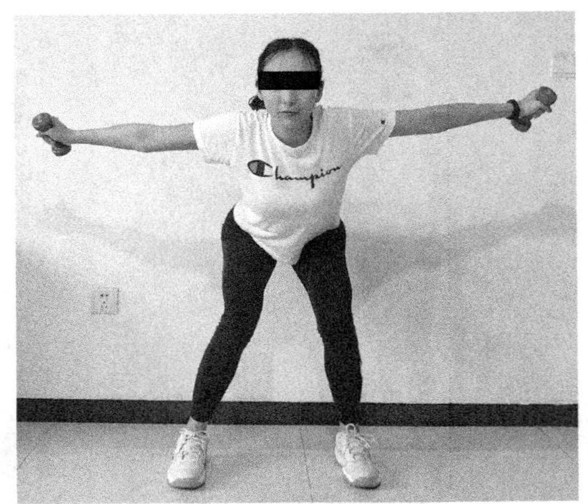

图3-12　哑铃俯身侧平举

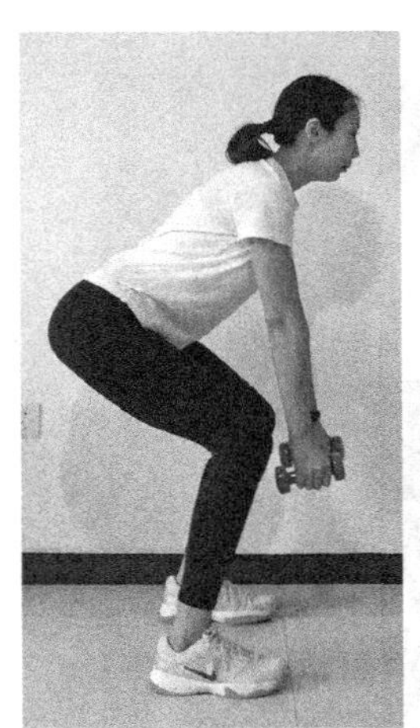

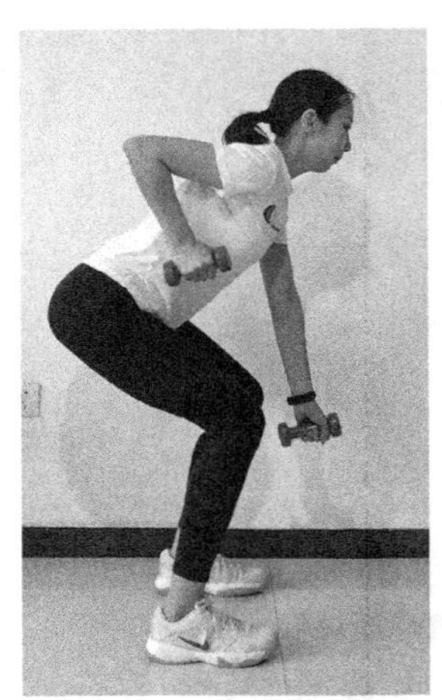

图3-13　哑铃俯身交替后拉

此外，衰弱的老年人抗阻训练应模拟日常功能性任务，如从坐到站的运动；应侧重下半身肌肉力量训练，如屈膝肌、伸膝肌以及臀肌等。因为，随着年龄的增加，下半身的肌肉更容易出现年龄相关的肌肉丢失，强化下半身肌肉的训练，一方面可以减缓随年龄出现的肌肉丢失，另一方面也有助于保持老年人生活的独立性，提高生活质量。

2. 有氧耐力训练

有氧耐力训练包括散步、慢跑、走跑交替、原地跑、上下楼梯、骑自行车、登山、打乒乓球等，由于其可以锻炼腿部肌肉、提高心肺功能、改善血管壁弹性，所以被认为是比较适合老年人的体育锻炼方式。有氧运动可以根据需要调整运动强度，从而对机体产生适宜的刺激。研究表明，即便简单的步行锻炼也会对衰弱症状产生积极的影响，还可以改善认知功能，愉悦身心。而且，通过增加每天步行的距离和速度，可以逐步实现健康和健身效益，并逐渐减少患者使用辅助步行设备。但值得注意的是，如果有些患者进行轻微的有氧运动也觉得困难时，应考虑采用非负重的有氧运动方式（如固定自行车）。

此外，如果采用多种运动方式相结合的综合性训练，有氧运动应该首先进行，因为它可以帮助提高心率，并为接下来的抗阻训练做准备。

3. 平衡训练

平衡训练包括多种运动方式，如双足站立、双足前后直线站立和单腿站立等。平衡训练方法简单、易学，但对于中枢神经系统病变而导致平衡能力差的老年人而言难度较大，存在一定危险，易发生跌倒，训练过程中需家属或医护人员陪伴。尽管平衡训练对身体衰弱和衰弱前期的人群都很重要，但应更加重视身体衰弱前期老年人的平衡训练，因为与衰弱老年人相比，这一群体可能具有更长的步行时间，因此跌倒的风险更大。平衡训练可以在抗阻训练、有氧训练后作为整理活动来进行，也可以单独进行。

4. 柔韧性训练

柔韧性训练对衰弱和衰弱前期老年人的健康也很重要。太极拳和瑜伽是最常见的柔韧性训练方法。太极拳是一种动作缓慢的运动方式，强度、力度、节奏、时间都可以由练习者自己调控，但其不适用于具有运动功能障碍者。简单的瑜伽动作可以改善平衡能力和身体柔韧性，适合老年患者。与平衡训练类似，柔韧性训练可以与其他运动方式相结合，也可以单独进行。研究表明，衰弱老年人完成10周的髋关节伸展运动后，步频（步数/分钟）、步行速度（米/秒）、步幅和被动髋关节伸展范围均显著增加。由于髋关节伸展幅度的减少会对步幅和步行速度产生负面影响，而步幅和步行速度是影响老年人步态的重要因素，因此，改善髋关节的活动范围对减少老年人的跌倒有重要意义。另外，通过适当的伸展练习，其他相关肌群也可以获得相似的积极效果。

需要注意的是，对于衰弱和衰弱前期老年人，由于运动干预的目标不尽相同，运动干预的方案也存在较大差异。对衰弱个体而言，运动干预的目标是防止衰弱进一步发展或减轻衰弱状态，这可以通过有氧训练来实现。然而，对于衰弱前期的个体，其体育锻炼的目标是逆转衰弱状态。因此，衰弱前期个体进行抗阻训练和平衡训练更有意义，且具有可降低跌倒风险的作用。建议衰弱和衰弱前期老年人制订多种运动方式相结合的运动干预计划，衰弱前期老年人应侧重于抗阻训练，特别是下肢肌肉群，而衰弱老年人应侧重进行有氧运动训练。

（二）运动负荷

运动负荷，也被称为运动强度，是影响训练效果的重要因素。训练实践已经证明，适宜的运动强度是取得最佳训练效果的重要途径。过小的负荷无法达到预期的训练效果，而过大容易导致过度疲劳甚至运动损伤，且容易降低患者参与训练的积极性和依从性，对于衰弱老年人更是如此。衰弱老年人的有氧运动应该从中等强度开始（呼吸稍急促，但能正常言语对话），逐渐提高运动强度至中高强度，如呼吸更为急促、不能正常言语对话等，进而增加至高强度。可量化的强度指标包括心率、自我疲劳程度分级和1RM的估计百分比。

1. 心率

运动强度越大，心脏和身体对运动刺激反应就越明显，心率也就越快。一般常用最大心率百分数和心率储备百分数来控制运动强度。最大心率百分数在不同的范围代表不同的运动强度。有氧训练强度应从最大心率（最大心率=220–年龄）的40%～50%逐步过渡到最大心率的70%～80%。有研究发现，衰弱人群以最大心率70%～75%的强度行走训练，其健康状况有了积极的改善。但临床医生应注意，如果老年人正在使用影响心率的药物，可能会因此而影响心率，应进行必要相应的调整。

2. 主观感觉疲劳程度分级

主观感觉疲劳程度（rating of perceived exertion，RPE）分级是以个人的主观感受对运动强度进行分级，主观感觉分为6～20，依次代表“十分轻松”到“十分吃力”共15个级别。人体运动过程中，主观感觉疲劳程度分级与心率、运动强度有密切关系，因此，可以根据主观感觉疲劳程度分级控制运动强度（表3-1）。据报道，衰弱综合征患者的运动适宜强度为12～14，即“有点吃力”到“吃力”。

表3-1 主观感觉疲劳程度分级表

RPE	主观感觉疲劳程度
6	休息
7	非常轻松
8	
9	很轻松
10	
11	轻松
12	
13	稍费力（稍累）
14	
15	费力（累）
16	
17	很费力（很累）
18	
19	非常费力（非常累）
20	

3. 1RM

1RM（1 Repetition Maximum，最大负荷重量）指的是一个人在某个特定动作上在完整执行一次的情况下所能负荷的最大重量。在进行力量练习时，一般常用1RM百分数来评定抗阻训练强度。有研究者认为，进行有监督的高强度抗阻训练（1RM的80%）似乎与低强度训练一样安全，并且生理功能得到较大改善。抗阻训练强度应从初始的1RM的30%～40%逐步增加至80%。在有监督的情况下，可以根据患者实际情况将训练强度提高至12～15RM和1RM的55%开始治疗，以提高患者的肌肉耐力，并提升自信心，掌握适当的运动技能。随着对运动强度的适应，可逐渐增加强度、减少重复次数，最终以较高的强度（1RM的80%以上）进行较少的重复（4～6次），最大限度地提高患者肌肉力量和身体功能。

（三）运动频率

建议衰弱和衰弱前期老年人采用多种运动方式相结合（有氧、抗阻、平衡和柔韧性）的干预方案，干预的最佳频率为每周2～3次。过低或过多的运动频率都会影响治疗效果，少于每周2次可能无法改善健康状况；若每周超过3次可能会导致一些人失去训练兴趣，降低依从性。

（四）运动时间

对于衰弱老年人，每次锻炼的最佳运动时间为30～45分钟，而对于处于衰弱前期的老年人，运动持续时间则可以稍长些，如45～60分钟。临床医生应根据具体情况适当调整运动时间。运动时间如何调整取决于衰弱状态、年龄和患者参与运动的积极性。

（五）运动持续时间

目前，针对衰弱人群的运动干预持续时间大多数为3～12个月，更短期的运动干预是否能改善躯体功能或衰弱程度尚缺乏足够证据。有研究表明，持续5个月以上的运动干预对衰弱人群产生了更大的益处。衰弱老年人在运动停止后会很快失去运动干预的成果，因此，衰弱者必须进行持之以恒的运动干预。

（六）注意事项

1. 运动的安全性

运动前选择合适的衣着、鞋袜和安全的场地；须有家属或照顾者陪同；准备活动和放松训练是正式运动前后必不可少的身体练习。衰弱患者在运动过程前后应分别进行10～15分钟的准备活动及放松训练，防止肌肉损伤，获得更好的健康效益。在进行抗阻训练时，衰弱患者应掌握正确的呼吸要领，即用力时呼气，放松时吸气，任何时间都不可屏气，以防运动伤害事故发生。由于衰弱患者常并发慢性疾病，因此要根据慢性疾病特征、运动指南，制订合理的运动方案，从而达到最佳的训练效果。

2. 运动的依从性

运动训练需要长期坚持，因此患者对运动的依从性尤为重要。对于衰弱老年人而言，无论衰弱的程度如何，临床医生都应该密切监督患者进行运动，以最大限度地提高生理功能。以家庭为基础的锻炼可以作为补充但不能取代有人监督的运动训练，因为无人监督的运动疗法可能对衰弱或衰弱前期老年人是无效的。对于身体衰弱的老年人，包括衰弱前期老年人，家庭锻炼建议采用负重抗阻训练方式，为了获得良好效果，建议采用较高强度。因此，应对患者和患者家属进行足够的指导来安全有效地执行这些类型的练习，同时采用健康教育、定期入户随访、电话随访、发放运动监测日记、建立微信群、团体干预等多种形式，充分提高患者的运动依从性。

第二节　营养干预

老年人衰弱状态与营养状况相关，营养不良作为独立的危险因素参与衰弱进展。衰弱和营养不良可能互为因果，相互影响。在衰弱的预防策略里，营养干预是非常重要的一项措施。营养干预能改善衰弱老人的体重下降、降低病死率、提高机体的抗病能力。合理充足的宏量和微量元素供给可维持好的营养状态，能够减缓衰弱的进展。

一、营养与老年衰弱

营养不良是衰弱发生、发展的重要生物学机制。营养不良可影响老年人的免疫状态、药物疗效，以及疾病或手术后的恢复效果，导致多系统功能减退，易发感染，进一步加重衰弱。而衰弱的老年人更易发生营养不良，二者具有相关性，两者可能互为因果，相互影响。

有研究显示，营养不良程度与衰弱的程度之间有分级相关性，营养不良和营养不良风险与衰弱显著正相关，衰弱老人的营养不良和营养不良风险的发生率较高。

（一）营养不良与衰弱相关的机制

营养不良与衰弱相关的机制尚不明确，可能与以下几点相关。

1. 衰弱、营养不良与肌少症

衰弱的核心病理基础为肌少症，衰老的特征是慢性肌肉分解代谢增加致肌少症和衰弱发生，二者是有重叠表现的临床综合征。由于年龄增加所导致的肌肉减少、丧失活力，逐渐进展至肌少症、衰弱、失能、直至死亡。肌少症老人活动能力降低促进衰弱和失衡，最终导致跌倒和骨折发生，加快衰老和死亡。肌少症的发生又与营养、活动、激素、代谢、免疫等多种因素有关，营养状态对肌少症和衰弱有显著的影响，如活动减少、合成代谢抵抗、炎症、酸中毒和维生素D缺乏导致肌力下降或衰弱。患有肌少症的老年人肌肉组织减少，肌肉功能受损，日常活动能力受限，罹患慢性疾病及发生衰弱的风险增加。

研究表明，影响肌肉质量及功能的营养素中，最重要的是蛋白质和维生素D。蛋白质约占肌肉质量的20%，蛋白质的代谢平衡决定了肌肉量的多少，故蛋白质的摄入减少对肌少症有直接影响。已知肌肉细胞存在有VD受体，低25-羟维生素D可通过减少肌肉合成和改变肌肉收缩特性使肌肉力量下降。骨质疏松与肌少症在老年人中常同时发生，这两种疾病又互为影响。有研究显示维生素D摄入不足、低体质量、低25-羟维生素D与骨密度降低及骨质疏松相关。老年患者由于多个重要器官功能储备明显减少，蛋白质、维生素D等摄入不足而致营养不良、负氮平衡、血清白蛋白下降，造成肌肉质量及功能受损，进而导致衰弱。

2. 衰弱与代谢性疾病

（1）衰弱与电解质紊乱。Hanotier（哈诺蒂埃）指出，衰老和疾病过程中体质成分变化、肾功能衰退、激素水平改变、利尿剂使用等因素导致水电解质紊乱；反复出现的营养问题，尤其是蛋白质营养不良可参与和加重低钠血症。低钠血症即可导致认知、姿势和步态紊乱，同时可作为跌倒和骨质疏松的独立危险因素。这些提示水电解质紊乱作为代谢紊乱的重要形式参与和加重营养不良，加速或加重衰弱的进展。

（2）衰弱与血糖代谢紊乱。在糖尿病与衰弱的相关性研究中，免疫因子参与慢性低水平炎症反应影响衰弱和糖尿病的进程，糖尿病患者有加速发生衰弱的倾向。衰弱的核心病理基础肌少症，是营养、物理和激素多因素作用的结果，在糖尿病患者中这些因素内部联系相互作用，肌肉质量减少导致肌糖原储备减少和利用减少，刺激胰岛素分泌进一步加重胰岛素抵抗。糖尿病患者往往存在不健康的生活方式、肥胖、血糖控制不佳、血脂异常等，这些因素都会增加衰弱的风险。

（3）衰弱与共病。老年人多病、共病，是衰弱的潜在危险因素，衰弱的老年人多存在高龄、多病共存、多重用药、日常活动能力下降、认知障碍、抑郁等健康缺陷，衰弱患者的年龄及共病数量显著高于非衰弱者，这些危险因素可影响老年患者的日常饮食，造成营养素摄入不足，导致发生营养不良的风险增加，营养不良又加重衰弱。

（二）营养相关危险因素

营养不良及衰弱均是常见的老年综合征，老年人容易罹患营养不良，主要与蛋白质缺乏、能量不足有关，以机体消耗、免疫功能低下和器官萎缩为特征。导致老年人营养不良的危险因素非常多，与患者的躯体状况、各种疾病、免疫力下降、口腔状况、情绪状态等密切相关。老化可以导致消化吸收障碍；急性疾病或手术可以增加能量消耗、增加能量和蛋白质的需求；多种慢性疾病可以从多个环节影响营养素的摄入、消化和吸收；多药共用、抑郁、口腔问题、不良饮食习惯等都是影响老年人营养不良的因素，同时也是导致衰弱发生的重要原因之一。

1. 年龄相关危险因素

老年人是特别容易发生营养不良的群体，尤其当他们患有慢性的精神或生理的疾病时。蛋白质–能量不足是最常见的营养问题，微量营养素缺乏也是比较常见的营养问题。

消化系统功能衰退是老年人营养不良的主要原因，味觉、嗅觉灵敏度降低，会影响进食及食物的消化，胃肠功能衰退、吸收功能障碍，也会影响营养素的吸收和利用。精神不振、抑郁也是导致老年人营养不良的重要原因之一。老年人常因退休产生失落感，或因独居、丧偶、孤独，情绪低落，或因儿女不孝等不称心事件抑郁、悲伤，导致食欲下降，食物摄入减少，身体及社会功能降低，其结果也会造成营养不良。老年人存在不同程度和不同类别的慢性疾病，疾病和治疗本身可造成老年患者机体分解代谢增强，无法正常进食，加重原有的营养不良程度，一些慢性病需要限制某些营养物质的摄取，残障、失能、行动不便会影响营养素的摄取，老年人失去自行购买或加工食物的能力，也会导致无法获得所需要的营养。长期使用药物影响营养素的吸收，老年人通常因多种慢性病而服用较多的药物，长期服药会影响食欲及多种营养素吸收。活动少也是影响进食量的一个因素，部分老年人活动能力下降或退休后活动减少，消耗不多，故每餐进食量也大为减少，导致多种营养素摄入不足，其发生营养不良的风险显著增加。

2. 不良饮食习惯

不良饮食习惯也是导致营养不良的危险因素，偏食肉类、缺少蔬菜水果、过量饮酒导致膳食营养素缺乏，如硒、锌、类胡萝卜素、维生素D 和维生素E等。有研究显示，衰弱人群对于蔬菜和水果的摄入不达标的比例高于非衰弱人群，奶类的摄入远远低于非衰弱老年人，而猪肉的摄入却高于非衰弱人群，说明适当的摄入蔬菜、水果及奶类对老年人的整体衰弱状况是有益的。有研究显示，衰弱人群的BMI不正常的居多。另外，老年人对自己的健康状况认知度不够，也是一个重要的原因。

3. 口腔问题

口腔健康是保证充足营养摄入的前提，是整体健康状况的重要组成部分，因此口腔问题是导致营养不良的最常见因素之一。

口腔组织器官与身体其他器官一样，随着年龄的增长，其形态学和生理学都发生了很多重要改变。①牙齿硬组织：包括牙釉质、牙本质和牙骨质，由于长期的咀嚼和刷牙等机械性摩擦，再加上增龄性变化，其牙釉质的水分和有机物比例降低，牙本质小管萎缩，髓腔变小，根管闭塞及根尖孔变小，牙齿颈部的硬组织缺损等。②牙周膜的增龄性变化：由于后牙区缺失，未能及时进行功能性的修复，或者是修复体的不合适导致咀嚼肌强度的下降，这些变化也同样会导致牙周膜的厚度变薄。③牙槽骨的改变：随年龄的增长，牙槽骨同身体其他的骨组织一样，可出现生理性的骨质疏松，骨密度降低，骨的吸收活动大于骨的形成。④口腔软组织的增龄性变化：老年人因牙槽骨的不断吸收，与其相连的口腔的软组织位置也发生变化，如唇颊系带与牙槽嵴顶的距离变短，因牙列缺失，唇颊部失去硬组织的支撑，向内凹陷。上唇丰满度消失，鼻唇沟加深，口角下垂，面下1/3变短，出现明显的衰老面容。⑤口腔黏膜组织结构的增龄性变化：由于血管硬化，毛细血管的官腔变小，口腔黏膜上皮萎缩，变薄，对外界刺激的抵抗力不足，对义齿负重和摩擦的抵抗力也下降。此外，口腔内的涎腺分泌减少，再加上部分老年患者由于患有其他全身性疾患，服用抗胆碱能药物和降压药物等，抑制涎腺分泌，老年人会出现口干、黏膜灼热感、味觉异常和牙龈增生。如果食物在口腔内不能被有效地初步碾碎，或者因为口腔健康问题，导致食物选择的种类受限，这些都与老年人的营养不良息息相关。

最常见的口腔问题是龋病、牙周病、失牙、口腔黏膜疾病和口腔癌。龋病在老年人中发病率很高，60%以上的老年人有龋病，平均每个人口中有2颗以上的龋齿，口腔软硬组织的增龄性变化，唾液的分泌减少，义齿的佩戴造成局部清洁不足，均可导致老年人的龋病增多。牙周病在老年人群中的患病率达到70%以上，由于牙周病是一个缓慢进展的慢性牙周疾病，有局部因素和全身因素，局部因素包括口腔内环境的改变、各种增龄性变化、牙菌斑的堆积等，全身因素包括糖尿病等内分泌疾病，各种肿瘤的放疗导致的唾液腺的坏死，身体运动障碍导致的无法做到有效清洁口腔卫生等，均可加重牙周病的进展，最终造成失牙，前两种疾病是导致老年人失牙的常见原因。从口腔健康观点考虑，口腔缺失牙达到1/4，即可影响口腔正常功能，尤其是咀嚼功能，从而影响食物的消化吸收。据国内华西口腔医院的社区调查，老年人可摘局部义齿修复率只占修复数的39.39%，其中尚有40.19%为不良修复体，且随着年龄的增长，佩戴修复体的比例也明显上升。口腔黏膜疾病和口腔恶性病变是指发生在口腔软组织上的感染和非感染性疾病。老年人口腔软组织的增龄性变化，免疫功能降低，全身系统疾病增多，长期的不良刺激，如吸烟、喝酒等，均易引发口腔黏膜疾病和口腔恶性肿瘤。口腔黏膜疾病治疗见效慢，易复发，口腔癌的手术复杂，副作用大，易造成后期的饮食困难。

在整个生命过程中，口腔健康问题有累积性影响。口腔状况还与认知功能障碍、糖尿病、心血管疾病、中风、上呼吸道感染、肥胖、骨质疏松和关节炎相关。很多口腔疾患并不是老年人特有的疾病，可能在非常年轻的时候就开始了。早期由于未得到足够重视和治疗，问题继续进展，直到治疗变得非常复杂，很多口腔疾患最终导致牙齿的脱落，如果没有功能性修复，咀嚼就是老年人面临的重大问题，这也是营养不良的重要因素。

二、营养干预的实施原则

（一）营养干预原则

衰弱老人的营养干预原则与其他并无区别，但是老年人容易罹患营养不良，一定要早筛查、早发现、早干预。老年人常合并慢性心、肺功能不全，肾功能不全，脑血管意外等各种疾病，在纠正营养不良时，应积极治疗原发病，才能更好地纠正营养不良。老年人在营养支持前应纠正低血容量、酸碱失衡，调节各器官功能，保证机体内环境的稳定。因为机体内环境的稳定是营养支持发挥作用的基础。一般来说，只要患者胃肠道功能正常，应首选肠内营养，若肠道不耐受或无法进行时才选用肠外营养。纠正老年人营养不良不能操之过急，尤其是严重营养不良时，要循序渐进。要根据个体情况如年龄、疾病情况等，制定个性化的营养支持方案。

（二）营养干预的目标量

1. 能量

多数老年人存在热量摄入不足的现象，要保证每天热量摄入。推荐目标量

20～30kcal/（kg·d），急性期适当减少，康复期适当增加。对已有严重营养不良者，尤其长期饥饿或禁食者，应严格控制起始喂养目标量，逐渐增加营养素摄入。对长期营养不良者，营养支持应该遵循先少后多、先慢后快、逐步过渡的原则，预防再喂养综合征。

2. 蛋白质

在老年人营养干预中，蛋白质是非常重要的。蛋白质目标量为1.0～1.5g/（kg·d），同时老年人对蛋白质的质有较高的要求，优质蛋白质要占50%以上。

3. 碳水化合物

老年人碳水化合物供给量在总热量中所占比例要适宜，以55%～60%为宜，在严重创伤、感染等应激状况下，老年人容易产生糖代谢异常，应适当调整碳水化合物的摄入量。

4. 脂肪

老年人脂肪分解代谢和廓清能力下降，常伴有肥胖、高脂血症、动脉粥样硬化等慢性疾病，供给量不超过总能量的30%。

5. 维生素

维生素在调节人体代谢和延缓衰老过程中起着十分重要的作用，应重视老年人维生素的供给。

6. 水、矿物质及微量元素需要量

老年人对水和电解质的调节能力下降，要注意补充，老年人对水的需要量为25～30ml/（kg·d），对矿物质和微量元素的需要量基本与成年人相同。

（三）营养干预的途径和方法

营养干预途径包括饮食联合营养教育、饮食联合口服营养补充、全肠内营养、肠内联合肠外营养、全肠外营养。

饮食联合营养教育是首选的营养干预方法，经济、实用、有效，是所有营养不良治疗的基础，轻度营养不良使用该方法可能完全治愈。口服营养补充对部分老年人可能比较困难或耗费时间，但它更符合患者生理和心理。当进食量不足80%时，推荐口服营养补充；当经口摄入不能或不足60%时，应考虑肠内营养。肠内营养是

老年患者首选的营养支持途径，但当肠道不耐受或不能进行肠内营养或肠内营养不能达到目标量60%时，可考虑肠外营养。

三、营养干预方案

（一）营养状况评估

衰弱的几项指标包括营养状况、生理功能、认知功能、情绪、体力活动、活动能力、心理和生物学指标。营养状况和生理功能是研究中出现最频繁的两项衰弱指标。早期筛查、诊断营养不良和衰弱有助于阻止失能的发生。

1. 营养筛查

营养风险筛查目前最常用的方法有两种：微营养评估简表（MNA-SF）和欧洲营养风险筛查2002（NRS2002）。MNA-SF是Guigoz（战氏）等提出的一种用于评价老年人营养状况的方法，对65岁以上老人有效，在各医疗机构和社区均有效。MNA-SF操作简单、无创伤、耗时较短，能较早发现存在营养不良危险的人群，具有良好的敏感性、特异性及预测值（表3-2）。NRS2002是欧洲肠内肠外营养学会（ESPEN）2002指南，是根据对128个关于营养支持与临床结局的随机对照实验（RCT）分析的结果，前瞻临床干预研究证实，简单易行、快速。NRS2002在预测营养不良风险上具有其他工具所不可比拟的优势。

表3-2　微营养评估简表（MNA-SF）

1. 既往3个月内是否由于食欲下降、消化问题、咀嚼或吞咽困难而摄食减少			
0=食量严重减少	1=食量中等程度下降	2=食量没有改变	
2. 既往3个月内体重下降			
0=大于3kg	1=不知道	2=1 ~ 3kg	3=无体重下降
3. 活动能力			
0=需卧床或长期坐着	1=能不依赖床或椅子，但不能外出		2=能独立外出
4. 既往3个月内有无重大心理变化或急性疾病			
0=有	1=无		
5. 神经心理问题			
0=严重智力减退或抑郁	1=轻度智力减退	2=无问题	

（续表）

6. BMI（kg/m^2）			
0≤19	1=19～<21	2=21～<23	3=≥23
或小腿围CC（cm）			
0 = CC<31cm	3 = CC ≥ 31cm		
筛选总分（14分）：12～14 正常	8～11 营养不良风险	0～7 营养不良	

2. 营养状况评估

营养状况及其相关影响是衰弱的主要问题之一，对营养筛查出营养风险的衰弱老人进行全面的营养状况评估是非常重要的。

营养评估主要包括①膳食调查：了解每日主食、副食摄入量，还包括日常摄入习惯、饮酒及营养补充剂、食物过敏史及购买或制作食物的能力。②疾病和用药史及营养相关临床症状：与营养相关的既往病史，如2型糖尿病、卒中、胃大部切除、骨髓移植及近期手术等，药物史、维生素抑制剂等营养相关临床症状，包括消化道症状、咀嚼功能、吞咽功能、义齿适应度等。③体格检查：除临床常规体格检查外，还应注意营养缺乏病的相关体征，如蛋白质与能量营养不良导致的干瘦病和恶性营养不良、维生素缺乏等相应表现。人体测量是应用最广泛的方法，通过无创性检查了解机体的脂肪、肌肉储备情况，用于判断营养不良、监测治疗及提示预后。包括身高、体重、体质指数、近期体质量变化、臀围、小腿围、皮褶厚度等。人体组成测定是较常见的营养评价方法，临床上常用的有生物电阻抗分析法、双能X线吸收法、同位素稀释法和中子活化法，是临床上老年人营养评价较好的测定指标。④实验室指标：临床上常用的指标包括血浆白蛋白、前白蛋白、视黄醇结合蛋白等。⑤其他指标：肌力、生活质量及营养相关因素等。握力反映上肢肌肉的力量和功能，与骨骼肌增长和减少有密切关系。

除了上述营养评估还可使用综合评估工具，如微营养量表（mini nutritional assessment tool，MNA）、主观全面营养评定法（subjective global assessment，SGA）等。MNA是一个高度敏感且精确的老年人营养评估工具，是临床营养状况评估中使用最多的评估工具。SGA以病史和临床检查为基础，其内容主要包括病史和体检7个项目的评分，是目前国内外应用较广泛的综合性营养评价方法。

（二）营养干预

目前，衰弱的预防和治疗尚处于探索阶段，特异性干预衰弱的临床试验较少，但大多数实验表明，衰弱最佳预防策略包括积极的生活方式，科学的饮食，适量、规律的运动，良好的心态，有效控制慢病和老年综合征等。营养干预是防治衰弱的一项重要措施。营养干预能改善营养不良衰弱老人的体重下降，降低病死率，提高机体的抗病能力。合理充足的宏量和微量元素供给以维持好的营养状态，能够减缓衰弱的进展。营养干预可以改善衰弱状态，尤其是有营养风险的衰弱老人，但营养干预在非营养不良的衰弱人群中的作用尚缺乏足够证据支持。

营养干预包含指导营养补充方式、调整膳食结构及膳食种类、增加营养补充剂、纠正不良的饮食习惯、用餐形式调整、营养教育和咨询服务等多个方面。营养干预的类型和持续时间应根据干预前的营养状况决定。

1. 营养不良的治疗

对诊断营养不良的衰弱老人，要进行全方位的营养干预。不同时期的营养干预有着不同的特点。营养干预是全人管理的一个重要组成部分，需要个体化及精细化。营养支持的方式包括口服营养补充、肠内营养和肠外营养。强调经口进食的重要性，尤其是对进食量不足的老年人，要及时进行口服营养补充，既可以达到营养补充目的，又不影响日常进餐。

营养不良的衰弱老人，要注意满足各种营养素的需求。老年人多存在热量摄入不足的现象，要保证每天热量摄入。对蛋白质的质和量有较高的要求，需补充优质蛋白质，同时还要避免蛋白质摄入过量。碳水化合物供给量在总热量中所占比例要适宜，脂肪供给量不宜超过总热比的30%，每日维生素的需要量应稍高于青壮年，且特别强调维生素D的补充。对矿物质、微量元素需要量基本上与成年人相同，值得注意的是要尤其注意钙的补充，还应多晒太阳，以增加维生素D和促进钙质吸收。老年人对水、电解质调节能力下降，易造成体内水分不足，应注意每日水分的补充。

2. 热量补充

对于存在体重减轻的衰弱老人，应重点关注其营养状况，是否存在热量摄入不足的情况，是否存在药物副作用、抑郁、咀嚼和吞咽困难、依赖他人帮助进食，以及使用不必要的膳食限制导致营养不良风险增加。对于体重减轻、存在摄入不足的老人要进行热量的补充。在各餐之间口服营养补充剂有助于增加蛋白质和热量。有研究结果表明，营养不良的老年人使用营养补充剂后，体重获得小幅增加。

3. 蛋白质补充

有研究显示，衰弱等级与蛋白质摄入总量具有显著相关性，增加蛋白摄入，可能会改善老年人营养、衰弱状态和炎症因子的改善。摄入过少的蛋白质或消耗过多的蛋白质，衰弱风险会增加，在饮食中加入蛋白质可能会有效预防老年人衰弱。

补充蛋白质特别是富含亮氨酸的必需氨基酸混合物，如乳清蛋白及其他动物蛋白，可以增加肌容量进而改善衰弱状态。老年人日常所需要的蛋白质及氨基酸要略高于年轻人。健康成人需要蛋白质0.83g/（kg·d），老年人需要0.89 g/（kg·d），衰弱患者合并肌少症时则需要1.20 g/（kg·d），应激状态时需要1.30 g/（kg·d）。总之，老年人蛋白质的推荐摄入量在0.8～1.5g/（kg·d），优质蛋白质比例最好达到50%，并均衡分配到一日三餐。

4. 维生素D补充

Baer（贝尔）观察研究提示维生素D缺乏与衰弱发生发展有密切的相关性。Vogt（沃格特）等研究显示，低水平的25-羟维生素D水平是衰弱前期、衰弱和全因死亡率的独立相关因素。数篇meta分析通过随机试验发现，补充维生素D减少了跌倒。补充维生素D还可改善平衡并维持肌力，并可能有助于防止或治疗衰弱症，维生素D随年龄增长可能对维持肌肉和神经组织具有重要作用。

老年人每日摄入的维生素D剂量至少应为800～1000IU。老年人25-羟维生素D<50nmol／L可增加衰弱的发生率。日常能量摄入不足、营养评分较低和摄入营养素缺乏的老人，衰弱发生率增加。补充维生素D（常联合钙剂）是防治衰弱的重要措施。我们推荐当血清25-羟维生素D水平<100nmol／L时可考虑给予补充，每天补充800IU维生素D，以改善下肢力量和功能。

5. 口腔问题的解决

口腔健康是全身健康的重要指标之一。口腔医生为改善老年患者的口腔问题，在治疗过程中首先面临的问题就是如何为老年人制订一个既切实可行又符合患者特色的治疗方案。一个合理的治疗计划，不仅要满足患者口腔治疗的需要，还要兼顾患者的全身健康状况、生活自理能力、经济支付能力，甚至还要考虑到患者主要照护者的配合、生活状态和对口腔健康重要性的认知态度。比如，要为一名认知障碍的老年人制作活动义齿，口腔医生首要做的不是从口腔的角度考虑病情需要，而是应该先考虑患者的认知评分、生活自主能力、是否能做到自主有效的清洁牙齿和义齿以及无自主能力老年人的主要照护者能否帮助清洁等。如仅从口腔的技术层面考虑问题，治疗计划往往不能获得患者和家属的认同，不仅难以取得良好的治疗效果，还可能与治疗效果背道而驰。

当前老年口腔疾病的诊疗模式已经由以往的生物医学模式转变成“生物—心理—社会医学”模式。在诊疗过程中，需要考虑老年患者的全身状况，充分评估口腔治疗的风险，分析老年患者的社会心理状况，采用多学科合作的方式来开展诊疗。口腔医生在治疗口腔疾病和恢复口腔功能时，要与内科医生、神经科医生以及其他科室医生分析患者全身疾病、用药情况和病情预后等，评估其治疗风险和耐受性。对于认知功能障碍和因疾病或其他原因导致身体功能障碍的患者，口腔医生还应为患者家属或者其主要照护者提供口腔护理培训，与康复医生合作，制订适合患者功能和有益于恢复功能的口腔卫生方案，从而提高患者的口腔健康和生命质量。

6. 其他

普遍认为营养干预联合运动锻炼能够改善衰弱老年人营养不良状况，对其躯体功能、生活质量均有明显的促进作用。营养干预联合运动锻炼优于单纯的营养干预，仅营养补充而不进行运动，无法真正改善老年人肌肉无力、躯体衰弱的问题，单纯营养干预对改善衰弱的作用较弱。因此在营养干预的同时进行运动干预，才能更好地达到预期目标。

第三节 多重用药管理

老年人常常罹患多种疾病，包括多种慢性和急性疾病，患病率与年龄的增长同步增长。多病共存的状态通常需要多种药物治疗，老年人同时使用多种药物治疗的现象普遍存在。目前对于多重用药尚无统一公认的定义，但通常将患者同时使用5种以上药物视为多重用药。多重用药属于老年综合征之一，已成为现代老年医学研究的重点内容。

一、多重用药与老年衰弱

多重用药会增加老年人衰弱的发生，有研究表明多重用药使男性衰弱的发生率增加了两倍以上。此外，已有研究证实药物与衰弱之间存在联系，例如，抗胆碱能药物、抗精神病药物被证实与衰弱及衰弱相关因素相关，如跌倒、髋骨骨折、日常活动功能减少；利尿剂的不当使用可能导致患者脱水而增加衰弱及衰弱相关因素；老年人过度或不当使用质子泵抑制剂可能引起维生素B_{12}缺乏、减少钙吸收，增加骨折风险，且与死亡率增高有关。因此，对老年人的多重用药情况进行管理、评估衰弱老人用药合理性并及时纠正不恰当用药，对改善衰弱具有较好的效果。

二、老年衰弱的用药原则

（一）确定衰弱药物治疗的潜在目标

衰弱的发生、发展可能与多种因素相关，是一种复杂状态。迄今为止，尚无推荐的衰弱治疗药物。现有关于衰弱的药物治疗，主要是治疗涉及衰弱发生发展可能的相关因素。慢性躯体性疾病可通过多种途径（如发生肌少症、失能、躯体功能下降等）导致衰弱，而肌少症本身和失能、躯体功能下降相关，因此躯体慢性疾病、肌少症、激素缺陷分别或共同导致老年人衰弱。故目前衰弱药物治疗的潜在目标为治疗慢性躯体疾病、肌少症，改善激素缺陷。

1. 治疗慢性躯体疾病的药物

衰弱和多种慢性躯体疾病有关，包括脑血管疾病、糖尿病和高血压等。关于治疗慢性躯体疾病的药物是否对衰弱及相关功能起到改善作用仍需要相关数据资料，因为大型药物试验通常都是被设计用来评估药物对原发疾病的影响，而不是评估治疗的预后效果，所以，这些药物对衰弱状态或功能的改善都没有被充分评估。有学者发现，在一组老年人群的降压药物的随机对照试验中，中风、冠心病、心肌梗死、心血管发病率和死亡率为试验的主要或次要终点指标，他们通过调查相关数据来研究这些治疗对衰弱相关结局是否有影响，结论是这些终点指标存在局限性，尤其是在药物治疗组和安慰剂组的失访数据之间存在差异性，就导致功能和认知结果产生偏倚。年龄更大、受损更严重的老年人更有可能失访，这种选择性退出，就导致很难对药物治疗对衰弱相关结局的影响得出确切结论。未来需要设计良好的随机对照试验来验证慢性躯体性疾病的药物治疗对衰弱相关因素的影响，如身体机能的改进情况、入院情况、日常生活中的依赖情况等。

2. 治疗肌少症的药物

肌少症已经被作为身体衰弱的一项生物学基础，肌少症预示着衰弱及衰弱的不良预后，如髋骨骨折、失能和死亡。有证据表明，治疗肌少症可能会对老年衰弱人群带来临床收益。肌少症的病理生理有多种因素参与，针对肌少症有多种治疗方法，包括药物干预治疗和非药物干预治疗。在药物干预方面，肌酸选择性雄激素受体调节剂（SARMS）可以提高肌肉质量并改善身体机能，肌肉抑制素抗体可以提高肌肉量，血管紧张素转换酶抑制剂可以改善机体功能等。另外还有大量药物，如生长分化因子、肌肉因子活化剂及抑制剂、一氧化氮及双胍类药物等被认为可能在未来应用于治疗肌少症。目前的研究结果尚集中在这些专门治疗肌少症及防止衰弱的药物上。

3. 激素治疗

睾酮可以提高老年人群的肌肉质量及力量，并可改善老年衰弱患者的力量、步行距离等功能的预后，还能减少衰弱老年患者的入院率。尽管睾酮有大量潜在副作用，但睾酮目前仍被认为是最有效且最安全的治疗肌少症药物。有试验比较肌酸选择性雄激素受体调节剂和睾酮的疗效，结果显示前者似乎更加安全，但是仍需要更多的试验证明两者对于肌少症患者临床及功能结局的影响，以及两种药物的对比。

活性维生素D可以增加肌肉强度，对老年人群的衰弱相关结局有积极作用，如减少跌倒、髋骨骨折的发生，降低死亡率等，但是还缺少使用活性维生素D增加肌量的直接证据。

（二）重视多重用药管理

有多项研究报道多重用药与衰弱有关，因此强烈推荐对老年人多重用药进行管理，定期回顾老年人的用药情况。应为老年人处方恰当的药物，使用合适的剂量，尤其应当根据肾功能情况调整用药剂量，在医务人员的指导下停用不恰当的用药，改善患者的临床结局。同时，还应重视利尿剂、质子泵抑制剂等药物的合理使用，以防止这些药物的不合理使用导致衰弱或衰弱相关因素等不良结局。

（三）加强对高风险药物的药学监护

对于特定的已经被证实与衰弱及衰弱相关因素相关的药物应加强药学监护。如使用抗胆碱能药物可能出现口干、视物模糊、心动过速、恶心、呕吐、尿潴留等不良反应，长期应用可出现神经系统不良反应，如嗜睡、抑郁、记忆力下降、幻觉、意识混乱；使用抗精神病药物可能引起椎体外系反应、过度镇静、嗜睡等不良反应。老年人使用这些药物出现相关不良反应可能引起跌倒、髋骨骨折、日常活动功能的减少等。因此，老年人使用这些药物应提高警惕，加强对相关不良反应的监测。

三、多重用药的干预方案

（一）减少多重用药

有统计表明，我国老年人平均患有6种以上慢性病，治疗上常多药合用，平均达9种（包括中成药的使用），多重用药现象十分普遍。适当的多重用药可以延缓患者疾病进展，改善患者症状。但不适当的多重用药会引起药物间的相互作用，引起不良事件的发生，同时也是导致衰弱发生的重要因素之一，因此应避免老年人不适当的多重用药。

（二）处方精简

处方精简是通过系统地平衡利弊、停用不适当药物来进行多重用药管理的过程。2003年，澳大利亚的Woodward（伍德沃德）在澳大利亚医院药师学会官方刊物中首次提出了“处方精简”这一概念：在医疗保健人员或者团队的监督下，重新评估使用该药物的原因及有效性，逐渐减少、撤回、停止可能导致患者损害或患者不再受益的药物，以期减少不适当的多重用药、降低药物不良事件的过程。处方精简是一种以患者为中心，医患共同参与决策的、积极的处方优化行为。2013年，英国国家卫生服务体系发布了多重用药指南，并于2015年进行了更新，提出“对目标药物进行处方精简干预进而优化用药方案是管理慢性疾病、避免或减少药物不良反应、改善结局的重要组成部分。”加拿大也在2017年发表了有关处方精简的指南，涉及的药物主要有质子泵抑制剂药物、苯二氮䓬类药物、抗精神病药物和降糖药物。我国学者对老年患者多重用药处方精简干预临床效果进行的Meta分析表明，特异性的处方精简干预在减少不适当的多重用药方面是安全可行的，特异性或长时间随访的处方精简干预在降低患者全因死亡率方面具有一定的优势，处方精简干预虽然不能减少跌倒患者的人数，但是可以减少患者跌倒的次数，处方精简干预可以缩短患者住院时长。处方精简作为一种以患者为中心的管理多重用药的措施，需要与患者共同商讨、知情同意，并且一同合作完成。处方精简的研究主要来自澳大利亚、加拿大、美国，目前在我国仍然是较新的概念，需要更多的临床实践。

1. 处方精简的实施

处方精简应该是一个多阶段实施的过程，而不是简单的停药行为，需要采取多个步骤，以确保整个处方精简的过程是以患者为中心并能取得最佳效果。例如，实施过程中的记录不详尽或者沟通不充分都可能导致不适当的药物被重新启用。处方精简一般通过三个阶段进行实施：

第一阶段，通过与患者沟通进行相关信息的收集。在考虑为患者处方药物、停止或者更改药物之前，关键是要获得患者相关信息，如患者实际服用什么药物，在药物使用过程中是否出现任何问题，这些药物的使用是否更大程度地符合他们的健康状况、治疗目标和个人偏好。可以用列表的形式记录相关信息，这些信息应当包含所有常规和按需使用的药物，包括处方药物和补充药物，具体内容有：

（1）每种药物的剂量、使用频次、使用时间、疗程、适应症、药物的使用体验（如药物是否有效、药物使用是否方便、是否产生了药物不良反应）。

（2）患者的用药依从性。

（3）回顾患者的护理目标、价值观、个人偏好。

（4）患者是否发生了药源性损害，如衰弱、认知功能损伤或其他老年综合征（如跌倒等）。

（5）整个过程中，确保患者（合适的情况下，也可以包括护理人员或者家庭成员）参与处方精简的讨论当中。

第二阶段，确定处方精简。要对当前和未来的获益和潜在危害之间进行平衡，来评估每种药物是否可以减量或者停用。找出存在以下情况的药物：

（1）药物无适应症或者当前已无适应症（疾病已治愈或者其适应症并非需要长期治疗，如质子泵抑制剂治疗没有并发症的胃食管反流病）。

（2）发生药物不良反应或疑似药物不良反应，或者产生疑似药物不良反应而导致老年综合征（例如，他汀类药物引起的肌肉疼痛导致行动不便，利尿剂加重尿失禁等）。

（3）出现处方瀑布现象，即使用一种药物治疗另一种药物引起的药物不良反应（例如，因使用非甾类抗炎药引起血压升高，导致为患者处方降压药物进行降压治疗）。

（4）药物为高风险药物（如老年人使用抗胆碱能药物），或者存在产生更严重后果的风险（如增加骨质疏松症患者跌倒风险的药物）。

（5）药物治疗无效。

（6）为生存期有限的患者处方预防性药物（如为临终患者处方双磷酸盐类药物）。

（7）让患者产生无法接受的治疗负担（如为对针头恐惧的痴呆患者注射胰岛素）。

（8）即便是潜在不适当用药标准（如美国老病学会的Beers标准）明确可以获益，但所有药物都应对患者进行个体化的风险获益评估。

（9）无论是决定停药还是减药都应该与患者共同商讨，以确保患者的个人意见和治疗目标都得到充分的认可。

第三阶段，计划、实施、监控和随访。具体内容如下：

（1）确定停用药物的停用顺序，作出停药时间计划表。首先停用已经引起损害或者具有高风险的药物。

（2）通常建议一次停用一种药物，这样更容易被患者接受，且易于监测。但是如果怀疑药物不良反应或者药物戒断不良事件的风险很小（如维生素类药物），则可以同时停用两种或两种以上药物。

（3）与患者和其他相关医疗保健专业人员一起制订处方精简计划。需要和患者讨论以下要点：

① 处方精简可被视为试验性行为，尤其一些不能确定继续使用药物是否依然获益的情况下（如质子泵抑制剂治疗胃食管反流），处方精简并不是不可逆的行为，这样可以让患者更放心。

② 如果存在药物戒断症状的风险或者担心出现病情反复或恶化，可先进行药物剂量减少，这样有利于确定最小有效剂量，把病情反复或恶化的程度降低到最小，使患者更愿意接受处方精简。

③ 应当让患者（护理人员或家人）了解自我监测的内容，明确发现异常时应如何处理。告知患者应定期接受随访或者复查，明确随访或复查的频率、途径（如电话、电子邮件、就诊等）。

④ 实施处方精简并进行监测。

⑤ 对处方精简情况进行详细记录，包括处方精简内容、效果等，还包括是否重新启动药物、重新启动的原因，是否需要再次停药等。

⑥ 确保患者（护理人员或家人）和医疗保健专业相关人员保持沟通。

2. 判断精简药物的参考工具

在处方精简的过程中，需要明确哪些药物无证据证明对患者有益或对患者有害，即为不适当用药，进而对这些药物进行精简。这一过程是需要基于循证医学而开展的，可以参考的临床指南有常见的疾病诊疗指南，即国内外各个医学专业委员会为本学科某种特定疾病诊疗而制定的指南，参考这些指南需要注意对老年患者这一特殊人群的适用性。随着人口老龄化，越来越多的适用老年人的临床指南发表，如《中国老年高血压管理指南2019》《中国老年骨质疏松症诊疗指南（2018）》等。除了临床指南，处方精简还可以参考药物应用指南，目前国际上并没有通用的评价老年人不适当用药的标准，可以参考国内外的老年人合理用药的评价工具，如美国老年医学会发布的Beers（比尔斯）标准，欧洲的STOPP/START（老年人不适当处方筛查工具/老年人处方遗漏筛查工具）标准等，我国的《老年人慎用药物指南》《中国老年人潜在不适当用药判断标准》等，这些标准中列出了老年人不宜使用的药物，可以为临床判断处方精简药物时提供参考。

美国医学会的Beers标准是1991年由一个专家共识小组制定的，该标准是目前应用最广的老年人不适当药物处方评估标准。Beers标准分别于1997年、2003年、2012年、2015年进行更新修订，目前最新版本为2019年版。Beers标准列出了可能不适合用于老年患者的药物，主要原因是不良事件风险高。这些药物分列五个表格，分别为：①老年人潜在不适当用药；②老年疾病状态下或老年综合征相关的潜在不适当用药；③老年人需慎用的药物；④老年人应避免的联合用药；⑤需要根据肾功能情况调整剂量的药物。美国Beers标准中所列药物均为美国上市的药物品种，所以一些药品不适用于我国。最新版2019年版Beers标准可参见美国老年医学会网站。我国学者也对其更新内容进行了详细的解读并应用于临床评价老年患者潜在不适当用药情况。虽然Beers标准的内容基于循证医学证据，但美国老年医学会仍然建议临床医生在做处方决策时必须考虑多项因素，如常识的利用以及临床情况的判断，并非必须严格依照此标准执行。Beers标准中确认的潜在不适用用药，不仅包括处方药品，还包括非处方药品，这提示我们，在回顾患者用药情况时始终需要把非处方药考虑进去，并且需要对使用非处方药可引发的问题对患者进行用药教育。无论是欧美国家还是我国都有相关研究表明，在Beers标准中被认定为潜在不适当的药物在临床仍有广泛使用。

欧洲的STOPP/START标准是2008年由爱尔兰科克大学组织老年医学、临床药理学、临床药学、老年精神病学、社区医疗等专业的18名专家通过德尔菲法达成共识而制定的，用于筛查老年人不适当用药。STOPP/START标准的设计初衷是为了弥补Beers标准的缺陷和不足，该标准最初在欧洲广泛使用，随后也有来自日本等国家的相关报道，近年来我国也有部分报道。这是另一种具有广泛影响的用于评价老年人不适当用药的工具，目前这一标准的最新版本为2014年发布的第二版。STOPP/START标准分为两部分：老年人潜在不适当用药筛查工具（STOPP）和老年人处方遗漏筛查工具（START），分别列出了80条老年人潜在不适当用药和34条可能被忽略的老年人药物治疗。STOPP/START标准按照生理系统对药物进行分类。尽管该标准和Beers标准有部分内容重叠，但国内外均有研究表明两种标准可以互补使用。

老年人适用药物清单（fit for the aged，FORTA）是由德国研发的一个老年人合理用药工具，由一个老年医学专家小组进行了共识性验证，根据个体患者的用药指征，将药物分为4类：①对老年人明确有益的药物；②对老年人已证实有益但有效性有限或存在一定安全性问题的药物；③对老年人有效性或安全性存疑——考虑替代的药物；④老年人应明确避免并需要寻求替代药物。有关该清单对临床结局的影响需要更多的临床研究来确认。

除了上述几种老年人不适当用药评价工具，还有一些其他国家或地区的相关参考工具，此处不作逐一详述。随着我国人口老龄化情况日趋严重，老年人合理用药问题得到了更多的关注，近年来我国研发的用于判断老年人不适当用药的相关工具也已陆续发布。

《中国老年人潜在不适当用药判断标准（2017年版）》借鉴美国、加拿大、日本、法国、挪威、德国、韩国、奥地利、泰国等国家和中国台湾地区的老年人潜在不适当用药标准，并参考国家、北京、全军药品不良反应监测中心及"医院处方分析合作项目"中60岁以上老年患者的相关用药数据而形成。该标准包括两部分：中国老年人潜在不适当用药判断标准和中国老年人疾病状态下潜在不适当用药判断标准。第一部分中国老年人潜在不适当用药判断标准共收入13大类72种/类药物，其中高风险药物即老年人应避免使用的有28种/类，低风险药物即老年人需慎用的有44种/类。根据用药频度排序，将24种/类药物确定为A级警示药物，推荐优先进行药物调整和干预，48种/类药物为B级警示药物。第二部分为中国老年人疾病状态下潜在不适当用药判断标准，该标准最初收集美国、加拿大、泰国、韩国和我国台湾地区5个老年人疾病状态潜在不适当用药标准，通过整合形成调查表，采用德尔菲法进行2轮专家征询意见而形成。该标准含有44种/类药物在27种疾病状态下存在的74个用药风险点。分为A级判断标准和B级判断标准，分别纳入35种/类药物在25种疾病状态下的62个用药风险点和9种/类药物在9种疾病状态下的12个用药风险点。同样按照用药频度排序，确定25种疾病状态下35种/类药物为A级警示药物，推荐优先警示，9种疾病状态下9种/类药物为B级警示。该标准集中了严重、易发、常见的风险点，并附有使用建议，实用性较强，需要通过临床应用不断完善，使之成为促进我国老年人合理用药、降低老年人用药风险的有力工具。

2018年我国多位临床医学和药学专家共同参与制定了《老年人多重用药安全管理专家共识》。在该共识中，按照糖尿病、高血压、高脂血症、帕金森、骨质疏松、骨关节炎、痛风等多种老年常见疾病用药分别列出常用药物的药物相互作用潜在危害及处置。此外还有常用非处方药物、天然药物、保健品、饮料等相关药物相互作用的潜在危害及处置。

中国老年保健医学研究会老龄健康服务与标准化分会、国家老年医学中心等在2018年联合发布了《老年人慎用药物指南》，列出了：① 老年人忌用的不当药物；② 老年人应避免使用的不当药物；③老年人慎用的不当药物，其指定意图是为了改善临床医生对老年患者处方的选择，评估老年人群的体内用药模式。

2019年中国老年保健医学研究会老龄健康服务与标准化分会等组织发布了《中国老年人用药管理评估技术应用共识（草案）》，对老年人用药基本原则、多重用药管理策略、药物治疗方案风险评估和减缓策略等方面作了论述。

判断一个药物是否需要被精简，借助老年人不适当用药评价工具可以获得明确的证据，此外还需要通过一些潜在的评判依据，如适应症、安全性、依从性等药物适宜性指标，而且评价每一个症状时都要考虑是否因药物引起。通过实施处方精简来实现用药的个体化管理，进而减少多重用药，改善衰弱状况。

第四节　护理干预及社会支持策略

积极的护理干预和社会支持对衰弱老年人、家庭和社会产生很大的益处，尤其对衰弱早期或衰弱前期的老年人进行及早干预，可有效逆转和阻止衰弱的进展。根据老年人衰弱状况给予相应护理措施，即使对于重度衰弱，也要积极治疗，尽量减少其并发症的发生，改善预后。在老年衰弱的综合干预中，衰弱老年人的护理是对紧急情况作出预判并进行干预，提供有效的医疗护理服务以维持患者身体各系统的正常功能，提高生活质量。

一、老年衰弱的护理干预

衰弱早期识别、干预，对预防进展和临床不良结局的发生，维持或提高老年人的功能状态，改善生活质量有很大的益处。通过多维度、多学科的老年衰弱评估，评估出老年脆弱人群的医学、生理学、心理学等多方面因素下存在的问题，以期制订综合性、系统性的长期护理计划。

（一）一般护理干预

护士必须掌握人体对营养的需要，饮食、营养与健康的关系及与疾病痊愈的关系，才能够采取有效的措施，满足患者在疾病康复过程中的营养需求，从而达到恢复健康和促进健康的目的。

1. 吞咽障碍患者的护理干预

以老年吞咽障碍患者为例，吞咽障碍是影响老人功能、健康、营养状况，增加死亡风险和降低生活质量的危险因素。在我国台湾地区，老年人吞咽障碍发生率为51%，同时有研究指出，欧洲独居老人吞咽障碍发生率为30%～40%，养老机构老人发生率为60%。在对衰弱老人吞咽障碍患者进行护理时，首先需要客观评估吞咽困难程度，判定患者是否存在吞咽困难，随后对吞咽困难患者进行吞咽功能评分，按照评分划分为轻、中、重度吞咽障碍，不同程度吞咽困难采用不同护理方式，同时进行阶段性护理成果评估。轻度患者进行饮食指导、吞咽能力训练；中度患者进行鼻饲，待好转后进行吞咽能力训练；重度患者进行鼻饲，尤其需要注意过程中体位变化和防止炎症等。

2. 肠内营养管饲的护理干预

肠内营养管饲途径选择主要考虑能满足肠内营养需要，操作方便简单，减轻患者痛苦，能满足长期肠内营养的需求。在护理使用鼻胃管的老人时，要注意对导管的护理和并发症的观察。内镜下经皮胃造瘘是一种胃肠内营养的新方法，指在内镜下用套管针经腹壁穿刺入胃腔，置入导丝，引导胃造瘘管经口腔、食管进入胃腔，从而形成胃造瘘。造瘘导管护理包括对管路的切口护理和维持导管通畅。在切口护理中，需要保持导管周围皮肤清洁干燥，每天碘伏消毒一次，并将管口周围擦洗干净。常用的维持导管通常方法有营养液输注前后用温开水30ml冲管，及时将导管夹闭，可以防止液体返流、堵管；营养液使用前摇匀；一般不经导管给药；不捏、拧、钳夹导管。对并发症的观察与处理也是老年人获取足够营养的重要保障，常见的并发症有切口渗漏或感染、导管移位、导管堵塞、导管断裂和导管扭曲（表3–3）。

表3–3　胃造瘘管路护理中常见并发症及护理措施

管路护理中常见并发症	护理措施
切口渗漏或感染	局部换药，保持切口的清洁、干燥；使用抗生素；切开引流
导管移位	内镜下再次放置
导管堵塞	温开水反复冲洗；5%碳酸氢钠反复抽吸、浸泡；导丝疏通
导管断裂	内镜下予以更换
导管扭曲	内镜下予以调整或更换

3. 睡眠障碍护理干预

睡眠障碍就是人在入睡及维持睡眠时出现的障碍，导致有效睡眠量明显减少，主要表现有入睡困难、早醒、中途反复醒来等。睡眠障碍是困扰老年人的常见问题，而长期的睡眠障碍又会影响老年人注意力不集中、记忆力减退、思维能力弱化等问题。失眠在各年龄段的发生率有变化，但研究提示其发生率为19.0%~38.4%。一项在美国人群中最大的调查结果显示，65岁以上人群中，29%有维持睡眠困难，入睡困难为10%~19%。在几乎所有的研究中，老年女性都主诉有睡眠问题，并且比老年男性更多使用镇静催眠药。Ensrud（恩斯鲁德）等的研究证明：较差的睡眠质量、较低的睡眠效率、较长的入睡时长和睡眠障碍性呼吸均与衰弱有着紧密的联系。王宇宸等研究显示，女性老年人衰弱与睡眠障碍有关联，睡眠障碍高风险女性老年人衰弱的可能性较大。老年人中约有50%受睡眠障碍困扰，影响着老年人的健康。睡眠障碍会提高老年人患病的风险，如肥胖、高血压、血脂异常、骨折、认知损伤、虚弱、失能及死亡等。衰弱和睡眠障碍均会显著增加有害健康事件发生的风险，如跌倒、失能、住院及死亡等。

老年人普遍存在一定程度的睡眠障碍，睡眠质量下降导致神经衰弱，日常生活能力受到影响，增大衰弱发生的可能性。根据患者的不同情况，采用个性化护理干预促进老年人睡眠质量，护理干预内容包括以下几点。

（1）创造适宜睡眠的环境：提供温湿度、光线适宜的、安静的睡眠环境，保证床上用品的舒适度，对行动不便的患者安装便捷的上下床设备，照护人员在夜间要尽量减少不必要的护理措施，避免让患者被动觉醒。

（2）指导患者保持良好的睡眠习惯：防止患者在睡前出现兴奋，改变不良的饮食及睡眠习惯，避免在睡前喝咖啡、浓茶、饮酒、抽烟等，在睡前不宜吃过饱，夜间减少饮水量，在睡前需排尽小便，睡前可使用温水洗澡、热水泡脚，对足背及足底进行按摩。有条件的老人可以使用睡眠监测仪器，对老人的睡眠状况进行严密监测，分析出能让老人达到最佳睡眠的时间点以及睡前锻炼的最佳运动量。

（3）心理护理：大多数老年人会伴有多种慢性疾病，对自身疾病的担心较重，在心理上的警觉性很高，导致延长了入睡的时间，缩短了睡眠的时间。护理人员要指导患者保持心态平静，让患者多参加集体活动，向医师及家属诉说内心的想法，消除患者的陌生感及孤独感。

（4）适量服用助眠药物：根据老人的具体情况，给予适当的催眠药物并正确指导患者服药，观察患者入睡时间、中途是否醒来、次日醒来时间，做好记录。

4. 其他护理干预

（1）营养护理干预：营养不良（体质量下降）是衰弱发生发展的关键因素之一，营养补充可能对改善衰弱老年人的体重下降和营养不良有益。营养不良的特征包括能量摄入不足，体重丢失，肌肉和皮下组织减少，局部或全身液体潴留以及机体功能下降。老年人对营养的需求包括营养素、水和液体。补充蛋白质，富含亮氨酸等支链氨基酸的优质蛋白质，如乳清蛋白及其他动物蛋白，可以增加肌容量，进而改善衰弱状态。在维生素D缺乏的老年人群中，通过被利用吸收，从而减少跌倒、髋部骨折及改善肌肉功能，在衰弱治疗中可能具有重要地位。鼓励增加深色蔬菜和水果以及豆类等富含抗氧化营养素食物的摄入，以减少肌肉有关的氧化应激损伤。

（2）用药护理干预：老年人因身体功能的改变，药物在机体内发挥正常作用减少，部分老人因缺乏医药知识，出现擅自服用、滥用保健药和抗衰老药等，用药时间、剂量、次数不当，出现药物不良反应。因此，护理人员根据疾病种类、老人身体状况和药物作用机理指导老人合理用药，是保障老人用药安全和药物治疗效果的必要措施。

老年人用药的基本原则包括，了解老人的用药史，考虑以非药物疗法治疗；评估是否有潜伏着影响疗效的疾病，熟悉所开处方药物的药理作用，副作用及禁忌；尽可能遵循一种病只给一种药及一天服药一次的原则，自低剂量用起，逐渐增加药量；经由肾脏清除的药品根据肾功能状况调整剂量；特别需要做到定期检查用药，无疗效的药物应及早停用。

① 全面评估老人用药情况：包括评估老人的用药史和服药能力，评估老人是否有能力自己准备药物，对药物是否依赖，是否可以规律服药，对衰弱老人进行用药依从性评价（表3-4）。老年住院患者衰弱的发生率较高，衰弱指数（FI）与患者共病数量、多重用药和年龄呈正相关，与文化程度呈负相关。衰弱患者多病共存、服用药物较多，在临床工作中，护理人员应主动了解患者的衰弱评分，通过评分对患者病情进行量化分析，提供有针对性、个体化的护理措施，促进患者康复。

表3-4　Morisky（莫里斯基）用药依从性评价（MMAS）

序号	项目	是	否
1	您是否有忘记用药的经历		
2	您是否有时不注意用药		
3	当您自觉症状改善时，是否曾停药		
4	当您用药自觉症状更坏时，是否曾停药		

评价标准：该量表含4个问题，每个问题为1分，4分为高依从性，3分为可变依从性，低于3分为低依从性。

② 密切观察用药后反应：护理人员要密切观察和预防药物的不良反应，观察老人身体在服药后出现头晕、恶心、呕吐、口干、皮肤瘙痒等不适症状，并给予及时的处理。

③ 提高老人用药依从性：老年人缺乏护理和自己对药物的正确使用。正确使用药物是药物发挥作用的基础，加强老人用药指导，有利于及时发现问题，优化治疗方案。建议老人写用药日记、病情自我观察记录。采用闹钟提醒用药时间和温馨的用药提示牌等措施。服药依从性的观察是确保治疗效果的重要环节，特别是对慢性病有很好的控制作用。

④ 衰弱患者的居家用药：指导患者不随意购买或服用药物，根据患者的具体情况选择适合老人的剂型，注意药物的标签、有效期。用药过程中，切忌突然停药、自行换药、时断时续、乱服补药。注意药物的存放，避光、干燥、封闭阴凉处。

⑤ 运动护理干预：衰弱老年人由于运动系统的老化以及疾病的损害，常有关节僵硬、疼痛、肢体活动受限等表现，甚至出现骨折、肢体瘫痪等，这些因素会给老年人带来不良的情绪和负担。针对老年人的衰弱状态采取针对性的运动康复指导措施，不仅能够促进老年人身体功能的提升，还能够有效改善其负性心理状态，对提升老年人生活质量具有积极的意义。有氧、耐力、力量、柔韧性和平衡训练等运动可以增加肌肉力量和功能、增加下肢肌容量和行走速度，从而改善衰弱状态。一周3次锻炼，每次45～60分钟，有利于衰弱状态的改善。每周两天的锻炼也可显示出效果，每周只需步行约1600米就会有助于延缓功能受限。此外，跑步机上的行走训练也可以被衰弱老年人接受，并可改善其步态。

对于衰弱老人的运动护理进行多种运动类型组合干预是改善衰弱老人步态、平衡和肌肉力量及降低跌倒风险的有效策略，但由于老年人的健康状态不尽相同，所以在运动的方式上需个性化的设计。

（二）典型症状护理干预

衰弱是指老年人生理储备降低和多系统功能失调使机体对应急事件的易感性增加，对内外应急和维持内环境稳定能力减低的一种临床状态，这种状态增加了谵妄、跌倒、失能甚至死亡等负性事件的发生率。

1. 谵妄护理干预

谵妄是指短时间出现的意识和认知障碍，通常起病急，病情波动明显，是由多种因素引起的非特异性脑器质性病理综合征。该综合征常见于老年患者。

衰弱和谵妄在老年住院患者中很常见。有研究指出，在发生谵妄的老年住院患者中，谵妄患者的平均衰弱指数高于无谵妄患者，而无衰弱的患者平均生存期远远大于发生衰弱的患者。因此，若老人发生谵妄，照护人员要理解谵妄发作的老人，协助稳定老人的情绪。对出现攻击行为的老人，应及时采取适当、短时的保护性约束，以防止老人做出伤害自己或他人的行为。对治疗、护理不配合的老人，为保证治疗护理工作得以顺利实施，可以使用腕/踝关节的约束带、躯干部的约束带、约束背心等。约束方法无效时，应及时通知医生给予药物干预。

为提高老人的生活质量，在老人出现谵妄后，除了必要情况下按照医嘱服用药物外，还应加强照护，鼓励亲朋好友在场陪伴老人，想办法缓解老人的恐惧和疑心。

（1）提供安全舒适的环境：保持活动空间的安静与舒适，光线充足；房间内摆放老人熟悉的物品，如家人的照片、合影摆件等；为老人选择其喜爱又感受温馨的窗帘、床单、被套和衣服等。

（2）减少或去除束缚：避免使用较高的床挡，可以采取降低床的高度等；减少各种管路的使用；尽量不使用身体约束，若老人出现自伤或伤人时，可暂时考虑使用保护性约束；在老人身体允许的情况下，鼓励并陪同老人参与活动。

（3）促进睡眠：营造一个舒适安静的睡眠环境，减少白天睡眠，睡前避免过度兴奋的交谈，睡眠障碍患者可适当服用助眠药物，照护相关操作应相对集中，减少对老人的干扰和刺激。

（4）控制疼痛：评估患者疼痛水平，积极有效地控制疼痛；应用按摩、热敷、冷敷等皮肤刺激可有效解除紧张和疼痛，改变姿势和体位也有助于缓解疼痛；通过分散患者的注意力达到解除疼痛和焦虑的目的，同时增加患者的自我控制能力；因外伤引起的疼痛，应根据情况采取止血、包扎、固定等措施；胸腹部手术后因为咳嗽、深呼吸引起伤口疼痛，应协助患者按压伤口后，再鼓励咳痰和深呼吸。

（5）心理护理：稳定老人情绪，与情绪不稳、冲动的患者接触时，保持耐心、冷静、平等、尊重的态度，及时给予引导，加强陪伴，注意老人的安全，鼓励老人的亲属和朋友经常探访，耐心倾听老人诉说，与老人进行交流。

2. 跌倒护理干预

世卫组织认为，跌倒是老年人慢性致残的第三大原因，每年65岁以上的老年人大约30%发生过跌倒，15%发生过2次以上。在跌倒的老人中，有40%～70%会引起伤害，其中10%～11%有严重伤害，5%可造成骨折。

老人跌倒后，可能会带来身体器质性的伤害，造成身体机能下降，严重的还会产生跌倒恐惧心理而限制活动，导致自理能力和生活信心的下降及功能状态的衰退，这又进一步增加跌倒的危险性，形成恶性循环。

（1）跌倒的评估：跌倒是老年人疾病发生的一种危险信号，对于条件允许的老年人可由照护人员对其进行跌倒危险因素评估（表3-5），以确定其是否为高危跌倒人群。世界卫生组织推荐的四步骤：现状评估确定问题是什么；确认危险因素及跌倒的原因是什么；制定和评估干预措施预防跌倒的哪些方法有用；组织实施照护人员如何完成。跌倒的评估，可用于老年人跌倒的干预流程。

表3-5　跌倒风险评估量表

评估内容	权重（分）	得分	得分	得分
运动	步态异常/假肢	3		
	行走需要辅助设施	3		
	行走需要他人帮助	3		
跌倒史	有跌倒史	2		
	因跌倒住院	3		
精神不稳定状态	谵妄	3		
	痴呆	3		
	兴奋/行为异常	2		
	意识恍惚	3		
自控能力	大便/小便失禁	1		
	频率增加	1		
	保留导尿	1		
感觉障碍	视觉受损	1		
	听觉受损	1		
	感觉性失语	1		
	其他情况	1		
睡眠状况	多醒	1		
	失眠	1		
	夜游症	1		

（续表）

评估内容	权重（分）	得分	得分	得分
用药史	新药	1		
	心血管药物	1		
	降压药	1		
	镇静、催眠药	1		
	戒断治疗	1		
	糖尿病用药	1		
	抗癫痫药	1		
	麻醉药	1		
	其他	1		
相关病史	神经科疾病	1		
	骨质疏松症	1		
	骨折史	1		
	低血压	1		
	药物/乙醇戒断	1		
	缺氧症	1		
年龄	≥80岁	3		
评分标准	正常：0分	评定总分：		
	低危：1～2分	评定结果：		
	中危：3～9分	评估日期：		
	高危：10分及以上	评估者签名：		

（2）跌倒的预防：老年人需要增强防跌倒意识，加强相关知识的学习。了解所服用药物及功效，确定科学的用量和服药时间。用药后动作宜缓慢，以预防跌倒的发生。行动不便的老人，要选择适当的助行工具，并将其放在触手可及的位置。衣物穿着要舒适、鞋子要合脚。有视、听及其他感知障碍的老人应佩戴相应的补偿器械，如佩戴花镜或助听器等。老人居室的地面要平整、干净，无安全隐患，如椅子和床不宜过高或过低，必要时使用有床挡的床，家具和窗帘等物品的颜色要与周围环境明显不同等。卧室、餐厅及起居室应有安全设施，灯光合适，不宜过亮或过暗。

（3）跌倒的健康宣教：一般健康宣教包括药物宣教和行为指导，老人熟悉三个半分钟，睡觉醒来不易马上起床，床上躺半分钟后起来，床上坐半分钟，两条腿下垂在床沿上等半分钟。中重度衰弱的患者晚上床旁尽量放置小便器。老年人的居室环境应坚持无障碍理念，居家环境安全设施到位。还应注意预防骨折的宣教，合理营养、注意日光照射、改善不良的生活习惯。

（4）跌倒的现场处理：有外伤、出血，应立即止血、包扎后到医院进一步处理。查看老人有无肢体疼痛、畸形、关节异常、肢体位置异常等提示骨折的情况，询问老人有无腰、背部疼痛，双腿活动或感觉异常及大小便失禁等提示腰椎损害的情况，询问老人是否有剧烈头痛或口角歪斜、言语不利、手脚无力等提示脑卒中的情况，如无相关专业知识，不要随便搬动老人，以免病情加重，应立即拨打急救电话。如需搬动老人，应保证平稳，尽量让老人平卧休息。发生跌倒的老年人均应在家庭成员或照护人员的陪同下到医院诊治，查找其跌倒发生的原因，评估跌倒的风险，制订预防措施及方案。

3. 失能的护理干预

失能可以被广义地表述为运动、感觉或认知能力的严重降低或缺失，可以由急性和重大疾病引起，如外伤或卒中后的瘫痪，但更常见的是长期和慢性的退化性改变后出现的功能障碍。衰弱是失能的重要原因。大量研究表明，衰弱患者失能的概率要明显高于其他人群，因此，失能的预防和干预在很大程度上是对衰弱的预防和干预。目前普遍认为衰弱过程是可以被减缓的，但因个体的情况不一样，需要积极探索个性化方案。

自理能力是指在生活中个体照料自己的行为能力。日常生活活动，包括人们为了维持生存及适应生存环境而每天反复进行的、最基本的、具有共性的活动。失能的老年人会出现无法完成诸如饮食、穿衣、洗浴、如厕、购物、室内运动等活动。

（1）失能的评估：失能的评估有多种方法，现介绍经常使用的两种方法。日常生活活动能力评估表（Barthel 指数）是对患者日常生活活动的功能状态进行测量，个体得分取决于对一系列独立行为的测量，总分范围在 0～100 分。包括自理能力等级、等级划分标准和需要照护程度。自理能力分级，总分100 分为无需依赖，不需他人照护。轻度依赖总分 61～99 分，为少部分需他人照护；中度依赖总分41～60 分，为大部分需他人照护；重度依赖总分≤40 分，为全部需要他人照护。

目前国际上主要依靠日常生活活动能力（ADL）和工具性日常生活活动能力（IADL）鉴定老年人失能状况。由于老年人在今后的生活中依赖他人的程度主要由ADL的得分情况决定，所以很多研究者都采用ADL量表鉴定老年人的失能情况，即吃饭、穿衣、上下床、洗澡等6项指标，1～2项“做不了”即为“轻度失能”，3～4项

“做不了”即为“中度失能”，5～6项“做不了”即为“重度失能”。

（2）轻度失能护理：每3小时巡视患者一次，观察病情变化。每日测量体温、脉搏、呼吸，每周监测一次血压及体重。遵医嘱正确实施治疗、用药，观察患者反应。遵医嘱指导患者饮食。轻度失能者需求项目多在饮食护理 、睡眠护理 、活动护理及清洁护理等方面，需提供护理相关的健康指导。

（3）中度失能护理：每2小时巡视患者一次，进行病情观察及生活照顾。每日测量体温、脉搏、呼吸，每周监测一次血压及体重。遵医嘱正确实施各种治疗，指导患者正确服药，观察患者反应。患者卧位舒适，保持床单清洁，帮助患者完成生活护理，安全护理措施到位。遵医嘱指导患者饮食并协助进食，提供护理相关的健康指导。

（4）重度失能护理：每1小时巡视患者一次，严密观察患者病情变化。完成生命体征、出入量的记录，每周监测一次体重。正确实施各种治疗，做好各种管路的观察及护理，满足患者基本生活需要，保持患者头发、口腔、手足、皮肤、会阴、床单清洁。正确实施基础护理和专科护理，防止压疮、坠床、拔管等意外事件的发生。根据医嘱协助患者饮食。安全护理措施到位。保持体位舒适及功能位，对患者提供适宜的照顾和康复、健康指导。

（三）护理实例

1. 病例介绍

患者彭某，男性，89岁，主因间断恶心、呕吐伴咳嗽、咳痰2年余，加重2天入院，患者神清楚，精神、食欲差，言语含糊，间断吞咽呛咳、恶心、呕吐少量胃内容物，咳嗽、咳痰，头晕。患者体重从42kg增加到53kg，身高165cm。患者处于中度衰弱状态，有保姆照护。

一般情况：汉族；已婚；退休人员；无宗教信仰；享有医保；大学及以上学历；语言表达含糊；使用助行器；有听力障碍和视力障碍。资料来源于家属。

入院评估：跌倒19分，高危；Barthel指数25分，严重；MMSE无法评估； 压疮13分，危险；尿失禁21分，高度；无管路；抑郁未评估。

入院诊断：间质性肺炎、胆总管结石伴慢性胆囊炎、支气管扩张症、胃食管反流、高血压3级、陈旧性脑梗死、痴呆、抑郁状态、前列腺增生、慢性胃炎、低钾血症。

既往史：高血压、抑郁症、失眠、前列腺增生、痴呆、多发腔隙性脑梗死、贫血、胃食管反流、慢性胃炎、支气管扩张。

婚育史：已婚，适龄结婚，夫妻关系和睦，配偶健在。育1子2女，均健在。

家庭情况：患者老伴健在，身体患病，不能来院探视；一个儿子，居住国外，很少探视；两个女儿、女婿经常探视。

2. 治疗

心电监护、吸氧、低脂流食。抗感染、化痰，利胆、促胃肠动力、抑酸、保护胃肠粘膜、调节肠道菌群，降压，助眠、改善痴呆症状，改善前列腺增生等对症治疗。

3. 个案护理

（1）衰弱状态：与痴呆、生活自理能力及营养不良有关。

目标：住院期间延缓衰弱状态。

措施：遵医嘱使用改善痴呆症状药物；家属经常来院探视，与患者增加交流；陪护人员每日推患者坐轮椅去室外散心，与患者多交流，经常与患者聊天，让患者观看新闻节目、指导患者写字、写古诗等；陪护人员在患者无不适的时候，协助患者练习站立、行走，并在旁保护防跌倒；进食时，在患者能力范围内，鼓励患者自己进食、进水。

效果评价：患者住院期间，衰弱状态缓慢进展。

（2）有跌倒风险：与生活自理能力下降、头晕、视力障碍、听力障碍、服用助眠药有关。

目标：住院期间避免发生跌倒。

措施：为陪护人员进行防跌倒相关知识培训，指导其为患者穿合适的裤子，穿防滑鞋，夜间使用双侧床档，如厕时搀扶、服用高风险药物时，向陪护说明注意事项等。

效果评价：患者住院期间未发生跌倒。

（3）营养不良：与痴呆、吞咽障碍有关。

目标：住院期间改善营养，增加体重。

措施：为患者进食营养丰富、高蛋白、软烂易消化食物，少食多餐。

效果评价：患者住院期间营养改善，体重增加2kg。

（4）有误吸风险：与患者恶心、呕吐、吞咽障碍有关。

目标：住院期间避免发生误吸。

措施：指导陪护人员为患者进食易消化食物，在患者进食过程中，不催促，进食时缓慢、小口，进食过程中不说话，发生恶心、呕吐时，及时通知医护人员，并使患者头部偏向一侧，防止误吸。

效果评价：患者住院期间未发生误吸。

通过精心的护理、定时肢体锻炼及患者家属和照护人员的语言交流、情感支持，能够减缓衰弱的进展，提高患者生活质量。

二、老年衰弱的社会支持策略

我国老年社会工作的根本目标是“老有所养、老有所医、老有所教、老有所学、老有所为、老有所乐”。老年社会工作的目的是让老年人有更好的社会适应能力、更佳的生活质量。社会孤立是老年人衰弱发展的重要因素，许多衰弱的患者可以通过一个或多个支持网络，有效减缓衰弱的进展。住院期间的医护多学科团队是老年人健康的重要技术支持。出院时，老年人的临床医生、个案护士及其他工作人员可以与患者家属或其他社会支持力量合作，以帮助治疗过渡顺利实施。居家的老年人可以在参与社会活动过程中增强自我价值感和社会联结，通过定期进行健康监测，关注自我健康，做到问题的早发现和早治疗。

（一）大力开展出院准备服务

衰弱患者在出院后能否顺利恢复健康，取决于患者在院外的生活和康复方式，因此，需要对患者在院外的生活和管理方式进行干预，而这需要在患者住院早期就开始制订出院后的干预计划，以减少长时间住院和出院后的身体恢复不良等因素干扰。在美国、日本和我国台湾地区医疗结构开展的出院准备服务，正好可以满足患者的这一需求。

出院准备服务是指，从患者入院时就有计划地向患者提供适当的健康照顾，筛选出有后续照护需求或有延迟出院风险的患者，由多学科的医疗团队共同讨论，为患者提供合适且所需的健康资源，使患者及家属能安心地离开医院，让患者在照顾环境的转换中，得到完整且持续性的照顾。

针对老年人开展的出院准备服务内容包括，评估患者后续照护需求，结合患者和家属的意愿拟定照护计划并协助安排；教育主要照顾者相关的技巧和相关的疾病知识；提供相关机构信息并协助进行转入适当的机构，如转至基层医疗单位、康复机构、长期照护的机构等；提供社区服务和居家护理信息咨询，包括服务类型及费用等；提供医疗器械、辅具租借咨询等；出院后，以电话追踪询问患者病情并提供指导等服务。

出院准备服务是一个集中性、协调性和多专业整合性的过程，其开展需要多个部门和学科人员之间的协调合作，因而是一项系统工程。在老年患者入院后24小时内，利用出院准备服务需求筛查量表对患者进行初次筛选（表3-6），根据筛选结果和患者实际情况及需求，由个案护士和医务社工会同相关科室及患者家属，共同为患者制订出院准备计划，提供出院准备服务。个案护士和医院社会工作者可协助患者解决出院后坚持用药、家庭安全和获得社区支持等相关问题。

表3-6　出院准备服务需求筛查量表

维度	条目及计分
一、日常生活活动能力（ADL）	□ 功能独立（Barthel指数≥60分）=0
	□ 部分依赖（Barthel指数41～60分）=1
	□ 重度依赖（Barthel指数≤40分）=2
	□ 无=0
二、管道或伤口	□ 各式引流管=1
	□ 氧气=1
	□ 胃/空肠造瘘=2
	□ 气切管=2
	□ 尿管=2
	□ 癌症伤口=2
	□ 其他______ =2
	□ 术后暂存尿管或伤口引流管=0
	□ 注射及透析导管=1
	□ 鼻胃管=2
	□ 肠造瘘=2
	□ 呼吸器=2
	□ 压疮≥2度=2
	□ 糖尿病足=2
三、照顾资源	□ 病患或家属有能力照顾=0
	□ 病患或家属缺乏相关照顾知识与技能=1
	□ 无家属照顾，照顾资源寻求有困难者=2
四、医疗费用	□ 无经济问题=0
	□ 有需求，可自寻资源系统=1
	□ 经济困难，寻求资源系统有困难=2

（续表）

维度	条目及计分
五、社会资源	□ 无社会资源寻求问题=0
	□ 有需求，可自寻资源系统=1
	□ 经济困难，寻求资源系统有困难=2
六、出院安置	□ 返家=0
	□ 出院后自行安置于养老机构=2
	□ 出院后无安置地点=2
七、其他	□ 住院超过21天（再加2分）
	□ 14日再入院病人（再加2分）
总分	________分
	总分≥2分表示需要出院准备服务

（二）多元的社会心理支持

老年人出现衰弱症状后，在对其身体健康状况干预的同时，还要特别注意因此带来的心理健康状况，特别是在“生物–心理–社会”医学模式下，社会心理支持尤其重要。有研究指出，患者的需要会来自不同方面，包括从医生、护士、照顾者和其他所爱的人身上获得真正的关心和支持；患者希望有机会表达自己的信念和愿望；获得准确、合理的信息；能够感觉到受重视或感觉到自己仍是群体的重要组成部分。同时家庭成员、亲属、朋友、邻居、志愿者等对衰弱老年人心理社会支持也是重要来源。

以发生心衰的老年人为例，心衰对患者及家属生活质量的影响不仅仅在于躯体方面。心衰患者发生抑郁的风险很高，但可以指导治疗的指南或标准却有限。据估计，症状性心衰患者有20%～40%存在抑郁，这些患者的临床结局更差。患者的躯体和社会功能明显下降会给患者带来担心和害怕死亡、增加家庭负担，以及经历绝望、孤立、失能和病程的不确定性。医务人员应筛查患者的精神问题和支持来源，并了解患者的痛苦来源和功能丧失。

在为老年患者制订满足其需求的方案时，需要对患者自身的抗压能力，潜在的情绪状态以及在疾病过程中不断变化的需求持续关注。当老人提出要求，照护团队知道他需要什么，要做什么，并且要及时回应。当疾病预后不乐观时，要与老人有一次开诚布公的交流，并且是在一个轻松、安静的氛围中进行。

（三）发挥志愿服务积极作用

医务社会工作的服务领域包括疾病预防、回归康复、家庭康复、社区康复等内容。志愿服务作为社会支持的重要组成部分，在维持功能过程中发挥积极作用。因此在生活中，积极的社会参与对老年人良好健康状态的保持意义重大。

根据衰弱老人的身体状况、专业特长和闲暇时间的不同，社会工作者和志愿者可以组织各种工娱活动，让衰弱老人结合自身的兴趣爱好参与一种或多种社会活动中。如在暑期，医院可以组织小学生志愿者开展为衰弱老人的志愿服务，他们不仅给老人们带来欢乐和心灵的慰籍，还丰富了自己的暑期生活。

老年人在人生阅历和智力结晶上拥有其他人群不可替代的优势，对于营造和谐的社会氛围，促进社会的发展具有重要作用。随着家庭成员和同辈朋友的先后去世，老年人接触社会的机会越来越少，健康原因也限制了他们参加活动的次数。因此开展形式多样的的工娱活动，在改善老人认知、改善情绪、提高生活质量、减轻照护者负担等方面将发挥积极作用。

（四）社区社会服务

1. 政策支持

社区预防与保健是以社区为范围、家庭为单位、个体的健康问题和需求为导向，应用健康教育和健康促进的途径，采用三级预防的策略，提高人群的自我保健意识，增强公众的健康水平。社区预防与保健贯穿于社区医疗、预防、保健、康复、健康教育等卫生服务的全过程，服务于社区居民生命的各个阶段。

2019年基本公共卫生服务经费人均财政补助标准69元，比2018年55元提高14元，增长了25.5%，比2010年15元增长了36.0%（图3-14）。同时，在2019年版的基本公共卫生服务相关工作规范中，增加了重要的一项工作是老年健康服务，内容包括“全国65岁及以上老年人提供医养结合服务，提高老年人生活质量和健康水平”和“全国65岁及以上失能老年人开展健康评估与健康服务，改善失能老年人的生活质量”。开展老年健康服务，是维护老年人健康的第一道屏障，对于提高其健康素质有重要的促进作用。通过提供基本公共卫生服务，不仅可以提高老年人健康意识，改变不良的生活方式，逐步树立起自我健康管理的理念，还可以减少影响健康的危险因素，预防和控制传染病及慢性病的发生。

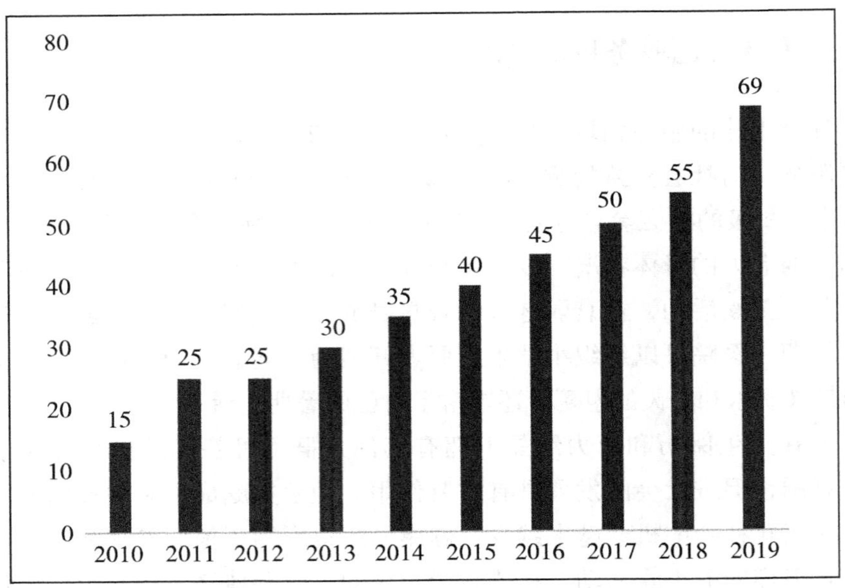

图3-14　近十年基本公共卫生人均经费补助标准（单位：元）

数据来源：国家卫生健康委员会网站

2. 社区服务

在社区生活中，老年人因为特殊的状况和需要，存在着各种生活困难，成为社区服务的重点对象。2019年由民政部、国家标准委、质检总局联合制定的《社区老年人日间照料中心服务基本要求》正式发布，首次将老年人社区日间照料系列服务上升为国家标准。社区老年人日间照料中心是为社区内生活不能完全自理、日常生活需要一定照料的半失能老年人提供膳食供应、个人照顾、保健康复、休闲娱乐等日间托养服务的设施，是一种适合半失能老年人的"白天入托接受照顾和参与活动，晚上回家享受家庭生活"的社区居家养老服务新模式。居家养老的老人可以在社区享受到的服务包括日间照料、健康辅导、心理咨询、老年人书法、绘画小组等。目前，在社区服务中已推出了具有医养结合、科技助老、健康管理、远程巡视等功能的服务项目。

第四章　老年衰弱的临床实践

老年衰弱经常与慢性疾病共存。老年衰弱的临床干预强调以患者为中心、多学科团队参与，通过老年综合评估对患者进行全面评估后采用运动干预、营养干预、社会支持、心理支持等综合管理措施，并将老年综合评估与综合干预运用到临床干预的整个过程。目前对于衰弱和慢性疾病的研究较多，这些慢性疾病包括COPD（慢性阻塞性肺疾病）、高血压、阿尔茨海默病、糖尿病等。本章节介绍老年衰弱与呼吸系统疾病、心血管疾病、神经系统疾病、代谢系统疾病、消化系统疾病、慢性疼痛的关系及其评估和预防干预措施，并通过临床病例具体分析。

第一节　老年衰弱临床干预的管理模式及策略

衰弱与多种不良结局相关。一旦出现衰弱，按其自然病程进展，其他老年综合征如跌倒、大小便失禁、快速功能下降、认知功能下降、谵妄等也将随后出现。在衰弱的早期阶段，尽早地通过筛查工具发现衰弱/衰弱前期状态，并针对可改善的状况进行干预，可以延缓甚至逆转功能下降。美国的衰弱白皮书建议在衰弱干预中要重视老年衰弱综合征、重视临床实践与研究、重视多学科的应用、重视新技术应用等。2012年衰弱共识会议上强调在老年医师、全科医师和其他初级保健医师中提升衰弱认知度的重要性，以达到在临床实践中延缓衰弱的目的。同时为了延缓或逆转衰弱，对衰弱最早阶段患者，开展整合了体育锻炼、认知训练、社会支持和营养的干预计划。

一、老年衰弱临床干预的管理模式

现有的老年衰弱临床干预的管理模式包括社区筛查、定期家庭访视、多学科团队合作的综合管理模式等。

（一）社区筛查

通过与全科医师合作的模式在社区设立衰弱门诊，对老年居家人群定期通过老年综合评估来评估他们的整体健康状态。社区筛查不仅可早期发现衰弱及衰弱前期人群，同时还有助于识别具有并发症风险和不良结局的个体，并可应用多学科方法明确他们衰弱状态的原因从而有助于制订个性化的干预治疗计划，并合理分配可用的多学科团队资源。目前适用于社区筛查的衰弱筛查工具主要包括Frail量表、临床衰弱量表等方法。2017年发布的亚太地区《衰弱管理临床实践指南》以及我国《老年患者衰弱评估与干预中国专家共识》均建议年龄在70岁及以上和近1年内体重不明原因下降超过自身体重5%的老年人，应常规进行衰弱筛查。

值得提出的是，对于衰弱的筛查，不仅仅局限于社区人群。越来越多的研究表明在骨科、心脏外科、肿瘤科、肾内科等多个专科患者中，积极进行衰弱的筛查与干预，不仅可有效改善专科患者的生活质量，还可缩短住院时间、降低死亡率。

（二）家庭访视

对于老年衰弱患者，定期进行家庭访视能够识别出大量以前未满足的医疗护理和社会需求，并提供监督和支持，促进老年人的健康，有效地降低老年衰弱患者的死亡率。家庭访视的内容包括评估患者的功能状态、营养状态；评估患者慢性病自我管理情况、多重用药情况及用药依从性；评估患者心理状态及认知情况；评估患者的居家安全包括可能导致患者跌倒风险增加的环境因素；评估患者的护理需求；评估患者的社会支持系统；同时还应综合评估情况对患者及陪护者给予有效的建议及健康指导；必要时可建议患者进一步寻求多学科团队的综合管理。

在荷兰进行的一项前瞻性研究中，老年专科护士对存在一项或多项功能下降的老年人群进行定期家访，每2周家访一次，持续三个月，结果发现定期家庭访视可有效改善老年人功能状态及精神状态。另一项对于衰弱社区老人的研究显示，老年专科护士对于衰弱老人进行定期家访（一年4次），并根据患者病情的变化调整护理计划，但遗憾的是随访一年后该研究并未得出阳性结果。

（三）多学科团队合作的综合管理模式

对于衰弱老人的临床干预，应强调以患者为中心、多学科团队参与，通过老年综合评估对患者进行全面评估后采取运动干预、营养干预、社会支持、心理支持等综合管理措施，并将老年综合评估与综合干预持续于衰弱临床干预的整个过程。

在整个综合管理模式中，需要老年科医生、全科医师、专科医师、护理人员、临床药师、康复治疗师、营养师、心理师、社会工作者等的合作与参与。综合管理的方法主要为团队会议。

（1）老年科医师是多学科团队中的灵魂人物，发挥主导、协调团队运行的作用，主要负责对老年患者进行详细的老年综合评估，了解患者健康状态、确定导致衰弱的内在及外在原因并针对相应危险因素进行干预，治疗和管理老年患者各种慢性疾病，为患者制订急性期的治疗方案和中长期照护计划。

（2）全科医师在社区衰弱老人的临床干预中发挥重要作用，为社区老年人群建立健康档案，定期随访、筛查，为社区慢性病患者进行慢病管理。

（3）各专科医师可对专科就诊的老年人群进行筛查，发现高风险人群后申请多学科团队会诊，共同为老年患者制订诊疗计划。神经科医师可全面评估患者的认知状态、改善认知衰弱。

（4）心理师可对患者进行情绪测评，并可进行心理支持、解决老年人群的各种心理问题，并实施对心理障碍（如老年焦虑、老年抑郁、老年痴呆及痴呆相关行为问题）患者的治疗。

（5）临床药师在个体化用药评估、减少不必要用药中发挥重要作用，可协助临床医师合理用药，使患者不受或减少药物相关损害，提升患者生活质量；同时可对老年人群进行健康教育，指导患者安全用药。

（6）营养师可评估患者营养状况及营养不良风险，指导合理膳食，改善衰弱患者营养状况。

（7）康复治疗师在衰弱患者的运动干预中起到主导作用，通过全面了解患者疾病状况、综合评估患者的各种功能状况、为患者制订长期和短期康复目标以及康复治疗方案，并指导患者进行康复训练。

（8）护理人员参与到整个综合干预过程中进行整体护理，对老年患者进行护理评估、识别现存或潜在的护理问题，综合多学科团队的意见制订护理方案，并对患者进行健康宣教。

（9）社会工作者的作用也不可或缺，通过评估老年患者的社会支持状况，进行积极的社会支持、改善患者衰弱状态。

系统评价显示综合管理模式可较好地帮助老年人维持功能状况，预防跌倒、再入院、死亡等不良事件发生。同时有研究发现综合干预模式较之普通干预模式具有更高的成本效益。

二、老年衰弱临床干预策略

指导衰弱老年人的综合干预策略应包括多个方面，每个方面都有其独特的原理，同时还应根据个人情况及优先事项进行调整。

1. 逆转（或减缓）身体衰弱的特征

虚弱，步态缓慢，无意识的体重减轻，疲劳和低体力活动水平，这些因素可直接导致能力丧失，如日常活动能力减退、日常工具活动能力减退，从而预测进一步的低体力活动或针对应激源的反应能力下降。

2. 识别合并症并优化相关药物治疗

一些常见疾病如肾功能不全或心血管疾病，可能通过生物学（如炎症反应）和行为机制（镇静）推动衰弱的发展，同时疾病本身还可导致功能受限和生活质量下降。

3. 识别并处理固有能力的下降

例如，视力和听力障碍，情绪低落和情感问题。这些能力下降可导致个人与其整体环境互动受损，从而加重衰弱。应尽早识别并处理固有能力的下降。

4. 评估个人的优先事项和社会心理支持系统

这可能会影响患者的社会功能和生活质量。

5. 充分评估衰弱干预的获益

在进行衰弱的干预之前，应充分评估衰弱干预（无论是药物治疗还是非药物治疗）对患者带来的风险获益比以及经济负担，让患者充分知情。

6. 体育锻炼

促进实现老年人的一般性体育锻炼建议，并结合有针对性的补充措施，例如，减少久坐的行为，增强力量和平衡以防止跌倒。

三、不同群体衰弱老人的干预模式

（一）居家及社区人群的干预

居家及社区人群的干预措施包括：制订体育锻炼计划（阻抗训练，有氧训练、平衡及协调性训练）、制订多组成部分体育活动方案、提供社区集体训练课程、补充蛋白质或蛋白质能量或微量营养素、提供个性化的临床治疗方案及健康生活方式改善建议、确保切实的社会支持、改善居家环境。通过上述措施达到减少护理需求、减少跌倒风险、降低入住医疗机构风险及其他不良临床事件发生。

（二）住院患者

对于住院衰弱患者的临床干预是昂贵且长期的过程，常伴有多次住院以及多种干预措施。干预措施主要包括：通过老年综合评估提供有针对性的护理，评估药物治疗方案，提供衰弱特异性照护措施等。

在急症照护单元，采用衰弱特异性照护措施、评估药物治疗方案可以预防急诊再入院，但证据强度不足。通过老年综合评估实施有针对性的护理服务可以改善身体机能，但不能减少急诊再入院。目前，尚缺乏充分证据来评估CGA对急症照护单元中衰弱老人的预后的影响。

对于住院患者，由老年专科医生对其进行老年综合评估，并给予针对性的干预措施，如个体化护理、营养支持、康复锻炼及出院计划等，不仅更有利于衰弱患者的功能恢复、降低认知及其他功能下降的可能性、降低院内死亡率，还可降低衰弱老人再入院风险、减少住院费用、降低出院及1年后功能下降程度以及出院后死亡率。

四、衰弱干预与创新技术

随着我国逐渐步入人工智能时代及5G时代，越来越多的创新技术被应用于衰弱的临床干预中。 在衰弱的筛查与评估中创新技术的应用发挥了重大作用。例如，以广泛功能（加速感应器、无线传输功能以及处理功能）为特色的移动设备近期被开发应用于衰弱评估。它可以提供人体测量数据、个人营养、功能和认知状态，为医疗专业人员评估提供潜在帮助。采用动画视频作为示范可用于老年人对日常生活能力及运动能力的自我评估。这个方法采用计算机程序播放由电脑动画构建的视频片段。在观看了每一个视频片段后，参与者被要求回答一个有关他们完成相同任务能力的问题。这个方法可以显著提高老年人自我报告运动相关能力的准确性。多种APP可用于监测每日体力活动，甚至可以提供个性化的建议，以维持良好的健康状态和健康体重。应用移动设备拍摄每餐照片，上传后经过专门的应用软件完成实物分析并将照片转化为营养数据（大量和微量营养元素的组成），营养师可直接获得这些信息，有助于评估患者的营养状态并可用于制定个性化的建议。

在衰弱的干预中也随处可见创新技术的身影。视觉受损的个体可以通过可朗读的移动应用获益。带有监控器的电话设备，可以“读”出来电人的声音并转化成文字，这样可以降低听力受损个体的孤立感。使用基于计步器的行为改变程序，可以提高衰弱老人的体力活动和力量。可监测血压、心率、脉氧的各种可穿戴设备可用于衰弱老人的运动康复，有助于康复治疗师评估其依从性并调整康复方案。各种自媒体的应用可提升老人的自我健康意识，提高其对于衰弱干预的依从性。

就未来的远景而言，“智能家庭”概念（例如，配备感应器、激发器，和/或生物医疗检测器的人工智能设备）可加强衰弱和失能老人的社会支持系统，并可能更好地维持功能独立，维持更好的健康状态，预防负性不良结局。

综上所述，一旦发现了造成衰弱的原因，老年医学专家应优先考虑针对病因进行干预措施；同时根据个人的特征、需求和资源来权衡利弊。由于老年人的异质性，目前很难形成标准化的干预方案。此外，老年人经常合并存在社会经济和环境风险因素，这些因素可能阻碍相关临床干预措施的有效性，因此在进行相应的临床干预前，还应对老年人群进行充分评估，纠正社会经济和环境风险因素。

总体来说，虽有部分研究提示衰弱干预可改善临床预后，但证据的强度较低，需要更严谨更深入的临床研究以确定干预措施的有效性。同时针对衰弱老人的干预措施还应强调个体化，以及多团队合作的重要性，需从整体角度出发，以多学科视角进行处理。

第二节　老年衰弱与呼吸系统疾病

衰弱综合征是很多呼吸系统疾病加重和进展的独立危险因素。合并衰弱综合征的呼吸系统疾病患者面临再入院次数增加、残疾和死亡等多种不良临床结局。因此，衰弱综合征与呼吸系统疾病的相关性研究越来越受到重视。其中，慢性阻塞性肺疾病和肺炎是与老年衰弱关系最为密切的两种呼吸系统疾病。本文阐述慢性阻塞性肺疾病和肺炎与老年衰弱之间的共同危险因素、发病机制等，并提出相关的预防和干预措施。

一、老年衰弱与慢性阻塞性肺疾病

慢性阻塞性肺疾病（chronic obstructive pulmonary disease，COPD）发病率和死亡率高，造成全世界经济及社会负担持续增长。COPD是长期暴露于有害气体或颗粒，并与遗传、气道高反应性和儿童期肺生长不良等多种宿主因素相结合，在复杂作用下所导致的结果。由于持续处于COPD危险因素的长期影响和世界人口老龄化趋势中，COPD的患病率和负担预计在未来几十年内会有所增加。

衰弱综合征经常与慢性疾病共存。相较于年轻成人或无衰弱综合征的老年人，老年衰弱患者对于急性疾病或创伤等应激因素的适应能力更差。越来越多的证据表明，衰弱综合征和COPD关系密切。尽管如此，很多医生只关注于COPD这个具体疾病，而不是早期诊断和干预衰弱综合征，这在老年患者中可能会产生意外的不良后果。患有肺部疾病的衰弱患者可能会面临更高的病情恶化风险，一旦衰弱发展，一种新的生理应激源（如COPD急性加重或危重症）会压倒已经减少的生理储备，导致残疾、严重发病甚至死亡。因此，对于COPD患者，应尽早筛查衰弱综合征，并认真评估，以便更好地选择针对性的干预措施，争取最佳预后。

（一）老年衰弱与COPD的关系

1. 流行病学

根据评估方法和人群的异质性，衰弱综合征的患病率差异很大，不同研究报道COPD患者衰弱综合征患病率为6.6%～75.5%。日本一项研究发现，使用三种不同的衰弱模型对COPD患者进行衰弱评估，得出衰弱综合征在COPD患者中的患病率分别为38%、27%、21%。有荟萃分析指出，COPD患者的衰弱前期患病率为56%，衰弱期为19%，患有COPD的患者存在衰弱的几率增加了两倍。

2. 共同危险因素及发病机制

（1）危险因素：COPD和衰弱综合征有一些重要的共同危险因素。长期接触烟草、呼吸道感染、职业性粉尘、空气污染和高龄会导致呼吸系统损害。反过来，呼吸系统损伤会增加不良后果的风险。除呼吸道症状外，COPD患者的肺外表现与衰弱综合征非常相似，如疲劳、体重减轻、体力活动减少、肌无力和骨质疏松。衰弱导致失能的COPD患病率随着年龄、肺功能分期或疾病控制不佳、戒烟和合并症的增加而增加，在多变量分析中只有肺功能分期和戒烟有统计学差异。在COPD患者中，衰弱和行动障碍是常见的，疾病的严重性增加了患病的风险。衰弱的患者更有可能戒烟，也许是与他们的失能和疾病控制不佳有关。

① 社会人口学因素。高龄、低教育水平、低收入是衰弱综合征的危险因素。年龄常被列为COPD的危险因素，目前尚不清楚生理性的衰老是否会导致COPD，或者年龄是否反映了一生中累积暴露的总和。低收入人群患COPD的风险较大。

② 不良生活方式。吸烟可作为社区居民衰弱状况恶化的预测因素，戒烟可能有助于预防或逆转衰弱综合征。同时，在世界范围内，吸烟是COPD最常见的危险因素。吸烟者与不吸烟者相比，呼吸系统症状和肺功能异常的患病率更高，COPD死亡率更高。肥胖、不良饮食模式、吸烟和饮酒是衰弱综合征的危险因素。久坐和衰弱

指数有相关性，身体活动和久坐行为的不同积累模式与衰弱综合征有关。在COPD中，呼吸短促和症状的严重性可能与体力活动减少有关，这可能导致肌肉质量和力量的丧失，以及活动能力的问题，从而导致衰弱综合征。

③ 营养不良。有研究发现，40%（23/57）的参与者营养不良和衰弱综合征并存，47名衰弱的参与者中，49%的人并存营养不良；营养不良的参与者中，89%（23/26）的人并存衰弱综合征。能量摄入不能满足能量需求、细胞因子活性增加、肌肉负荷减少、激素作用、神经肌肉萎缩这五种机制是导致营养不良、恶病质、肌少症和衰弱综合征的原因。COPD是一种慢性消耗性疾病，体重减轻和厌食症在中重度COPD患者中是常见问题。

④ 精神心理因素。基于65～104岁的1万多位老年人的研究发现，个性与衰弱综合征相关，神经质、低责任感、内向性、不合群与发生衰弱综合征有关。抑郁与衰弱综合征关系密切。焦虑和抑郁是COPD的重要并发症。COPD患者自杀的可能性是正常人的1.9倍。

（2）发病机制：COPD和衰弱的共存表明，他们可能有相同的潜在发病机制。衰弱综合征的发病机制包括慢性炎症、免疫激活，肌肉骨骼和内分泌障碍。COPD的发生主要与炎症有关，但COPD的全身表现包括许多内分泌紊乱，如累及垂体、甲状腺、性腺、肾上腺和胰腺的内分泌紊乱，也包括活动力下降、肌肉减少等，其发病机制可能与内分泌障碍、肌少症相关。

① 炎症。慢性炎症可能是导致衰弱综合征的关键发病机制。衰弱综合征与常见的分子和细胞炎症介质之间的关系已被充分证明，衰弱期和衰弱前期与较高的炎症因子，特别是C–反应蛋白（CRP）和白细胞介素–6（IL–6）有关。炎症在COPD的发生发展中起着重要作用。COPD患者呼吸道的炎症反应可能是呼吸道对香烟、烟雾等慢性刺激物的正常炎症反应的改变。高水平的全身性炎症生物标志物与COPD患者较差的身体功能、频繁急性发作和死亡有关。

② 内分泌功能障碍。内分泌功能障碍，尤其是下丘脑–垂体轴，通过一系列同源异位激素的信号作用来控制新陈代谢和能量利用，也被发现与衰弱综合征有关。衰弱的成年人有较低水平的胰岛素样生长因子–1（IGF–1）、性激素、25–羟维生素D和脱氢表雄酮（DHEA）。内分泌失调的全身效应包括呼吸控制异常、呼吸和四肢肌肉质量及功能下降、呼吸力学恶化、心功能损害和体液平衡紊乱。COPD改变内分泌功能的机制可能涉及低氧血症、高碳酸血症、全身炎症和糖皮质激素的应用，内分泌功能的改变可通过多种机制加重COPD的症状。

③ 骨骼肌改变。肌少症是指因持续骨骼肌量流失、强度和功能下降而引起的综合征，肌少症和衰弱综合征都具有身体功能受损这个核心条件。临床上，衰弱综合

征和肌少症可以共存。肌少症是衰弱的核心改变和发病原因。有研究发现，肌少症在COPD患者中比健康对照组更常见。此外，COPD患者在生化、细胞和结构水平上表现出骨骼肌功能障碍。随着COPD严重程度和呼吸困难的恶化，患者可能会出现肌肉力量下降，活动能力受损，肌肉减少，最终出现衰弱综合征。

3. 临床表现

COPD患者起病缓慢、病程较长。一般均有慢性咳嗽、咳痰等，也有少数患者虽有气流受限，却无咳嗽。标志性症状是气短或呼吸困难，最初仅在劳动、上楼或爬坡时有气促，休息后气促可缓解。随着病变的发展，在平地活动时也可出现气促。晚期患者进行穿衣、洗漱、进食等日常生活活动即可发生气促，甚至在静息时也可出现气促。急性加重期支气管分泌物增多，进一步加重通气功能障碍。严重时可出现呼吸衰竭的症状，如发绀、头痛、嗜睡、神志恍惚等。衰弱的主要表现为虚弱、疲惫、活动量减少、厌食、进食减少、体重下降。两个疾病的症状有重叠，而且衰弱可出现在慢性阻塞性疾病急性加重（acute exacerbation of chronic obstructive pulmonary disease，AECOPD）后，易出现各种并发症，如跌倒、尿潴留、粪嵌塞等，容易发展为失能、生活依赖和死亡。

4. 预后

临床衰弱可能是确定COPD患者高风险死亡率的一个新预后因素，多因素分析显示，在无COPD的情况下，衰弱评分增加了34%的长期死亡率，在有COPD的情况下该指标增加了80%。衰弱的老年COPD患者的死亡率增加了近三倍，而无衰弱的老年COPD患者的情况并非如此。衰弱综合征是AECOPD住院90天内再入院的预测因素，衰弱可以预测AECOPD住院患者的早期再入院风险，识别衰弱的患者进行有针对性的干预可能会降低早期再入院率。

（二）预防及干预措施

1. 预防

（1）良好的生活方式：

① 戒烟。戒烟对于COPD合并衰弱综合征患者是十分必要的。医护人员一定要引导患者戒烟，必要时嘱其至戒烟门诊治疗。

② 运动锻炼。老年人规律运动可改善肌力、活动耐力、平衡和躯体功能，防止跌倒。建议每周2～3次的耐力训练、抗阻训练、呼吸训练，也可进行八段锦、太极

拳等传统功法锻炼。

③ 营养支持。大部分COPD合并衰弱综合征患者会出现营养不良和体重下降，营养支持可改善这种情况，但通常需加上运动锻炼才能有效。

（2）COPD的全面管理：COPD与衰弱综合征相互影响，通过对COPD长期、全面的管理，包括接种疫苗、正确使用药物、呼吸康复等，可避免病情发展，预防出现衰弱综合征。

2. 评估

（1）COPD患者评估：COPD评估的目标是确定气流受限的水平、对患者健康状况的影响以及未来事件（如病情恶化、入院或死亡）的风险，以便最终指导治疗。COPD气流受限分级使用肺活量测定，以第一秒用力呼气容积（FEV1）共分为4级。症状评分可以选择慢性阻塞性肺疾病评估测试（CAT）、呼吸困难指数（mMRC）。COPD根据症状评分和过去一年急性加重病史可分为ABCD四组。CAT<10或mMRC 0～1为A或C组，CAT10≥10或mMRC≥2为B或D组，过去一年急性加重（未导致住院）≤1次为A或B组，过去一年急性加重≥2次或因急性加重导致住院≥1次为C或D组。

（2）COPD并存衰弱的评估：由国际及美国的学会代表组成的共识组推荐，对于所有70岁以上老人及存在慢性病或1年内体重减轻＞5%的成人，应使用现有筛查工具筛查衰弱综合征。对于COPD患者，筛查衰弱综合征十分必要。在临床上，可采用CFS进行筛查。对于COPD合并衰弱综合征的患者，在明确诊断衰弱综合征之前需进行鉴别诊断。当老年患者表现为体重减轻，乏力和功能受损时，还需考虑恶性肿瘤、内分泌疾病、心血管疾病、营养不良、抑郁等可能。首次评估衰弱综合征患者时，应开展实验室检查以排除可治疗的病况。建议初始进行血常规、肝肾生化检测、维生素B_{12}、维生素D、促甲状腺激素等检查，并根据患者病史和查体，开展针对性检查。

衰弱评估可以预测COPD患者的临床结局，作为一种预后工具，它有助于COPD治疗决策和风险分层，可将从治疗中受益的患者和那些可能从干预和呼吸康复中得不到益处甚至经历有害后果的患者区分出来。关于衰弱综合征的评估详见本书相关章节，这里简单介绍目前在COPD研究中使用到的评估工具。

① Fried衰弱表型（Fried frailty phenotype，FFP）。目前国际上大多数涉及COPD与衰弱综合征之间相互作用的研究都是通过FFP进行评估的。FFP是一种实用的COPD患者衰弱综合征评估工具，已被研究界和临床界广泛采用。但是FFP对于晚期和危重肺病患者的衰弱综合征评估有局限性。

② 衰弱指数（frailty index，FI）和基于老年综合评估的衰弱指数（the FI derived from a comprehensive geriatric assessment，FI-CGA）。FI表达了衰弱综合征的分级理论和逐渐积累的缺陷，每一个缺陷在数学模型中的权重相等，FI包含20～70个与年龄相关的健康指标的积累，包括共病、症状、疾病、残疾或健康方面的任何缺陷。我国学者在北京开展的一项队列研究采用了FI，选用68项参数，研究表明衰弱指数随年龄增长而增加，它可能是评估中国老年人预后的重要工具。FI的计算十分耗时，在临床应用上受限。

FI-CGA是一个使用老年综合评估数据的简单FI。在中国一项基于FI-CGA的关于社区老年人的衰弱综合征研究中发现，身体机能不良、慢性病和老年综合征的存在是影响老年人衰弱综合征的独立因素。一项横断面研究中采用FI-CGA评估衰弱综合征，研究表明，COPD的衰弱综合征患病率为28%，对照组为0%。

③ Frail量表（frail scale）。泰国的一项横断面研究采用Frail量表评估衰弱综合征，结果显示，COPD患者的衰弱综合征患病率为6.6%，疲劳是这些人群衰弱的主要因素。该研究同时发现，肌少症确实与衰弱综合征有关，衰弱的COPD患者可能会从预防肌肉减少中受益。Frail量表是一个简单的、自我报告的工具，但还没有任何涉及住院患者的有效研究。

④ Kihon 检查表（Kihon checklist，KCL）。采用KCL评估衰弱综合征，研究显示稳定型COPD患者的衰弱状态与圣乔治呼吸问卷之间存在显著相关性。衰弱综合征与COPD患者结果报告显著相关，尤其在健康状况方面，所以衰弱评估被推荐作为COPD多维测量的一部分。KCL在日本广泛使用，但还需全球化的的验证。而且，与Frail量表类似，需要对住院COPD患者KCL的使用进行进一步的验证性研究。

⑤ Edmonton衰弱量表（Edmonton frail scale，EFS）和 reported Edmonton 衰弱评估量表（reported Edmonton frail acale，REFS）。EFS是一种有效、可靠的识别衰弱综合征的筛选工具，REFS是在急症治疗中发展起来的。一项前瞻性研究，观察AECOPD住院患者出院后90天内的随访情况，在入院后48～96小时内，使用REFS评估COPD患者的衰弱程度。

⑥ Tilburg衰弱量表（Tilburg frailty indicator，TFI）。有研究使用TFI评估了102例因病情恶化住院的COPD患者对疾病的接受程度与衰弱程度之间的关系。75%的COPD患者被诊断为衰弱综合征，老年重症COPD患者比其他慢性病患者更容易合并衰弱综合征。TFI对社区老年人具有良好的效度和信度，是自我报告式问卷，具有心理学测量优势。

⑦ 临床衰弱量表（clinical frailty scale，CFS）。CFS因其简便易行、适用性强等优点，越来越被人们所接受。有研究通过对比CFS与FI的相关性，证实了CFS是初步

评估衰弱综合征的有效工具。我国学者的一项横断面研究发现CFS作为筛选工具比Frail量表具有更好的敏感性，同时CFS也具有可接受的特异性。

FFP是应用最广泛的衰弱综合征评估工具，在许多研究中得到了验证。然而，在严重COPD恶化的情况下，很难预测重症监护室（ICU）的预后。FI是在加拿大健康与老龄化研究的基础上发展起来的一种多维衰弱综合征测量方法，我国学者对其做了较多研究，证明FI有可能是评估中国老年人预后的重要工具。CFS简便易行，敏感性高，作为衰弱综合征筛查工具在临床更易推广。

3. 干预

（1）呼吸康复：对慢性呼吸疾病患者，呼吸康复是在进行细致的患者评估后，采取的个体化治疗，包括（但不限于）运动训练、教育和行为改变等综合干预措施，以改善其生理与心理状况，并促进长期健康增进行为。呼吸康复是改善呼吸困难、健康状况和运动耐力的最有效的治疗策略。呼吸康复适合大多数COPD患者，COPD全球倡议建议，在B、C和D组COPD患者的治疗中应包括呼吸康复。衰弱综合征是呼吸康复无法完成的独立预测因素，但是，衰弱综合征患者对呼吸康复反应良好，他们的衰弱状态经过呼吸康复可以在短期内逆转。因此，对COPD合并衰弱综合征患者可予以呼吸康复治疗。呼吸康复可以在住院部、门诊或家里进行。门诊项目通常为一周2日或3日，住院项目通常是一周5日。最佳持续时间未确定，一般认为8～12周可带来更持久的益处，建议至少坚持8周及以上。当然，坚持越长时间越好，以免出现终止效应。

①评估。在呼吸康复之前，细致的患者评估是必要的。对于COPD合并衰弱综合征患者，除了衰弱综合征的评估，还需评估每位患者的呼吸功能受损程度、运动耐量、共存疾病（尤其是心脏、肌肉骨骼和神经系统疾病）以及认知–语言–心理社会问题。具体包括慢性阻塞性肺病评估测试（CAT，表4–1）、呼吸困难指数（mMRC，表4–2）、肺功能检测、6分钟步行试验（6MWT）或心肺运动试验、日常生活活动能力评定（ADL）、营养风险筛查（NRS2002，表4–3）、焦虑及抑郁评定等。

表4–1　慢性阻塞性肺病评估测试（CAT）

测试因子	程度评估	得分						
咳嗽	我从不咳嗽	0	1	2	3	4	5	我总是咳嗽
咳痰	我一点痰也没有	0	1	2	3	4	5	我痰很多
胸闷	我一点胸闷感觉也没有	0	1	2	3	4	5	我感觉胸闷很严重

（续表）

测试因子	程度评估	得分	
运动	当我爬坡或运动时我没有气喘	0 1 2 3 4 5	当我爬坡或走一层楼时感觉呼吸困难
日常活动	我在家里的活动都不受慢阻肺影响	0 1 2 3 4 5	我吃饭、穿衣等活动都受慢阻肺的影响
情绪	尽管我有肺病，但我有信心外出	0 1 2 3 4 5	因为我有肺病，我做任何事都没有信心
睡眠	我睡眠很好	0 1 2 3 4 5	我睡眠很不好
精力	我精力旺盛	0 1 2 3 4 5	我一点精力都没有
总分			

表4-2 呼吸困难指数（mMRC）

mMRC分级	mMRC 评估呼吸困难严重程度
mMRC 分级0	我仅在费力运动时出现呼吸困难
mMRC 分级1	我平地快步行走或步行爬小坡时出现气短
mMRC 分级2	我由于气短，平地行走时比同龄人慢或者需要停下来休息
mMRC 分级3	我在平地行走100米左右或数分钟后需要停下来喘气
mMRC 分级4	我因严重呼吸困难以至于不能离开家，或在穿衣服、脱衣服时出现呼吸困难

表4-3 营养风险筛查（NRS2002）

筛查信息	评分
疾病营养需要量程度评分	□ 0分：正常营养需要量，对营养需求没有过多影响 □ 1分：营养需要量轻度提高，如髋部骨折、慢性疾病有急性并发症者（如肝硬化、慢性阻塞性肺疾病）、长期血液透析、糖尿病、一般恶性肿瘤 □ 2分：营养需要量中度增加，如腹部大手术、脑卒中、重症肺炎、血液恶性肿瘤 □ 3分：营养需要量明显增加，如重症头部损伤、骨髓抑制、急性生理与慢性健康Ⅱ（APACHEⅡ）评分>10的重症监护患者

（续表）

筛查信息	评分
营养受损评分（以下三项评分中选最大值）	1）患者BMI<18.5且一般情况差 □ 是（3分） □ 否（0分） 2）近期（1～3个月）食量有无下降? □ 未明显下降（0分） □ 减少25%～50%（1分） □ 减少50%～75%（2分） □ 减少75%～100%（3分） 3）近期（1～3个月）体重有无下降? □ 未明显下降（0分） □ 3个月内体重减轻>5%（1分） □ 2个月内体重减轻>5%（2分） □ 1个月内体重减轻>5%（3分）
年龄	18～69岁（0分） ≥70岁（1分）
评分	

② 患者教育。

疾病认识：对于COPD定义、病因、症状、相关检查、治疗手段等的认识，尤其是出现AECOPD时需采取的措施及药物的使用方法等进行宣教。同时，对患者应宣教衰弱综合征的定义及相关内容，并让患者了解COPD与衰弱综合征的相关性，提高患者对疾病知识的掌握度。

呼吸康复：宣教内容包括呼吸康复的定义、注意事项、具体内容及预期效果。使患者正确认识呼吸康复及重要性，增加患者依从性。

定期教育：对患者的教育应是定期的、长期的过程，要把患者教育贯穿在整个管理过程中。引导患者采用健康生活方式，戒烟、避免空气污染、减少油烟、定期锻炼、预防保健，长期坚持。

③ 运动训练。改变行为方式的锻炼和教育是综合性呼吸康复的两大支柱，没有结合运动训练的宣教对患者的影响是非常有限的。锻炼是目前改善老年人生存质量和身体功能最有效的干预措施。COPD合并衰弱综合征患者最常见的症状是呼吸困难

和疲劳，这也是导致患者运动和体力活动减少的原因，活动减少致运动能力退化，呼吸困难和疲劳进一步增加，导致恶性循环。这种恶性循环可以通过运动训练逆转。运动训练期间应监测呼吸困难、呼吸音、出汗情况、心率和经皮血氧饱和度。若患者运动时氧饱和度下降低于界值（<90%）的患者，应予以吸氧来保证运动的安全性。糖尿病患者，运动前后需监测血糖。

耐力训练：COPD患者运动训练的核心组成部分是有氧训练，耐力训练是呼吸康复项目中最常用的运动训练，也是COPD患者有氧训练方法之一。可采用下肢或上肢训练进行耐力训练，下肢训练的相关研究较多，已证明对于COPD患者是有益的。下肢训练包括骑固定式脚踏车、跑步机或步行等。上肢训练可提高手臂活动性能，减少患者的通气需求，从而改善患者日常生活活动能力。上肢训练包括有支撑和无支撑两种运动方式，有研究表明无支撑手臂训练降低摄氧量，更能有效改善活动与日常生活。耐力训练每一回合运动时间>10分钟，训练强度取决于心肺运动试验（CPET）结果，通常将CPET期间60%最大工作负荷的训练作为目标强度。无法行CPET的患者可以使用6分钟步行试验期间平均速度的80%～85%作为目标步行速度。

阻力训练：阻力训练比耐力训练更有可能改善肌肉质量和力量。阻力训练是通过重复提升相对较高的负荷来训练局部肌肉群。阻力训练可使氧耗量和每分通气量降低，引发的呼吸困难更轻，对于晚期COPD患者更为理想。阻力训练可以每周2～3次，每次进行1～3组，8～12次重复，强度应足以引起肌肉疲劳，相当于一次重复最大值（1RM）的60%～70%。阻力训练倾向于在先进的设备上进行，可以确保以理想的强度进行训练，并且能够监测做功大小。若没有设备，可以使用自由重量训练和弹性带进行训练。

其他运动训练：神经肌肉电刺激（neuromuscular electrical stimulation，NMES）、太极和柔韧性训练等为运动训练提供了新的选择。NMES可以增加肌肉力量和功能状态，对身体虚弱或严重劳力性呼吸困难患者更为适用。太极为一系列伴随深呼吸的缓慢节律性运动，一项系统评价显示，太极可能改善功能性能力和肺功能，但和其他干预措施（如呼吸训练或锻炼）比较未显示出优势，对症状改善没有额外影响。柔韧性训练可通过更好的姿势和胸廓活动度改善呼吸功能，但仍需更多的研究。

对于COPD合并衰弱综合征患者可能无法达到最低推荐活动水平，但轻度活动也可以延缓功能受限。对于这类患者，应从低程度开始，循序渐进。训练应有针对性，训练任务应该是对功能受限者而言有一定难度的运动内容，使患者提供应对能力。

④ 呼吸训练。

呼吸方式：包括缩唇呼吸和腹式呼吸（图4-1、图4-2）。缩唇呼吸可降低呼吸频率，增加潮气量及肺活量，改善气体交换，减少呼吸困难，从而有效控制呼吸急促。在进行呼吸康复宣教时，需要指导患者正确的缩唇呼吸方法，强调深而慢的呼吸方式。缩唇呼吸即患者闭嘴经鼻吸气，然后通过鼓腮、缩唇（吹口哨样口形）缓慢呼气，吸呼比1：2。腹式呼吸可以增加肺活量，降低呼吸频率、功能残气量及耗氧量，腹式呼吸以膈肌运动为主，吸气时胸廓的上、下径增大。COPD患者适合4-2-7-0模式，即吸气期计数4，屏气期计数2，呼气期计数7，呼气后保持时间非常短，计数0。肺过度充气会限制潮气量，这是运动期间发生呼吸困难的主要原因，所以帮助患者深而慢的呼吸方式非常重要。患者需要坚持练习减慢呼吸频率，延长呼气时间，缓慢呼气的呼吸形式。

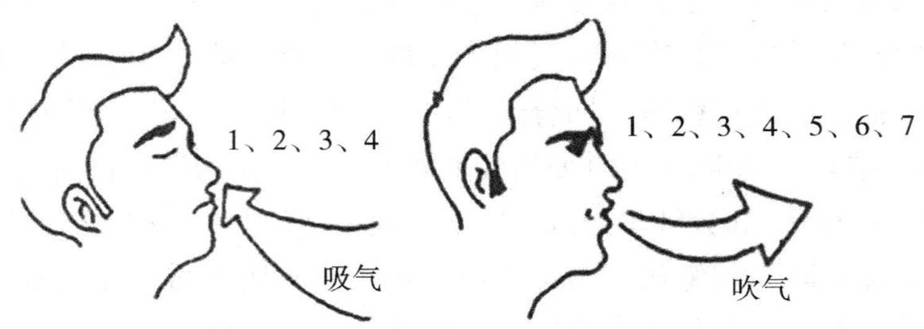

第1步：从鼻孔吸入空气，嘴唇紧闭

第2步：撅起嘴唇，慢慢呼气，如同吹口哨

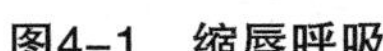

图4-1　缩唇呼吸

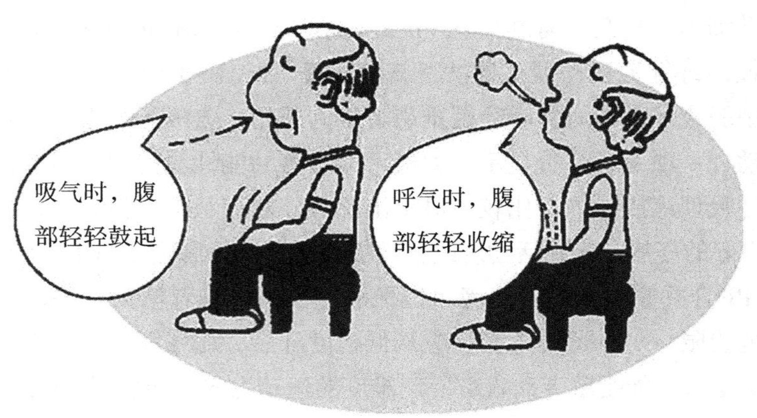

图4-2　腹式呼吸

吸气肌训练：COPD患者吸气肌肉无力会在营养不良、高碳酸血症、缺氧、呼吸做功增加、糖皮质激素使用等多种因素的联合作用下发生，合并衰弱综合征会增加吸气肌无力的可能。吸气肌训练（inspiratory muscle training，IMT）可以增加呼吸肌的肌力或肌耐力，改善临床预后并提高个人的日常活动能力。当COPD合并衰弱综合征患者运动时出现重度呼吸困难、吸气肌肌力下降时，建议进行IMT，每周5天，每天2次，每次15分钟，以大于30%吸气肌肌力作为初始训练强度。

⑤ 作业治疗。作业是指人们需要、被期望以及想要完成的所有日常生活活动的总称。COPD合并衰弱综合征患者面临诸多的日常生活障碍，作业治疗可以改善这种情况，提高患者生活质量。作业治疗可使任何功能能力方面的改进都转化为在ADL中保持或重新获得独立能力。作业治疗主要涉及能力节省、环境改良和焦虑管理。作业治疗有助于当前难以完成ADL的患者。

⑥ 心理干预。COPD合并衰弱综合征患者的心理问题可以通过团体辅导、心理治疗、药物治疗、运动康复等方式进行治疗。认知行为治疗已被推荐纳入COPD患者的治疗中。认知行为疗法的前提是改变不合理想法，引导行为的改变，鼓励患者识别和挑战他们的信念，减轻情绪干扰。正念是一种生活方式和治疗手段，很适合老年人的需要。COPD合并衰弱综合征患者由于病情影响，功能逐渐丧失，这些丧失可能引发患者的悲伤情绪。通过正念，即摆脱无法实现的目标的能力，可以增强幸福感（如重返工作岗位、干家务等）并重新制订现实的替代目标（如手工制作、唱歌、画画等）。

⑦ 营养支持。肌肉萎缩和体重减轻在COPD合并衰弱综合征患者中很常见，营养干预可能适用于营养缺乏和体重减轻的患者，若联合运动训练效果可能更佳，营养支持可作为整体治疗的一部分。简单的营养评估可以利用体重指数（BMI=体重/身高的平方）以及是否为非有意体重减轻来确定，对于低体重患者（BMI＜21kg/m^2）进行营养补充。初始的营养治疗包括调整饮食习惯和食物类型，然后是营养补充。营养师可以根据患者饮食习惯、生活方式、症状、个人爱好等制订富含能量和蛋白质的饮食。目前尚无专门针对衰弱综合征合并COPD患者的营养干预研究，需进一步研究以确定干预效果。

（2）药物治疗：目前尚无针对衰弱综合征的特效药物，但是可通过定期评估患者用药方案以调整治疗，从而改善患者衰弱综合征症状。如停止已不存在的某一指征的治疗或因副作用可能促进衰弱综合征的治疗，改变药物剂量或新加药物等。COPD已有明确的药物治疗，需遵循相关指南规律使用。COPD患者药物治疗可以减轻症状，降低病情恶化的风险和严重程度，改善患者的健康状况和运动耐力。COPD的药物治疗主要是支气管舒张药物的使用，包括抗胆碱药、β_2肾上腺素受体激动剂、茶碱类。COPD急性加重期的治疗还包括控制性氧疗、抗生素、糖皮质激素、机械通气等。虽然有研究显示炎症通路激活和内分泌系统失调可能促发衰弱综合征，但尚未证实激素和抗炎症治疗对衰弱综合征有显著效果。

（3）治疗模式：COPD合并衰弱综合征患者的治疗较为困难，通常需要多学科团队治疗，呼吸康复就是一种有效的多学科团队治疗方式。呼吸康复团队需要包括呼吸专科医生、物理治疗师、专科护士、呼吸治疗师、康复医生，可以但不是必须包括心理治疗师、营养治疗师、药剂师及其他管理人员。根据患者病情，可居家、门诊及住院进行呼吸康复治疗。患者通常因AECOPD住院期间开始呼吸康复，此时由于患者呼吸困难明显，活动受限，通常合并衰弱综合征。通气受限可能限制有氧运动，但患者可以进行抗阻力运动。出院后门诊继续进行呼吸康复治疗，病情稳定后可居家康复。

（三）临床实例

1. 病例介绍

患者杨某，男，67岁，主因“咳嗽、咳痰、气喘3年，加重伴发热3天”入院。患者3年前无明显诱因出现咳嗽、咳痰，咳少量白粘痰，气喘，活动后明显加重，活动轻度受限，爬一层楼即出现气喘，未予系统诊治。3天前患者咳嗽、咳痰、气喘加重，咳中等量白粘痰，发热，体温最高39.7℃，乏力，无鼻塞、流涕，无胸闷、胸痛，无咯血、盗汗。既往2型糖尿病、冠状动脉粥样硬化性心脏病。一年来体重下降3kg，心情差、食欲差，二便正常。

体重指数：20.98kg/m^2（身高1.76m，体重65kg）；婚姻状况：已婚；吸烟史：80包/年；学历：高中；运动习惯：不太运动。

2. 临床评估与分析

（1）衰弱评估：日常生活活动能力评分（ADL）55分；临床衰弱量表（CFS）示轻度衰弱（等级 5 ）。与衰弱相关评估结果：① 体重一年内下降3kg；② 步速0.58m/s；③ 一周内每天大部分时间都感到疲乏，即使是日常家务劳动；④ 体力活动减少，平均每周约2小时；⑤ 利手握力20kg。

（2）呼吸康复评估：CAT38分； mMRC3级；营养风险筛查（NRS2002）3分；汉密尔顿焦虑量表（HAMA）14分；汉密尔顿抑郁量表（HAMD）0分；肺功能测定示FEV1 1.25L，FEV1% 40.3%，FEV1/FVC 50.71%，FVC 2.46L。

（3）辅助检查：血常规示白细胞13.85×10^9/L，血红蛋白161g/L，血小板186×10^9/L。生化示Na^+128mmol/L，K^+4.1mmol/L，总蛋白70.1g/L，白蛋白40g/L，前白蛋

白47.2mg/L。血气分析示pH7.46，二氧化碳分压40.5mmHg，氧分压90.7mmHg，乳酸1.7。甲乙流病毒筛查阴性。

（4）病例分析。老年男性，慢性病程，急性发作；根据患者肺功能、临床评分及急性发作病史诊断为COPD（3级，4组）；患者体重下降、步速减慢、躯体活动降低、乏力，满足Fried衰弱表型的4项（体质量下降、行走速度下降、握力下降、躯体活动降低和疲乏5项中符合3项以上即提示存在衰弱），存在身体衰弱。导致患者衰弱综合征的主要原因是躯体疾病，即AECOPD；目前表现为气喘明显，活动受限，日常生活能力下降，轻度焦虑；检查结果提示细菌感染，电解质紊乱，营养储备不足，肺功能差。

3. 临床干预实践

（1）确定治疗目标。与患者及其家属共同设定目标，确定个体优先事宜，权衡干预措施利弊，决定治疗的积极程度。该患者一般状况尚可，由于病情急性发作，活动受限，日常生活能力明显下降，呈衰弱状态。与患者及家属沟通后，首先积极治疗AECOPD，并在基础治疗上，加予呼吸康复治疗。

（2）针对性选择干预措施。通过评估及检查，明确诊断为AECOPD、衰弱综合征，同时合并2型糖尿病、冠状动脉粥样硬化性心脏病。除了常规药物治疗（化痰药、抗炎药、支气管舒张药），根据患者情况制订了包括饮食、运动和生活方式等指导意见的呼吸康复处方，概要如下：①呼吸功能训练。包括有效缩唇式呼吸、腹式呼吸及自我呼吸控制，结合抗阻呼吸训练器，10～15分钟/次，1次/天；②有效咳嗽咳痰。教会患者有效咳嗽咳痰方法，结合排痰器械和雾化吸入，使患者能自主咳出痰液；③运动耐力训练。包括上下肢体运动、肩膀和手臂的环绕运动，举重和其他锻炼方式，结合弹力带和500 g哑铃等康复器械，10～15分钟/次，1次/天；④八段锦锻炼。10～15分钟/次，1次/天；⑤营养支持。糖尿病饮食，饮食需富含能量和蛋白质；⑥心理护理。患者轻度焦虑，给予患者健康宣教及谈心，帮助患者克服负面情绪。⑦生活方式指导。嘱患者戒烟，平时加强运动锻炼，饮食规律。

（3）出院前评估。日常生活活动能力评分（ADL）100分；临床衰弱量表（CFS）示健康（等级2）；CAT12分；mMRC0级；6MWT400m（步速1.11m/s）；汉密尔顿焦虑量表（HAMA）3分；汉密尔顿抑郁量表（HAMD）0分；利手握力24kg。

（4）随访。患者经治疗后，症状明显好转，出院时衰弱评分明显降低。但患者具有吸烟、饮食不规律、不爱运动等多种导致衰弱综合征的危险因素，同时患有COPD，衰弱综合征再次出现的可能性大。嘱患者出院后长期正确使用药物治疗，加强锻炼，饮食规律。出院后电话督促患者进行呼吸康复并随访，3个月内未再住院治疗。

二、老年衰弱与肺炎

（一）老年衰弱与肺炎的关系

前面的章节已经介绍，衰弱是一组临床综合征，与年龄、衰老、共患病有关，是一系列慢性疾病、一次急性事件或严重疾病的后果。对于衰弱和慢性疾病的研究较多，这些慢性疾病包括阿尔茨海默病、高血压、糖尿病、COPD等，而衰弱与急性事件如肺炎的研究却相对缺乏，衰弱、肺炎、年龄、共患病的关系见图4-3。随着年龄增加，老年衰弱人群在增加，肺炎发病率也在增加。年龄每增加10岁，肺炎住院率就增加40%。老年衰弱机体脆弱性、易损性较正常非衰弱老年人增加，易出现各种并发症。例如，老年衰弱患者易跌倒，跌倒后卧床会导致患吸入性肺炎的概率增加。衰弱的肺炎患者病情往往更严重，其住院时间延长，30天内死亡率和再入院率明显升高。而且在老年肺炎中，肺炎本身会引发一系列病理生理变化，这个变化在肺炎康复后会持续很长时间，可诱发机体发生衰弱。衰弱存在慢性炎症，常常出现IL-6、白细胞、C反应蛋白轻度升高，而这些指标恰恰也可作为肺炎诊断的实验室检查项目。因此，临床医师应重视老年衰弱和肺炎，早期发现、评估、干预、治疗，改善预后。

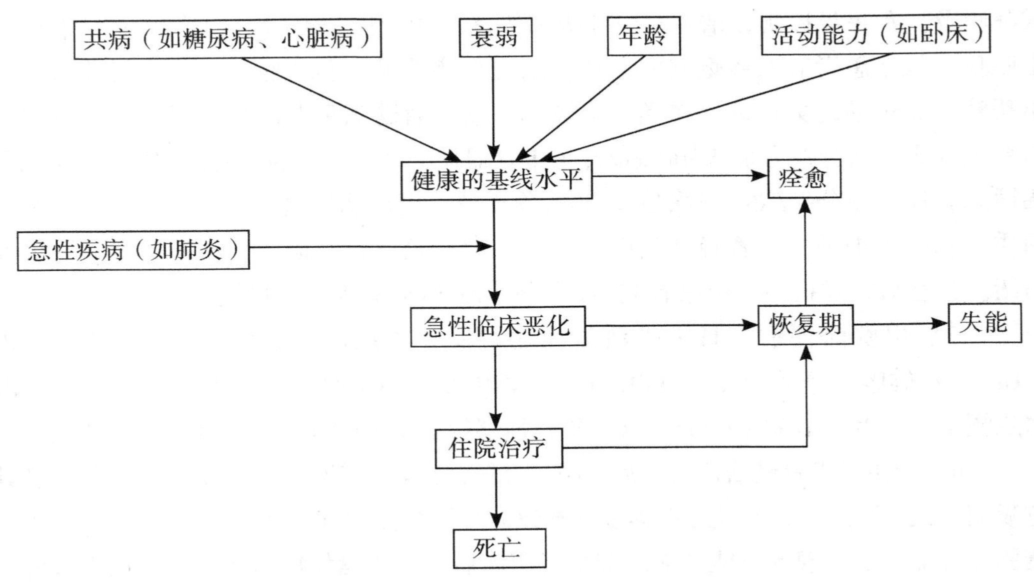

图4-3 衰弱与肺炎的关系

1. 流行病学

衰弱作为导致老年人不良健康结局的最具临床意义的老年综合征越来越受到重视。30岁以下人群衰弱患病率为2.0%，65岁以上人群患病率为22.4%，85岁达43.7%。

吸入性肺炎在所有老年肺炎中占比接近85%。我国每年肺炎病例数达250万例，其中老年人占70%。每年近15万人死于肺炎，在≥65岁老年人死亡病因中居首位。

2. 危险因素及发病机制

衰弱导致肺炎的发病机制目前尚不完全清楚，二者不是直接的因果关系，但又有非常紧密的联系。衰弱可影响老年人运动系统、神经系统、内分泌系统、心理健康等，综合分析可能存在以下几种机制：

（1）吞咽障碍。在社区中，大于70岁的老年人吞咽障碍患病率约27%，但在社区获得性肺炎中存在吞咽障碍的患者高达91%，因此肺炎和吞咽障碍密不可分。衰弱患者肌少症和脑卒中患病率高，可出现咀嚼肌萎缩、球麻痹、咳嗽反射和口咽反射减弱等，导致咀嚼功能下降，这些都可造成吞咽障碍。且由于口腔内定植菌增加或消化不良，进而出现口腔内定植菌误吸或胃肠道内细菌、胃酸等误吸引发吸入性肺炎。吞咽障碍导致吸入性肺炎的风险高，目前临床上常用洼田饮水试验对吞咽障碍和误吸进行评估。该试验适用于神志清楚、检查合作的患者。患者取坐位，取30ml温水嘱其饮下，观察患者饮水经过、所需时间和呛咳情况（表4–4）。并不是所有衰弱患者都存在吞咽障碍，故需筛查哪些衰弱因素可能造成吞咽障碍。筛选办法可参考衰弱清单（表4–5）。

表4–4　洼田饮水试验

级别	等级	内容
1级	优良	能顺利地一次性将水饮下
2级	良	分两次以上咽下，但不呛咳
3级	中	能一次咽下，但有呛咳
4级	可	分两次以上咽下，有呛咳
5级	差	频繁呛咳，不能全部咽下

注：正常（1级，5秒之内）；可疑（1级，5秒以上或2级）；异常（3～5级）。

表4-5　衰弱清单

领域	序号	项目	是	否
生活方式	1	你能独自乘坐公共汽车或火车吗？	0	1
	2	你能给全家人买每日所需的物品吗？	0	1
	3	你能从银行存款和取款吗？	0	1
	4	你去朋友家吗？	0	1
	5	你给家人和朋友提供建议吗？	0	1
身体机能	6	你可以不用拐杖或扶墙上楼吗？	0	1
	7	你可以不扶着任何东西从椅子上起立吗？	0	1
	8	你可以连续步行15分钟吗？	0	1
	9	过去一年是否跌倒过？	1	0
	10	你是不是特别害怕跌倒？	1	0
营养	11	在过去的半年中体重是否减少超过2～3kg？	1	0
	12	BMI是否低于18.5？	1	0
口腔功能	13	你在过去的半年能否吃硬的食物？	1	0
	14	你最近喝茶或喝汤是否呛咳？	1	0
	15	你是否觉得口渴？	1	0
隐居情况	16	你是否每周至少一次从家外出？	0	1
	17	你今年外出的次数是否比去年减少？	1	0
认知功能	18	你是否被告知易遗忘或反复与他人说同样的事情？	1	0
	19	你可以独立查找电话号码并拨打电话吗？	0	1
	20	你是否有时会忘了今天是哪月或哪天？	1	0
抑郁情绪	21	在过去两周觉得每天的生活都不充实。	1	0
	22	在过去两周，原来感兴趣的活动现在都不感兴趣了。	1	0
	23	在过去两周，原来我能轻松完成的活动现在变得很麻烦。	1	0
	24	在过去两周，我觉得我是一个无用的人。	1	0
	25	在过去两周，我无缘无故地觉得很累。	1	0

（2）肺功能下降。随着年龄的增加，衰弱患者的呼吸肌肌力下降，易导致反复的呼吸道感染，进而造成肺功能受损。另外，肺气肿可导致残气量增加。以上改变导致患者咳嗽和口咽反射能力减弱，黏液纤毛的清除功能不能有效发挥作用，甚至造成黏液的持续分泌，加剧肺炎的发生和进展。

（3）跌倒。衰弱是引发老年人跌倒的重要内在原因。据美国疾病控制与预防中心（CDC）显示，20%～30%的跌倒者会遭遇中度至重度损伤，进而导致日常活动能力明显下降，直接或间接地导致肺炎的发生。

（4）营养不良。营养不良是指能量、蛋白质及其他营养元素缺乏或过剩，对机体功能乃至临床结局产生不良影响。营养不良可导致老年人出现厌食、消瘦、骨质疏松、免疫功能下降，促进衰弱和感染；而且营养不良可降低抗感染疗效，延长肺炎的康复。

（5）免疫衰老。免疫参与衰弱的发生，在抗感染中发挥着举足轻重的作用。衰弱患者中的促炎细胞因子和炎性因子较非衰弱者明显升高。促炎细胞因子促进蛋白质降解，直接促进衰弱的发生；同时也可通过代谢途径间接导致衰弱的发生。荷尔蒙的分泌随着年龄增加而减少，进而造血组织减少，造血干细胞的再生能力减退。衰弱患者的T淋巴细胞在免疫应答中的作用减弱，肺泡内衰老的T淋巴细胞虽能识别侵入的细菌，但对这些抗原刺激所产生的活力及增殖能力却明显减弱；B淋巴细胞抗体产生迟钝，肺内不能产生足够的特异性抗体，且由于IgG转换为IgM，IgM对细菌的亲和力不如IgG，因此不能针对细菌产生最适宜的调理作用；中性粒细胞、巨噬细胞及自然杀伤细胞的吞噬活性降低，出现异常的炎症反应，包括对炎性刺激的过度反应，以及在炎症刺激清除后炎症反应仍持续较长时间，可导致感染病变发展迅速，导致重症肺炎、失能和死亡。

（6）抑郁。精神心理因素与躯体功能相互影响，起到关键性的驱动作用。抑郁既可以是衰弱的临床表现，也可以是其原因。在一项探讨哪些衰弱因素参与吞咽障碍的研究中，通过多元回归分析得出抑郁隐居的老年人衰弱风险高。且抑郁会导致肺炎患者不积极主动寻求医疗护理措施。

3. 临床表现

与中青年肺炎或健康老年人肺炎不同，衰弱的老年肺炎患者常常具有以下特点：

（1）起病隐匿，常常以跌倒、精神恍惚、纳差、消瘦等起病，就诊于骨科、精神科、消化科等。

（2）患者由于痴呆、交流障碍等原因提供病史能力和查体配合度差，缺乏咳嗽、咳痰等呼吸道症状或发热、畏寒、寒战等，需要临床医生细致地体格检查，且肺炎体征不典型。

（3）许多衰弱患者常常反复发热，在这些人群中不明原因的发热也不少见，其中肺结核是常见病因，在鉴别诊断时需引起重视。

（4）常常和心脏病、脑血管病、糖尿病、肾功能不全等其他系统疾病相互交错，且可进行的检查往往不全面，特别是有创检查明显缺乏，诊断和治疗困难，需综合分析和治疗。

4. 预后

衰弱的老年肺炎患者往往合并多种并发症，加上起病隐匿、临床表现不典型等，易导致误诊，贻误治疗时机；即使接受治疗，治疗反应不如健康老年人，且常常发生药物副作用，病情进展快，易致重症肺炎，死亡率高。

（二）预防及干预措施

1. 预防

随着社会发展和医学进步，人口预期寿命显著增加，我国应对快速人口老龄化的总方针是预防为主、防治结合、减少失能残障。对于衰弱，最好的干预就是预防，去除衰弱的危险因素，事实上却只有半数老年患者进行有效的干预，因此需引起社会及医疗护理机构的重视。老年肺炎和衰弱一样也是重在预防，具体措施如下：

（1）有误吸史的患者，尽量保持口腔牙齿的完整性，且保证牙齿具备咀嚼功能；注意口腔卫生，清除口腔内可见的细菌生物被膜；指导患者选择正确的营养方式，尽量选择经口进食，调配固体食物进食，若固体食物进食困难，优先糊状饮食，糊状饮食较流质饮食发生呛咳的风险小，而对于鼻饲营养液的老年人，尽量选择营养泵匀速泵入，而不是注射器“弹丸式”地顿服；抬高床头≥45°，饭后半小时后才考虑平卧；康复科协助进行吞咽训练。

（2）指导患者或其陪护人员正确进行呼吸物理治疗，对于咳嗽反射差的患者，需定期翻身、扣背，这些护理操作宜在饭后半小时后进行。对于居家或在院进行呼吸机辅助通气治疗的老年人，也最好在饭后半小时后进行，且进食不宜过饱。

（3）保持良好的生活习惯，戒烟酒，保持室内通风换气。

（4）接种疫苗。免疫实施咨询委员会临床指南推荐≥65岁的人群和伴有高危并发症者应接种肺炎球菌多糖疫苗；不同地区根据当地的流行病学特点接种流感疫苗。

（5）合理口服药物，避免长期口服质子泵抑制剂，减少多重用药。

（6）注意防寒保暖，预防受凉感冒；均衡饮食、适量运动、增强体质，提高免疫力和抗感染能力，避免交叉感染。

2. 评估

针对肺炎的评估量表非常多，包括PSI（肺炎严重指数分级）、SAPS（简化急性生理评分）、CRUB-65、SMART-COP、APACHE Ⅱ（急性生理与慢性健康评分）等。但这些量表在判断老年患者严重性上弱于年轻人。推荐使用HFRS（Hospital Frailty Risk Score，医院衰弱风险指数）、MFS（Multidimensional Frailty Score，综合衰弱评分）等来评估肺炎患者的严重性。而对于那些未发生肺炎的老年衰弱患者，基于标准吞咽功能评价量表（SSA，Standardized Swallowing Assessment），结合老年患者吸入性肺炎高危因素，制订了简要的吸入性肺炎风险评估量表（表4-6），评分1～5分为低风险，6～12分为中风险，≥13分为高风险。根据该量表对老年患者进行风险评估，利于分层管理。这个量表可作为老年患者吸入性肺炎的预警工具，具有一定的临床价值。

表4-6　误吸风险评分及分层

评估项目	内容
意识水平	0=清醒
	2=嗜睡，经常入睡，能被唤醒，醒来后意识基本正常，或有轻度定向障碍及反应迟钝
	4=意识模糊，患者的时间、空间及人物定向明显障碍，思维不连贯，常答非所问，错觉可为突出表现，幻觉少见，情感淡漠
	6=谵妄状态、昏睡、昏迷、类昏迷状态，闭锁综合征、持久性植物状态、无动性缄默症
吞咽障碍	0=正常
	2=轻度
	4=中度
	6=重度
胃食管反流或胃潴留	0=否
	1=是
协助喂食（不能自己进食者）	0=否
	1=是
长期卧床	0=否
	1=是
平卧进食（如需要平卧的疾病、术后或者鼻饲者抬高床头小于30°，喂食后抬高时间小于30分钟）	0=否
	1=是

（续表）

评估项目	内容
基础麻醉、镇静剂	0=否
	1=是
膈肌抬高	0=否
	1=是

注：意识障碍及吞咽功能作为误吸风险的独立因素，两者同时存在时取评分高者；其余6项各1分。

3. 干预

（1）肺炎急性期机体康复和肺康复。

机体康复：卧床可导致肌肉萎缩、运动能力和日常生活活动能力下降。住院相关的失能可导致认知障碍和其他并发症，降低生活质量，延长住院时间，甚至死亡。住院期间进行机体康复可有效减缓机体功能的下降。具体的康复计划包括：早期活动、多关节锻炼、自我保健、肌肉力量和耐力的锻炼；如果病情允许可选择站立和步态的练习，如果进行评估后发现患者病情严重不能进行以上训练，白天也要尽量让患者坐在椅子上，而不是绝对卧床。

肺康复：患者体位调整、体位引流、辅助咳痰锻炼、正确的呼吸训练、上肢关节活动等。

（2）吞咽障碍的康复计划。

行为方式的调整：①进食时体位和进食后体位的选择。②食物成分的调整和液体食物粘稠度的选择是吞咽障碍康复的治疗基础。黏稠的食物，减慢了食物通过口腔和咽喉部的速度，降低吸入气道的风险，促进食物进入食管。目前市面上供应针对吞咽障碍患者的多种改良食品，利于患者进行吞咽锻炼。③口腔护理。许多吸入性肺炎患者在住院期间常常要求禁食水，禁食水可导致口腔清除力下降，造成不良的口腔卫生。良好的口腔护理可减少口腔细菌量，预防吸入性肺炎的发生。④尽早经口摄入。住院期间不必要地要求患者禁食水，会延长患者住院时间降低吞咽能力，动态评估病情后鼓励患者尽早经口摄入。⑤为了预防吸入性肺炎，部分患者可选择经皮胃造瘘，但没有证据表明它能预防肺炎的发生。

直接吞咽训练（摄食训练）：适应症是患者意识状态清醒、全身状态稳定、能产生吞咽反射、少量吸入或误吸能通过随意咳嗽咳出。训练方法有，① 体位及姿势：能坐起来就不要躺着，能在餐桌上就不要在床边进食，最好定时、定量。对于不能坐位的患者，一般至少取躯干30° 仰卧、头部前屈（图4–4）。偏瘫侧肩部以枕垫起。喂食者位于患者健侧。该体位可利用重力使食物易于摄入和吞咽；颈部前屈也是预防误吸的一种方法，因为仰卧时颈部易呈后屈位，使与吞咽活动有关的颈前肌群紧张，喉头上举困难，容易发生误咽。但是适于患者的体位并非完全一致，实际操作中，应该因人而异，予以调整。② 食团在口中的位置：进食时应把食物放在口腔最能感觉到食物的位置，且能最适宜促进食物在口腔中保持及输送。最好把食物放在健侧舌后部或健侧颊部，这样有利于食物的吞咽，也适合面舌肌肉力量弱的患者。③ 食物的选择：食物的形态应根据吞咽障碍的程度及部位，本着先易后难的原则来选择。④ 一口量：摄食时，最适于患者吞咽的每次入口量，正常人的每次入口量约为20ml。对患者进行训练时，如果一口量过多，可导致食物从口中漏出或引起咽部残留，导致误咽；反之，一口量过少，则会因刺激强度不够，难以诱发吞咽反射。一般先以流食3～5ml开始，然后酌情增加。⑤ 每餐进食时间：一般控制在45分钟左右。

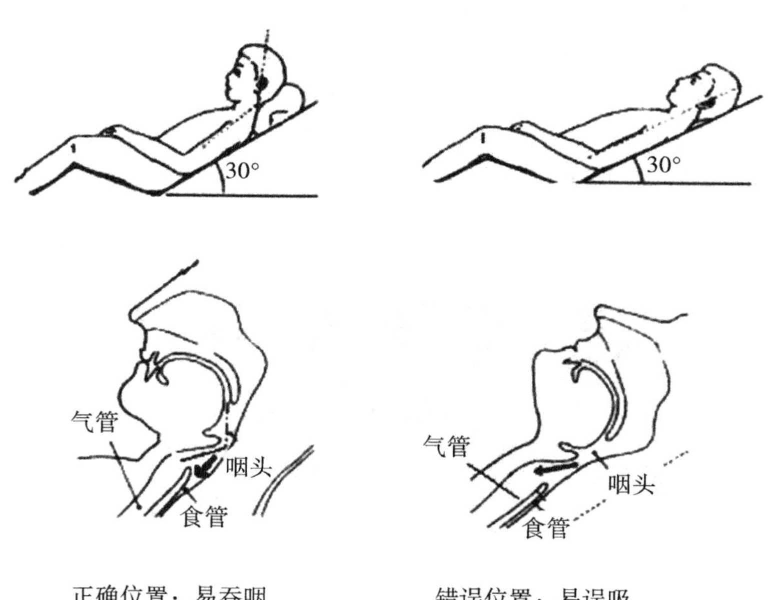

图4-4　摄食训练的体位

间接吞咽训练：间接训练是从预防失用性功能低下、改善吞咽相关器官的运动及协调动作入手，为经口腔摄取营养做必要的功能性准备。间接训练不使用食物，安全性好，一般先于直接训练进行，直接训练开始后仍可并用间接训练。常用方法有，① 口唇闭锁练习：让患者面对镜子独立进行紧闭口唇的练习。对无法主动闭锁口唇的患者，予以辅助。其他练习包括口唇突出与旁拉、嘴角上翘（做微笑状）、抗阻鼓腮等。② 下颌运动训练：做尽量张口、然后松弛及下颌向两侧运动练习，对张口困难患者，可对痉挛肌肉进行冷刺激或轻柔按摩，使咬肌放松；通过主动、被动运动让患者体会开合下颌的感觉。③ 舌部运动训练：让患者向前及两侧尽力伸舌，伸舌不充分时，可用纱布裹住舌尖轻轻牵拉，然后让患者用力缩舌，促进舌的前后运动；通过以舌尖舔吮口唇周围，练习舌的灵活性；用压舌板抵抗舌根部，练习舌根抬高等。④ 声门上吞咽训练：又称“屏气吞咽”，具体做法是由鼻腔深吸一口气，然后屏住气进行空吞咽，吞咽后立即咳嗽。其他训练方式还包括冷刺激、构音训练、声带内收训练、头部抬高练习、颈部活动练习等。

（3）康复营养。康复营养不仅指营养改善，还包括失能人群的康复。康复营养与运动营养类似，康复营养评估的主要目的是评估以下方面：①是否存在营养不良及原因；②是否存在肌少症及原因；③是否存在吞咽障碍及原因；④营养照护管理的充分性与未来营养状况的预测；⑤是否可以通过康复锻炼如阻力和耐力训练达到功能的改善。由于大多数老年吸入性肺炎患者存在吞咽障碍和摄食困难，这部分人群发生营养不良的风险极高。通过微营养评估简表（MNA-SF）筛选出营养不良的患者，给予康复营养后可以改善患者的吞咽功能和日常生活活动能力，降低患者发生吸入性肺炎的风险。根据患者吞咽困难的严重程度可以选择不同级别的食物和饮品（图4-5）。

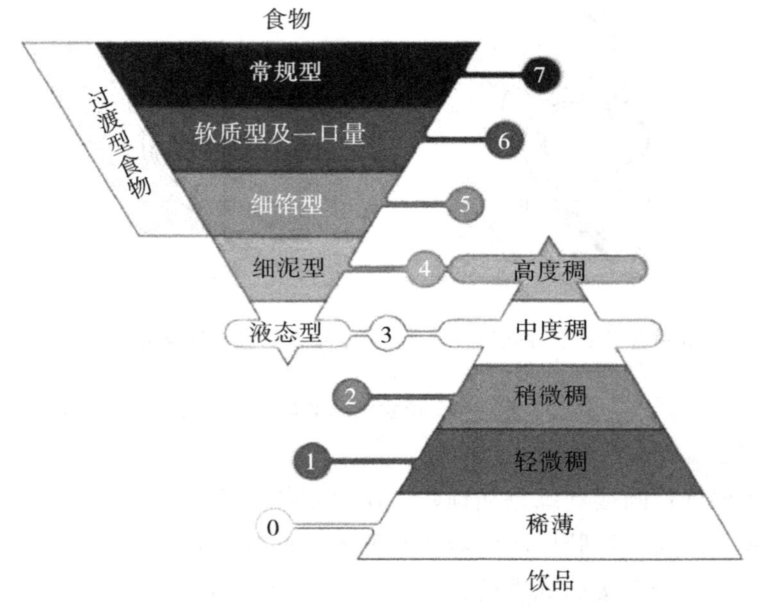

图4-5　吞咽障碍人群的食物质地标准

（4）药物治疗。

① 抗菌药物治疗：肺炎一旦确诊，根据罹患肺炎不同的发病场所，即社区获得性肺炎（CAP）和医院获得性肺炎（HAP），及时进行经验性抗菌药物治疗，待细菌培养及药敏结果确定后可针对该病原菌进行目标性治疗。抗生素应用开始时间会影响预后，入院后尽快行抗感染治疗。CAP常见病原体为肺炎链球菌、流感嗜血杆菌、需氧G-杆菌、金黄色葡萄球菌和卡他莫拉菌等，首选β内酰胺类/含酶抑制剂、第二三代头孢或呼吸喹诺酮类抗生素。HAP的病原菌多为耐药的G-细菌或葡萄球菌，常见病原菌包括铜绿假单胞菌、产超广谱β内酰胺酶（ESBLs）的肠杆菌科细菌、耐药葡萄球菌（MRSA/MRSE）等，多需联合用药，或根据药敏结果针对性选择抗感染药物。在治疗有误吸风险的老年衰弱患者时优先使用针对本地口腔细菌和厌氧菌有效的抗生素。对于衰弱的重症肺炎患者不论在检查或治疗过程中均需注意避免过度检查和治疗，老年医学中的缓和医疗认为，对重症衰弱的老年患者进行过度有创检查和治疗，并不能改善患者的症状和预后，还可能出现明显的副作用，居家护理可以更好地保留衰弱老年人的功能。

由于肝肾功能随着年龄的增加而减退，老年患者血药浓度较青年人高，半衰期延长，易发生毒副作用。优先选择青霉素类、头孢菌素类等β内酰胺抗菌药物，这些药物的剂量需根据肾功能进行调节，通常剂量相对于青年人减少；尽量避免选用氨基糖苷类、糖肽类抗生素，除非有明确用药指征，同时还应进行血药浓度监测；有精神系统疾病的老年人患者或由于肺炎较重出现谵妄的患者，喹诺酮类和碳青霉烯类在使用时需警惕，这两类药物导致精神症状加重较其他药物更常见。另外，由于老年患者易发生肠道菌群失调，许多患者在使用抗生素的过程中经常出现腹泻，可能为抗生素相关性肠炎、伪膜性肠炎，需及时进行大便化验，及时防治。在抗感染疗程上，目前无明确规定。轻症患者体温正常3天后可考虑停用；较重的老年重症肺炎患者使用抗生素降阶梯治疗方案。许多指南推荐患者静脉使用抗生素后只要患者病情控制，就尽快改为口服，但临床实践中却碰到许多阻碍，许多患者可能静脉使用抗生素的时间相对较长。

许多衰弱患者合并阿尔茨海默病、帕金森病、认知障碍、失能等，可反复造成吸入性肺炎。临床上可能只表现为反复低热和脉氧饱和度的轻微下降，目前没有证据支持对这类患者预防性的使用抗感染药物。

在抗感染治疗后需及时评估抗感染疗效。老年肺炎患者对初始抗感染治疗无反应高达49%，强烈推荐对这部分患者及时进行相关的化验检查以明确是否存在特殊的病原体或合并出现其他并发症，以便及时调整治疗方案。

② 针对吞咽障碍和上气道管理的药物治疗策略：血管紧张素转换酶抑制剂

（ACEI）和西洛他唑可以增加气道和血清内P物质，改善老年人吞咽和咳嗽反射，有证据支持这两类药物可起到预防肺炎的作用，但对于卧床或日常生活活动能力极低的人群和白种人却不适用。抗胆碱能药、三环类抗抑郁药、利尿剂和选择性5-羟色胺再摄取抑制剂，可能引起口干，不利于老年人吞咽食物，导致吞咽障碍，需谨慎使用；精神病类、安定类药物、麻醉类药物，可造成意识水平下降或影响吞咽反射，对于肺炎风险很高的老年患者不建议使用。

（5）重症肺炎处理。由于衰弱的肺炎患者易发生重症肺炎、呼吸衰竭、系统性炎症反应综合征（SIRS）、多器官功能障碍综合征（MODS）、弥散性血管内凝血（DIC）等，病死率明显升高。不同于传统医学，并不是所有重症肺炎患者均需建议进入ICU，老年医学认为部分衰弱患者进入ICU，对患者的预后并无改善作用，因此对于重症肺炎患者除了考虑疾病严重度，需在参考以下问题后再决定是否进入ICU：①患者和患者家属的意愿；②评估患者疾病严重性：共患病（包括恶性肿瘤）、营养状态和日常生活活动能力（ADL/IADL）、临床衰弱量表（CFS）、认知功能和精神疾病；③医疗目标：幸存或长期存活、追求的生活质量、ICU治疗方案、2～3天后再次评估；④出院后去处和家庭经济情况。

（三）临床实例

1. 病例介绍

患者王某（男），81岁，已婚。2019年6月份因跌倒至骨科住院，诊断胸腰椎压缩性骨折，行球囊后凸成形术，术前患者胸片检查提示左肺斑片渗出影，血常规正常，术后卧床。4天后出现发热，体温37.6℃，伴咳嗽、咳痰、纳差，在我科住院，之后反复发热并出现消化道出血、谵妄、胸痛等，经多科协作治疗1个月后，患者体温正常，饮食改善，可在陪护人员搀扶下下地活动，但胸CT提示肺病变吸收缓慢，5个月后再次复查胸CT病变才明显吸收。既往有COPD、冠心病、房颤、心功能不全、高血压、脑梗死、胃溃疡、甲状腺功能减退、下肢静脉血栓、前列腺增生等病史，长期规律口服7种药物，治疗期间最多曾口服16种药物（除外静脉输液、雾化、皮下注射等药物）。

2. 临床评估与分析

（1）病例特点：高龄老人，急性起病，起病隐匿，以跌倒作为首发症状，后续出现多个并发症；共病、多重用药；存在多个常见的老年综合征：跌倒、衰弱、吞咽障碍、尿失禁、营养不良、压疮等。

（2）病例分析：该患者入院时通过临床衰弱量表（CFS）评估7分，考虑存在衰弱，经老年综合评估后分析该患者衰弱的原因包括：①高龄；②躯体疾病：高血压、冠心病、COPD、肺炎、甲状腺功能减退、骨质疏松等；③老年综合征：吞咽障碍、营养不良、活动能力障碍等；④多重用药：药物相互作用，患者躯体疾病越多，衰弱可能越明显，用药越多。而患者之所以发生吸入性肺炎，通过吸入性肺炎风险评估，该患者由于骨科手术存在意识水平的改变，且吞咽障碍评估为中度，故取吞咽障碍分值4分，胃食管反流1分，协助喂食1分，平卧进食1分，基础麻醉1分，共8分，误吸风险高，可解释患者肺炎并发症的发生。

3. 临床干预实践

该患者在临床医师的指导下，通过言语治疗师、物理治疗师、作业治疗师、护士、营养师的多学科干预，最终病情好转。具体包括：①临床医师判断患者COPD合并吸入性肺炎，需选择既能覆盖铜绿假单胞菌且又能覆盖口腔内定植菌的抗生素，故选择β内酰胺+含酶抑制剂抗感染；且高龄、房颤、下肢静脉血栓、溃疡、骨折术后等病史，停用华法林，给予低分子肝素预防血栓形成并逐渐调整抗凝方案。②由于患者脑梗，洼田饮水试验5级，物理治疗师和作业治疗师共同对患者进行吞咽训练、上肢训练、咳嗽训练等，至患者出院时为3级，仍为异常，但较前改善，故继续留置胃管。鼓励患者及早下地，帮助患者进行肢体康复锻炼，患者逐渐从卧床状态转为能借助辅助工具行走。③患者存在营养不良，根据患者体重、卧床等状态，营养师给予制订膳食计划，选择合理的能量供给。随着疾病逐渐稳定，长期口服药明显减少，患者自觉衰弱逐渐好转，从严重衰弱改善至轻度衰弱，吸入性肺炎风险从最初的中危降至低危。具体可见以下表格（表4-7）。患者好转出院，告知患者家属出院后需重点预防跌倒、呛咳、吸入肺炎等，门诊动态评估吞咽功能，争取尽早恢复自主进食；及时进行疫苗接种等。

表4-7　患者王某治疗前后的老年综合评估（CGA）

CGA	治疗前	治疗后
临床衰弱量表（CFS）	7分（严重）	5分（轻度）
跌倒	17分（高危）	9分（中危）
吞咽障碍（洼田饮水试验）	5级	3级
尿失禁（ICI-Q-SF）	11分（中度）	9分（中危）
营养不良（MNA-SF）	5分（营养不良）	12分（正常营养状态）

（续表）

CGA	治疗前	治疗后
压疮（waterlow scale）	24分（极度危险）	15分（高度危险）
日常生活活动能力（Barthel指数）	0分（重度功能障碍）	35分（重度功能障碍）
吸入性肺炎风险评估	8分（中危险）	5分（低危险）

第三节　老年衰弱与心血管疾病

心血管疾病是老年人群中最常见的一类疾病。在心血管疾病群体中，衰弱的发生率增加，而衰弱则与多种心血管疾病危险因素相关。老年衰弱与心血管疾病之间的关系已经引起了越来越多的关注。本节从高血压和心力衰竭两种老年人常见心血管疾病具体阐述老年衰弱与心血管疾病的流行病学、影响因素等，并提出预防和干预措施。

一、老年衰弱与高血压

（一）老年衰弱与高血压的关系

1. 流行病学

2018年中国老年疾病临床多中心报告中指出，在解放军总医院等5个临床中心自2008年至2017年纳入的370996例老年患者资料中，老年患者住院人次呈逐年递增趋势，平均增长率高达27.48%，其中高血压病以36.69%仅次于恶性肿瘤（37.18%）位居老年人主要住院疾病第二位。高血压是继发脑卒中、冠心病及死亡的主要危险因素。老年衰弱综合征是近来老年医学研究的热点，其与高血压病的关系尚未完全阐明。现有的研究指出，在老年人群中高血压和衰弱（根据Frail量表，表4–8）的患病率分别为67.3%和14.8%；高血压病在衰弱前期的老年人中患病率为72.5%，在衰弱状态的老年人中为83%，比没有合并衰弱的老年人更普遍（51.7%）。在我国接近2900万80岁以上高龄人口中，约80%患有高血压病伴衰弱状态。

表4-8　Frail量表

序号	条目	询问方式
1	疲乏	过去4周内大部分时间或者所有时间感到疲乏
2	阻力增加/耐力减退	在不用任何辅助工具以及不用他人帮助的情况下，中途不休息爬一层楼梯有困难
3	自由活动下降	在不用任何辅助工具以及不用他人帮助的情况下，走完一个街区（100m）较困难
4	疾病情况	医生曾告诉你存在5种以上如下疾病：高血压、糖尿病；急性心脏疾病发作、卒中、恶性肿瘤（微小皮肤癌除外）、充血性心力衰竭、哮喘、关节炎、慢性肺病、肾脏疾病、心绞痛等
5	体重下降	一年或更短时间内出现体重下降≥5%

注：具备以上5条中3条及以上被诊断为衰弱，1~3分为衰弱前期。

2. 病因及影响因素

老年高血压患者很多生理/病理生理机制与增龄密切相关。动脉硬化，尤其是大动脉硬化是老年高血压病最典型的病理生理特征，其与周围血管阻力增加直接相关。动脉硬化还可导致收缩期高血压伴脉压差增大。除动脉结构的变化之外，血管阻力的调节还受自主神经系统及血管内皮增龄改变的影响。随着年龄的增长，动脉压力感受器敏感性下降，导致血压调节系统受损、血压升高。衰老还会影响肾素-血管紧张素-醛固酮系统，从而导致血压升高和钠敏感性增加。增龄相关肾功能改变，尤其是肾脏调节钠平衡方面的变化，也可影响血压水平。肾血流量减少、肾小球滤过率下降均可导致老年人排除钠负荷能力受损，进而出现钠潴留，并出现盐敏感性高血压。合并衰弱综合征的老年高血压患者在增龄相关变化方面与老年高血压发生机制相重合。但较单纯高血压患者合并多维度健康风险，各个维度之间均可相互作用、互相影响，因此其病理生理过程均较中青年患者及不合并衰弱综合征的老年患者更为复杂。

3. 临床表现

高血压一般常见的临床症状有头晕、头痛、颈项板紧等，呈轻度持续性，紧张或劳累后加重，多数可自行缓解。高血压起病大多缓慢、渐进，缺乏特殊的临床表现，仅在测量血压时或出现心、脑、肾等并发症时才被发现。在衰弱人群中，血压的突然升高需警惕其他系统不稳定，如合并急性感染、心力衰竭、谵妄等。老年高血压人群的自身血压内环境稳定调节作用受损，使得老年高血压有着多种特点。① 老年人更容易出现收缩压升高、脉压差增大。② 血压异常波动。由于血压调节能力下降，老年人血压水平易受各种因素，如体位、进餐、季节或温度等影响。最常见为体位性低血压、餐后低血压和血压昼夜节律异常等。③ 多病共存。特别是老年（≥80岁）高血压患者常伴有多种危险因素和相关疾病，如糖尿病（39.8%）、高脂血症（51.6%）、冠心病（52.7%）、肾功能不全（19.9%）、脑血管病（48.4%）等。④ 假性高血压发生率增加。老年高血压患者伴有严重动脉硬化时，袖带加压时难以压缩肱动脉，所测血压值高于动脉内测压实际值的现象，其可导致过度降压治疗，导致收缩压过低而致跌倒、衰弱等不良事件的增加。

4. 预后

衰弱人群中存在着血压过低与死亡率增加之间的矛盾关系。例如，来自美国国家健康和营养检查调查的数据表明，在健康人群中血压升高与较高的死亡率相关；而衰弱患者中，血压较高与较低的死亡率相关。在Sprint（收缩压干预试验）研究中，研究者发现，与标准血压控制相比，强化降血压治疗对正常及衰弱患者均可降低心血管事件发生率，但该研究结果未能显示强化降血压治疗对衰弱相关事件（如步速、功能等）有任何改善作用。值得注意的是，2017年美国高血压临床实践指南依然明确指出了降血压治疗是少数几项可降低衰弱老年人死亡风险的干预措施之一。2019年中国老年高血压管理指南中指出，老年高血压患者接受降压治疗可延缓增龄相关的认知功能下降以及降低痴呆发生的风险。由于缺乏循证医学证据，80岁以上老年患者的血压管理仍处于不足的状态，血压达标率低于80岁以下的人群。

（二）预防及干预措施

降压治疗的目的在于延缓高血压所致心血管疾病进程，最大限度降低心血管疾病发病率和死亡率，改善生活质量，延长寿命。老年高血压减压治疗应强调收缩压达标，在能耐受的前提下，逐步使血压达标。在启动降压治疗后，需注意检测血压变化，避免降压过快带来的不良反应。

1. 预防

多种膳食调整均有助于预防高血压的发生，包括减少钠的摄入、避免过量饮酒、超重或肥胖者减轻体重，以及增加膳食中的水果、蔬菜、豆类和低脂奶制品的含量，而减少零食、甜食、肉类及饱和脂肪的含量。改变生活方式，如戒烟和制订有氧运动方案也有助于预防高血压的发生。除此之外，如已经合并其他危险因素（如合并糖尿病、慢性肾病等）或已经出现血压升高的老年人群，则需更加积极并严格恪守上述生活方式转变及膳食调整，以预防或减少高血压对靶器官损害带来的负面影响。但对于老年人群，过分强调减低热量的摄入和肉类摄入有导致肌少症、衰弱综合征发生的风险，因此，2019年中国老年高血压管理指南指出，在对于高龄高血压患者制订降压方案前应行衰弱评估，特别是近1年内非刻意解释情况下体重下降＞5%或有跌倒风险的高龄老年高血压患者。

2. 评估

（1）衰弱综合征的评估：衰弱是影响高龄老年人降压治疗获益的重要因素之一。对于高龄高血压患者，推荐制订降压治疗方案前进行衰弱评估，特别是近一年内非刻意节食情况下体重下降＞5%或有跌倒风险的高龄老年高血压患者。衰弱筛查推荐采用Frail量表，如有条件可进一步采用Fried表型（表4–9）进行评估。

表4–9　Fried表型

序号	项目	Fried
1	体重减轻	1年内体重减轻>3kg或5%
2	躯体功能下降：步速减慢（1.5ft或4.5m）	男≤173cm，≥7s；>173cm，≥6s 女≤159cm，≥7s；>159cm，≥6s
3	肌力下降：握力（kg）	男≤29 ~ 32kg，女≤17 ~ 21kg
4	躯体活动量减低	男<383kcal/week　　女<270kcal/week
5	自觉疲乏，上周内超过三天有1项问答为“是”	① 我做任何事都觉得费劲 ② 缺乏干劲

注：具备表中5条中3条及以上被诊断为衰弱，符合1 ~ 2项为衰弱前期。

（2）精确测量血压：精确的血压测量是管理老年人高血压的最关键部分。测量患者坐位血压需静坐至少5分钟，袖带与心脏保持同一水平。首次应测量双上肢血压，有助于发现主动脉弓狭窄或上肢动脉闭塞。对于血压波动极大的患者或者可能有“白大衣高血压”的患者，需要测量24小时动态血压。对于长期居住于护理院的老年人，精确测量血压更加重要，因为这些患者往往存在餐后低血压，并与其他原因不能解释的晕厥有关，并且是发生跌倒、脑卒中和总死亡率增加的独立危险因素。治疗前、过程中或改变治疗方案时应检测立位血压，观察有无体位性低血压。若出现与进食相关的头晕，应注意检测餐后血压或24小时动态血压。进食、吸烟、焦虑、紧张、劳累、膀胱充盈、过冷、过热、肢体运动障碍（如帕金森病等）均会影响血压测量的准确性。家庭自测血压应使用经过标准化验证的上臂式全自动电子血压计。

（3）除外继发性高血压及高血压靶器官评估：虽然大部分合并高血压病的老年衰弱患者患原发性高血压病，但出现恶性高血压，如舒张压突然升高、血压难以控制或在使用含利尿剂的三种降压药物仍难以控制血压时，需警惕继发性高血压的可能。肾血管疾病是老年患者最常见的继发性高血压病因。在确定治疗方案前需注意到心血管疾病、靶器官损害（如左心室肥大）、糖尿病、慢性肾病和其他并发症。

（4）注意基础状态和合并症：高龄、衰弱、多病共存者应注意降压治疗的获益与风险。无法完成6米步行试验者，强化降压使收缩压＜140mmHg反而增加心血管疾病的风险。肝肾功损害、多重用药或处于脑卒中亚急性期时加强血压监测。合并体位性低血压、衰弱、双侧颈动脉狭窄者降压目标宜放宽至150/90mmHg。

3. 干预

（1）非药物治疗：① 针对衰弱综合征的干预。根据老年患者衰弱评估与干预中国专家共识，衰弱的干预主要包括：a. 运动锻炼。阻抗运动与有氧耐力运动是预防及治疗的有效措施；b. 共病和多重用药的管理。衰弱的预防和治疗应重视处理可逆转疾病，评估衰弱老年人用药合理性并及时纠正不恰当用药。建议临床根据Beers、STOPP及START标准评估衰弱老年人的用药情况，减少不合理用药；c. 多学科团队合作的医疗护理模式；d. 减少医疗伤害。对中、重度衰弱老年患者应仔细评估患者情况，避免过度医疗。

② 寻找影响血压波动的原因以及可纠正的共存疾病。注意筛查以下原因，之后再调整药物：白大衣高血压及继发性高血压；依从性差；降压药物选择不当，如剂量偏低、联合用药不够合理等；应用拮抗降压的药物，如肾上腺皮质类固醇、促红细胞生成素等；无法做到低盐膳食；夜间睡眠质量差，如前列腺增生所致夜尿增多、不良应用手机的习惯；慢性疼痛和慢性焦虑等。对于长期居住于护理院的老年高血压患者，由于其常存在高龄、蛋白能力性营养不良、多病共存、多重用药以及体位性低血压和餐后低血压发生率高，因此严格低盐低脂膳食、强化降压治疗能否获益尚不明确，需进行个体化评估。

③ 预防降压治疗中的低血压。严格动态血压监测和管理，避免体位大幅度或过快变动，避免每餐过饱和餐后即刻活动，建立健康生活方式和限盐饮食，注意季节及温度变化时及时调整治疗，科学按时服用降压药物。

（2）药物治疗：针对衰弱综合征的药物干预。营养干预如补充能量和蛋白质、补充维生素D（常联合钙剂）等可改善营养不良衰弱老年人的体重下降、降低病死率；药物治疗目前尚无可靠证据，可能涉及抗炎药物、激素类似物、性激素受体调节剂、血管紧张素转化酶抑制剂等。衰弱的预防和治疗尚处于初步探索阶段，特异性干预衰弱的临床试验较少。早期干预十分重要，中度衰弱的老年人对干预反应良好，而重度衰弱患者的干预效果不佳。

老年人应用降压药物应遵循以下基本原则。小剂量：初始治疗时通常采用较小的有效治疗剂量，并根据需要，逐步加量；长效：尽可能使用一天一次、24小时持续降压作用的长效药物，有效控制夜间及清晨血压；联合：若单药治疗疗效不满意，可采用两种或多种低剂量降压药物联合治疗以增加降压效果，单片复方制剂有助于提高患者的依从性；适度：大多数老年患者需要联合降压治疗，包括起始阶段，但不推荐衰弱老年人和≥80岁老年人初始治疗时采用联合治疗；个体化：要根据患者具体情况、耐受性、个人意愿和经济承受能力，选择适合患者的降压药物。

常用的降压药物主要包括利尿剂、钙通道阻滞剂（calcium channel blocker，CCB）、血管紧张素转换酶抑制剂（angiotension converting enzyme inhibitors，ACEI）、血管紧张素受体阻滞剂（angiotension receptor blocker，ARB）、β受体阻滞剂、其他种类降压药。CCB、利尿剂、ACEI、ARB均可作为老年衰弱高血压患者初始用药，长期维持用药方面根据患者耐受情况酌情应用单片固定复方制剂。根据患者的危险因素、亚临床靶器官损害情况以及合并临床疾病情况，优先选择某类降压药物。特定情况下的首选药物见表4-10。

表4-10 特定情况下的首选药物

情况		药物
无症状靶器官损害	左心室肥厚	ACEI、CCB、ARB
	无症状动脉粥样硬化	ACEI、CCB、ARB
	微量白蛋白尿	ACEI、ARB
	轻度肾功能不全	ACEI、ARB
临床心血管事件	既往心肌梗死	βB、ACEI、ARB
	心绞痛	βB、CCB
	心力衰竭	利尿剂、βB、ACEI、ARB、醛固酮拮抗剂
	主动脉瘤	βB
	房颤，预防	ACEI、ARB、βB、醛固酮拮抗剂
	房颤，心室率控制	βB、非二氢吡啶类CCB
	外周动脉疾病	ACEI、CCB、ARB

（续表）

	情况	药物
其他	单纯收缩期高血压（老年人）	利尿剂、CCB
	代谢综合征	ACEI、ARB、CCB
	糖尿病	ACEI、ARB

（3）指南对老年高血压目标值的推荐见表4-11。

表4-11　全球各大指南对老年高血压目标值的推荐

指南	一般人群（mmHg）	高CVD风险人群（mmHg）
2013年欧洲高血压学会和欧洲心脏病学会（ESH/ESC）	<80岁 <140/90 ≥80岁 <150/90	<80岁 <140/90 ≥80岁 <150/90
2014年美国高血压学会和国际高血压学会（ASH/ISH）	<80岁 <140/90 ≥80岁 <150/90	<80岁 <140/90 ≥80岁 <150/90
2014年美国成人高血压治疗指南（JNC-8）	≥60岁 <150/90	≥60岁 <150/90
2017年美国心脏病学会和美国心脏协会（ACC/AHA）	≥60岁 <130/80	≥60岁 <130/80
2018年欧洲高血压学会和欧洲心脏病学会（ESH/ESC）	<80岁 <130/80 ≥80岁 <130/80	<80岁 <130/80 ≥80岁 <130～139/80
中国高血压防治指南（2018）	≥60岁 <150/90，可耐受降至<140/90 ≥80岁 <150/90（SBP达标）	≥80岁 SBP≥160，起始治疗降脂<150/90 心衰、糖尿病、慢性肾病<130/80 冠心病、脑血管病 <140/90

（续表）

指南	一般人群（mmHg）	高CVD风险人群（mmHg）
中国老年高血压管理指南（2019）	≥80岁 ≥150/90启动治疗，血压降至＜150/90 若耐受良好，进一步将血压降至＜140/90	衰弱高龄高血压，血压≥160/90启动治疗； SBP目标为＜150，但不低于130

注：CVD为心血管疾病；SBP为收缩压。

从国际各大指南的变迁可以看出对于高龄老年人，特别是高龄衰弱患者合并高血压患者，越来越不强调强化降压治疗。高龄衰弱高血压患者管理策略既不同于一般中青年患者也不同于体质健康的高龄人群。指定降压治疗方案时，除考虑血压水平外，还需对患者进行认知功能与衰弱程度评估。启动降压治疗的界值为≥160mmHg更加安全、减少不良心血管事件。高龄衰弱老年患者的收缩压目标<150mmHg，但不低于130mmHg，血压低于此值则减少药物剂量乃至停药。用药期间需密切关注血压过低和体位性低血压以及由此所致的晕厥与跌倒相关性损伤和骨折风险。

（4）随访：老年人血压过高或过低均能增加认知障碍发生的风险。合并衰弱的老年高血压患者，药物调整不及时、血压波动大和依从性差是影响其预后的重要因素。对于大多数患者来说，间隔1～2个月随访一次来决定是否需要调整药物剂量是合适的。由于血压调节系统随增龄而发生改变以及保持血压内环境稳定的功能受损，过度降压会导致境遇性低血压，如体位性或餐后低血压。在随访中应注意测定平卧位和站立位血压，在评估是否出现体位性低血压后再调整降压药物来达到目标血压（坐位）。在推荐增加药物剂量或换用其他治疗药物前应该评估患者对目前降压治疗方案的依从性。对于衰弱老年高血压患者来说，在家中测量的血压所提供的信息是很重要的，在家中监测血压也可以提高患者对治疗的依从性。由于高血压通常没有症状，所以需要注意向患者宣教将血压控制到目标水平。由于合并衰弱的老年高血压患者往往合并多种内科疾病和老年综合征，所以多学科组成的老年医学团队门诊是一种非常合适的随诊方式。护士提供血压控制程度的反馈信息，营养师对患者饮食情况和依从性进行评估，药师负责追踪患者对药物治疗方案的依从性，如可能，社会工作者尽可能帮助患者减轻药物治疗相关的经济负担。当患者血压未能成功降至目标值时，治疗药物剂量增加或换成其他药物仍然需要谨慎。如患者同时服用三种降压药物（其中包括利尿剂）仍不能达到目标血压，则应考虑进行难治性高血压方面检查（尤其是肾血管疾病）。若患者血压达到了适宜水平并稳定超过1年后，可以考虑逐级降低治疗，在密切监测血压水平的前提下谨慎尝试减少药物剂量调节。随着科技的发展，基于移动设备的血压监测模式也在逐渐探索。在北京市海淀区对566名高血压患者的一项研究显示，与传统门诊随访模式相比，远程血压监测综合干预在治疗1～6个月期间其降低收缩压及舒张压优于传统门诊随访模式，在6个月的时候下降最为显著。基于移动设备的远程血压监测有着便捷、接受度高、及时、可靠等优点，其有助于患者更好达到并维持目标血压。

（三）临床病例

1. 病例介绍

患者顾某（女），86岁，务农。因“间断头晕、发现血压升高20年，再发3天”入院。患者既往血压最高200/100mmHg，先后服用左旋氨氯地平及厄贝沙坦氢氯噻嗪，未坚持低盐低脂膳食，间断监测血压150～160/60～70mmHg。近3天再度出现头晕，门诊测血压230/90mmHg并收入住院。平素生活部分自理，外出活动需助行器，半年前因跌倒致右股骨颈骨折，接受内固定治疗后卧床。近一年体重由约52kg下降至47kg。既往有2型糖尿病、慢性肾功能不全（CKD3a期）、腔隙性脑梗死。无长期吸烟及饮酒史。文化程度文盲。丧偶，平素与女儿生活，由女儿代为开药及摆药。女儿患高血压病。体格检查：血压186/74mmHg，脉搏 68次/分，律齐，BMI 19.4kg/m^2，轮椅入室，心脏检查示心脏向左偏移，心间搏动有力，心前区未及病理性杂音，右下肢屈曲困难、疼痛，双下肢不肿。

入院相关评估如下：

（1）与衰弱综合征相关的评估：Frail量表5分（一年内体重下降7kg；步速无法配合；利手握力10kg；一周内每天大部分时间感到疲乏；卧床，基本无体力活动）。

（2）其他老年综合评估：听力、视力均下降但不影响生活；齿列稀疏，平素以半流质饮食为主；跌倒史：半年前跌倒致右股骨颈骨折、接受内固定术后卧床；小便急迫性尿失禁，大便需药物辅助；睡眠障碍，入睡困难，需药物辅助；因尿频，夜间易醒；MMSE（简易智能量表）22分；SDS（抑郁自评量表）68分，SAS（焦虑自评量表）56分；Barthal ADL（日常生活活动能力）45分，IADL（工具性日常生活活动能力）2分；MNA-SF（微营养评估简表）7分；多重用药（用药情况：左旋氨氯地平2.5mg（qd）、厄贝沙坦氢氯噻嗪150/12.5mg（qd）、阿司匹林100mg （qd）、阿卡波糖50mg（tid）、二甲双胍缓释片1000mg （qd）、钙尔奇D 300mg （qd）、骨化三醇2.5μg（qd）、佐匹克隆7.5mg （qn）、艾司唑仑1mg （qn）、海坤肾喜胶囊、百令胶囊、尿毒清颗粒）。

（3）高血压方面：入院后监测患者血压，卧位血压波动于150～170/80～90mmHg、坐位血压145～160/80～85mmHg、餐后血压较餐前收缩压降低约10mmHg。血常规正常；生化示血钾 4.2mmol/L、血清肌酐155 μmol/L、尿素氮6mmol/L；尿常规示尿蛋白1+，24h尿微量白蛋白584mg；甲功正常；心电图示窦性心律、左室高电压；血管超声示右侧颈内动脉、双侧股动脉粥样硬化；超声心动图示室间隔增厚（14mm）及左室游离壁增厚（14mm），左房增大，左室射血分数（M型）57%；24h动态血压监测示患者为普高型血压；动态监测血钾正常、24h尿钾24mmol；肾动脉超声未见肾动脉狭窄征象；肾上腺薄层CT平扫未见肾上腺增生或结节样增粗。

（4）血糖方面：监测空腹血糖8～9mmol/L，早餐后2h血糖10～14mmol/L、午餐后14～15mmol/L、晚餐后13～15mmol/L；糖化血红蛋白8.5mmol/L。

（5）其他评估：骨密度（QCT）示骨质疏松；血PTH（甲状旁腺素）正常；尿培养阴性；眼底评估：高血压性视网膜病变Ⅱ期，糖尿病性视网膜病变I期。

2. 临床评估与分析

高龄女性，慢性病程；临床上以头晕发现血压升高起病，病程中逐渐加用CCB、ARB及噻嗪类利尿剂，长期血压未达标，近期血压再度升高SBP>180mmHg伴头晕再发；多病共存（高血压病、2型糖尿病、慢性肾功能不全、腔隙性脑梗死、股骨颈术后），合并多种老年综合征（视力、听力下降；跌倒史；入睡困难；急迫性尿失禁，便秘；轻度焦虑、抑郁状态；ADL中度失能，IADL重度失能；营养不良风险；衰弱状态；多重用药）。

非药物治疗方面，高血压患者应常规低盐低脂膳食，但本例患者BMI仅19.4kg/m^2、合并营养不良风险，严格低脂膳食对营养不良不利，亦不利于患者床旁康复及功能恢复，故本例患者可予低盐膳食。同时，在随诊中可发现，对于衰弱状态的营养及康复干预在整体患者对于高血压及其他内科治疗药物的耐受方面有积极的促进作用。

药物治疗方面，对于高龄、衰弱、多合并症的老年高血压患者，进行药物干预之前最重要的部分为充分的老年综合评估、高血压靶器官损害评估以及重要合并症的评估。整体降压目标，结合2019中国老年高血压管理指南，不宜过低，SBP<150mmHg即可。除降压目标较年轻高血压患者不同以外，高龄老年患者的降压治疗应在充分评估下高度个体化。结合本例患者，影响患者高血压药物治疗选择的情况主要有：① 体位性及餐后低血压；② 2型糖尿病；③ 慢性肾功能不全（存在高血压性肾损害成分，不除外合并糖尿病性肾损害成分）；④ 衰弱状态；⑤ 急迫性尿失禁；⑥营养不良风险。对于体位性低血压及餐后低血压患者，精准的血压评估尤为重要，该患者坐位及餐后血压均较卧位血压下降，故降压治疗不宜过强，调整

降压治疗后仍需密切监测血压，以避免血压过低导致患者跌倒、坠床等不良临床事件。患者合并2型糖尿病，降压治疗宜选用含ACEI/ARB的降压药物，且患者合并慢性肾功能不全（CKD3a期）、微量白蛋白尿，故保留厄贝沙坦成分有利于患者维持肾功能，以减少逐渐增多的白蛋白漏出加重肾功能损害。患者同时合并急迫性尿失禁，其为多种原因，如年龄相关、特发性、局部膀胱刺激等，导致的逼尿肌过度活动，此时如应用α受体阻滞剂如特拉唑嗪等降压药物易出现尿潴留、压力性溢尿等新发问题。氢氯噻嗪的半衰期为15小时，其也可导致患者因尿量增多而致尿频、急迫性尿失禁，也有研究显示其可对血糖、血脂代谢有一定影响。但氢氯噻嗪除利尿作用外，长期应用还有扩张外周血管的作用，且对收缩压及舒张压的降低并非成比例减低，故在降低收缩压方面有独特优势。在难治性高血压患者中，氢氯噻嗪与其他药物联用有协同降压作用，所以综合考虑，对于本患者保留小剂量氢氯噻嗪利远大于弊。

3. 临床干预实践

入院后治疗措施如下：

（1）高血压方面：入院后予低盐膳食，维持厄贝沙坦氢氯噻嗪150/12.5mg（qd，早），将左旋氨氯地平调整为硝苯地平控释片30mg（qd，晚），监测晨起血压145～160/80～85mmHg，傍晚血压140～155/75～80mmHg，遂调整降压药物为厄贝沙坦300mg（qd）+氢氯噻嗪12.5mg（qd，早），维持硝苯地平控释片30mg（qd，晚），之后监测患者晨起及傍晚血压均可在140～150/75～80mmHg。

（2）2型糖尿病方面：入院后停二甲双胍，调整为格列美脲1mg（qd）+阿卡波糖50mg（tid），监测患者空腹血糖7～8mmol/L，2hPBG（餐后2h血糖）仍10～14mmol/L，遂将阿卡波糖加量为100mg（tid），之后监测2hPBG可在9～11mmol/L。

（3）骨质疏松方面：停钙尔奇D，给予碳酸钙0.75g（tid）、骨化三醇0.25μg（qd）以及阿仑膦酸钠70mg（qw），患者耐受良好。

（4）老年综合征干预：经多学科会诊（营养科、药剂科、精神心理科、康复科及老年心内科）讨论，主要从以下几方面进行干预：营养不良风险方面，入院后加用肠内营养制剂（益力佳，约18勺/天），患者耐受良好，建议口腔科会诊评估义齿植入，患者未采纳；急迫性尿失禁方面，入院后嘱患者定时排尿，并给予酒石酸托特罗定缓释片2mg（qd），监测患者尿频减轻；卧床、重度失能方面，给予床旁康复干预，患者可逐渐在床旁扶站及床边端坐；入睡困难方面，给予佐匹克隆7.5mg（qn），入睡良好，患者夜间因急迫性尿失禁减少，夜间起夜次数减少至1次；停二甲双胍、钙尔奇D、海坤肾喜胶囊、尿毒清颗粒及百令胶囊。维持阿司匹林100mg（qd）。给予心理干预及床旁及器械康复治疗。

患者出院后规律服药，随诊2年，家庭监测血压可维持在135～145/70～75mmHg，监测血清肌酐维持在150～160μmol/L，生活可部分自理，可于家中自行去卫生间如厕，未出现跌倒等不良事件。监测体重增加，BMI升至20.8kg/m²。重新评估FRAIL 1分（步速0.6m/s）。

本例患者的诊疗中，心内科专科评估给患者制定降压目标；药剂科进行用药评估减少了患者多重用药风险，并降低患者尿失禁加重风险；营养科会诊后予肠内营养干预改善了患者一般情况并为进一步康复锻炼提供营养基础；精神心理科会诊加用助眠药物有助于改善患者因睡眠不良而致次日清晨高血压，同时减少了患者不良情绪对于病情康复的影响；康复科的干预纠正了患者长期卧床状态，恢复了患者部分生活自理的功能，为进一步居家治疗打好基础。综上所述，合并衰弱综合征的老年高血压患者的管理除传统的生活方式以及药物治疗以外，老年综合评估及多学科会诊模式对于患者衰弱状态的纠正及减少治疗相关不良风险有着重要的作用。

二、老年衰弱与心力衰竭

（一）老年衰弱与心力衰竭的关系

心力衰竭（简称心衰）是21世纪人们所面对的最严重的心血管问题，是各种心脏病的严重和终末阶段，其特点是发病率高、病死率高、再住院率高。从病理生理角度看，心衰是由于任何心脏结构或功能异常导致心室充盈或射血能力受损，以呼吸困难和乏力（活动耐量受限）及液体潴留（肺淤血及外周水肿）为主要临床表现的一组复杂临床综合征。2016年欧洲心脏病学会（ESC）心衰指南依据射血分数（EF）水平将心衰分类为射血分数降低的心衰（HFrEF，EF≤40%）、射血分数中间值的心衰（HFmrEF，EF 40%～49%）和射血分数保留的心衰（HFpEF，EF≥50%）。心衰的患病率及发病率随着年龄的增加而递增。冠心病、高血压、心脏瓣膜病和心肌病是老年人最常见的导致心衰的病因。

尽管医学上已经应用了几种衰弱的概念和定义，但用于评估衰弱的工具来自衰弱的两个基本概念：躯体衰弱表型和累积缺陷模型。Fried等在对社区老年人群进行研究的“心血管健康研究”中提出并验证了躯体衰弱表型，如存在以下三种或以上躯体表型则可认为存在衰弱状态：非自主意愿体重下降；主观疲惫感；握力下降；步速减慢；以及自主报告的体力活动减少。存在上述一种或两种表型则可认为是衰弱前期。Rockwood等在对社区老年人进行研究的“加拿大健康和老龄化研究”中提出并验证的累积缺陷模型将衰弱描述为一种机体易损状态，由不同程度的个体损害和情况积累所致，并提出了衰弱指数概念。与衰弱表型相比，累积缺陷模型是一种更为全面的工具。根据一种多角度方法，其评估了多个领域层面上健康缺陷的累积，如认知、日常生活活动、合并疾病、社会关系和社会支持的缺陷，或异常的实验室检查结果。衰弱指数指的是实际健康缺陷个数与可能发生的缺陷总数的比值。健康缺陷的数量越多，衰弱程度就越重。

1. 流行病学

衰弱在心衰人群中十分普遍。据估测，心衰人群中衰弱的患病率高达约45%，使用躯体衰弱评估工具研究的患病率低于累计缺陷方法的研究（42.9%与47.4%）。心衰患者中出现衰弱综合征的风险较其他人群升高约6倍，而衰弱综合征的患者未来出现心衰的风险也显著升高。虽然衰弱综合征和心衰在老年人群中更常见，但患者衰弱的患病率却与年龄无关，因为年龄小于60岁的患者也可以出现衰弱。这表明患者的衰弱并非单纯与增龄造成的机体生理储备下降相关，而是与之相辅相成。与通常人们的想法相反，比起HFrEF，衰弱似乎在HFpEF中更常见。这可能是因为HFpEF患者中心脏和非心脏疾病的合并症更多。衰弱的发病率与纽约心脏协会心功能分级（NYHA classification）之间的关系尚不明确，一些研究发现其相关性较差，而其他研究则认为线性相关，其原因可能是衰弱评估的方法不同。衰弱和心衰之间的重叠情况十分复杂，两者在症状上也十分相似。尽管心衰患者中衰弱的确切机制尚未完全阐明，但与衰弱病理生理过程、临床和非临床症状都有相似性，这对两者的预后和管理都具有重要的影响。

2. 病因及影响因素

心衰和衰弱共同的病理生理通路涉及多个系统，包括神经激素、代谢、验证和免疫通路的紊乱与失调。这种级联反应导致分解代谢增强、能量耗竭、氧化应激和促炎信号的释放。炎症生物标志物的升高会影响体内激素水平，如皮质醇和生长激素，从而导致其下游效应，导致分解代谢增强，从而促进衰弱的发生。心衰中合成代谢和分解代谢的平衡也可能加剧肌肉质量和肌肉力量的下降，导致骨质减少、恶病质和衰弱的发生。然而，目前人们对衰弱和心衰的多重复杂和相互关联的致病机制仍知之甚少。

3. 临床表现

心衰的患者由于肺毛细血管嵌楔压增加可引起肺淤血，造成呼吸困难。劳力性呼吸困难可发展为夜间阵法呼吸困难、静息性呼吸困难、端坐呼吸，甚至造成急性肺水肿。肺淤血可引起咳嗽和喘息。心输出量减低可引起发力、四肢沉重感、夜尿增多、尿量减少、意识模糊、失眠、头痛、焦虑、记忆障碍、多梦和噩梦，极少数情况下还可出现精神症状。淤血性肝肿大可引起上腹部或右上腹憋闷感或钝痛、进食后饱胀感、厌食、恶心和呕吐。衰弱与心力衰竭的典型临床表现，特别是在心衰进展期，有着相当大的重叠，如活动耐量下降、活动不耐受、疲劳、乏力等。肌肉质量的减少（肌少症）和恶病质往往与心衰和衰弱的共同作用相关。一些其他的临床和非临床症状，如抑郁、认知障碍、营养不良、贫血、孤立和/或社会支持缺乏，在心衰和衰弱的患者中都很常见。

4. 预后

衰弱的存在对心衰患者的预后有负面影响。衰弱会加速心衰的进展，增加这些患者发病率和死亡率、增加患者1年全因死亡风险、增加心衰患者住院天数以及降低患者10年生存率。衰弱还可以导致心衰患者对心肌缺血、压力和容量超负荷的抵抗力下降，增加心律失常风险，导致心脏功能失代偿和功能迅速恶化。衰弱的躯体因素并不是唯一被认为对心衰患者结局有负面影响的因素。OPERA-HF（一种有关衰弱表型的前瞻性观察队列）研究表明，心理社会因素如抑郁或焦虑、认知障碍和独自生活都可促进心衰患者短期不良预后，比如突发再次入院、入院30天结局以及增加住院死亡率。除此之外，在进展期心衰中，衰弱也是全因死亡和不良事件增加（恢复时间更长和再住院风险增加）的独立预测因素。

（二）预防及干预措施

1. 预防

老年心力衰竭及合并衰弱的预防重在对危险因素的干预，贵在早发现、早治疗。多项研究表明，不论性别，有健康生活习惯（不吸烟、规律运动、体质量正常、适量饮酒、早餐食用谷物食品、食用水果和蔬菜）者，其发生心力衰竭的终生风险低。因此，健康的生活方式可以预防心力衰竭的发生与发展，这与老年衰弱综合征的预防有一定重合之处。预防老年心力衰竭的另一个有效策略，是针对心力衰竭的高危因素的预防。高血压干预可以使心衰发生率降低50%，这在老年收缩性高血压及>80岁高龄老人中更为明显。控制高脂血症可防止心肌梗死和其他缺血性事件，从而降低心力衰竭的发生。戒烟也可降低老年心肌梗死和卒中的发生率，从而减少心力衰竭的形成。虽然有充足的证据表明可以通过纠正危险因素预防心力衰竭，但目前预防措施仍然不够充足。

2. 评估

衰弱状态的存在对于心力衰竭的患者，尤其是处于心衰进展期者，对可能的治疗方案和干预措施有不利影响。由于衰弱有可能促进不良事件、增加不良临床结果的风险，所以一些特殊的干预措施（如器械治疗、脏器移植等）在衰弱的心衰患者中利用不足。从这个角度来看，与年龄歧视相似，衰弱的诊断可能会成为一种“致病因素”，导致这些患者更可能得不到标准的心衰治疗。而针对衰弱的心衰诊治缺乏以循证证据为基础的诊疗方案，进一步增加了这种风险。因此，衰弱的识别在心衰患者的日常评估和管理中极其重要。

尽管Fried表型和累积指数的定义在目前的实践中被广泛使用，但其在合并心衰的患者中存在以下不足：对于使用利尿剂的心衰患者，难以定义“非自主意愿体重下降”；而心衰患者使用上述衰弱评估方法时，由于心脏功能下降会产生地板效应（表4-12）。Sze（施雪莉）等比较了在心衰中应用的三种主要衰弱评估工具（Fried衰弱表型、衰弱指数和Edmonton衰弱量表），发现与单使用其中一种工具相比，同时使用三种不同工具的结果一致性不足50%。这表明对于合并心衰的患者，需要一种新的工具来更好地识别心衰患者的衰弱情况。

表4-12　评估心衰患者合并衰弱的主要工具

	衰弱评估工具	特点	心衰中使用的局限性
躯体衰弱	Fried衰弱表型（Fried's frailty phenotype，FP）	5种躯体表型：虚弱（握力）、步速慢（5米步行试验）、疲惫感、非自主意愿体重下降、低体力活动	仅关注了躯体衰弱 需要握力计 心衰患者可能存在地板效应 应用利尿剂的患者难以评估“非自主意愿体重下降”
	FP表型改良版本（modified version of FP）	改良FP：3米步速测定，自我报告食欲以取代体重下降	可能需要握力计 心衰患者可能存在地板效应 分类错误可能性增加
	简易机体功能评估（short physical performance battery，SPPB）	使用了一系列重复三次进行的躯体功能评估（步速、起立试验及肌腱平衡测试）以涵盖行动缓慢、虚弱和平衡能力	仅关注了躯体衰弱 心衰患者可能存在地板效应

（续表）

	衰弱评估工具	特点	心衰中使用的局限性
多维度评价衰弱	累积缺陷指数（frailty index of accumulatige defects，FI-CD）	通过多领域的评估，如认知、日常生活能力、合并疾病、社会关系及生活支持缺陷以及异常实验室指标等健康缺陷的累积来评估衰弱	日常使用耗费时间较长
	基于老年综合评估的衰弱指数评估（FI-CGA）	采用老年患者的病历或老年综合评估来导出衰弱指数	用一个比值来描述总体健康缺陷情况
	加拿大健康与衰老临床衰弱量表研究（Canadian study of health and aging clinical frailty scale，CSHA-CFS）	采用量表和书面描述的方式来描述日常生活能力、日常工具使用能力、活动能力、精力、疾病相关症状并辅以可视化图表以根据临床情况对衰弱进行分类	半定量，基于临床判断 受患者失能程度的影响严重 心衰患者可能存在地板效应
	埃德蒙顿衰弱量表（Edmonton frailty scale，EFS）	由9部分组成：认知功能（画钟试验）、综合健康情况（过去一年住院次数）、功能独立性、社会支持、药物使用、营养状态（体重减轻）、情绪、节制、功能表现（起立行走试验）	敏感性低 存在分类错误风险 是一种简化的多维度评估工具

由于缺乏诊断心衰患者衰弱的金标准以及衰弱评估工具在心衰患者中使用不便，导致了日常临床实践中，心衰患者的衰弱评估受到了极大的限制。因此在临床工作中，心衰患者是否合并衰弱状态更多依靠临床医师的主观判断。如前所述，心衰和衰弱之间存在复杂重叠，衰弱影响心衰的预后且可对心衰患者的治疗产生干扰，因此需要设计一个适合评估心衰患者衰弱的有效诊断和预测评分。在《2019年欧洲心力衰竭协会心衰患者合并衰弱的立场文件》中，欧洲心力衰竭协会（heart failure association，HFA）推荐了一种新的心衰衰弱定义及新型衰弱评估工具—HFA衰弱评分。HFA认为心衰患者的衰弱应该定义如下：其为一种使心衰患者更容易受

到应激源影响的、独立于年龄因素的多维度动态脆弱状态。这一定义主要强调两个概念：一是相较躯体衰弱表型，多维度整体观点能够更好识别心衰患者的衰弱；二是识别和干预这些维度里面的可逆因素可以改善心衰患者的结局。HFA衰弱评分主要涉及决定心衰患者衰弱的四个维度因素：临床因素、身体功能因素、认知心理因素和社会因素（图4–6）。HFA衰弱评分有着日常应用便利、不占用时间、无需特殊设备、便宜、可靠（能够在实践中准确识别心衰患者的衰弱）、对患者造成痛苦少并能够预测不良临床结局的诸多优势，能够克服现有评分的局限性。

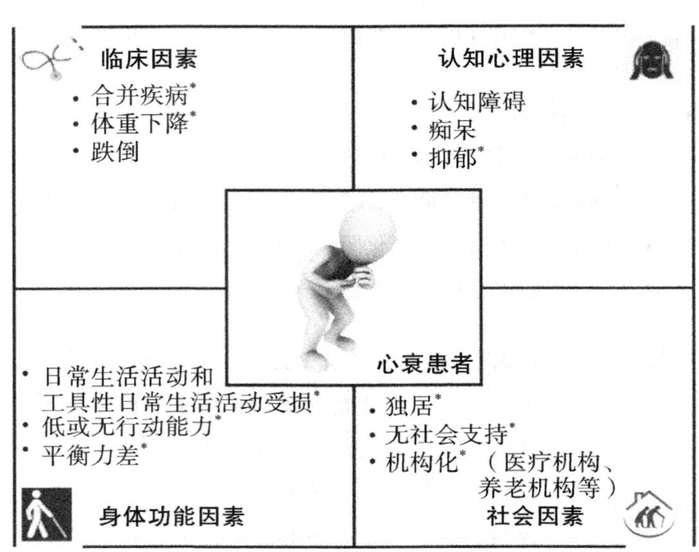

图4–6　欧洲心力衰竭协会衰弱评分

注：可逆和/或可治疗的变量用星号标注。

3. 干预

（1）力量和运动训练。目前已经有一些研究发现，对HFrEF的心衰患者进行运动训练可以减低因心衰的住院率并促进健康相关的生活质量。然而，一项纳入19项随机对照试验的荟萃分析显示，HFrEF的心衰患者，运动训练对其短期或长期死亡率或住院率并没有总体差异。可能令人惊讶的是，与运动类型（例如无氧或有氧运动）、运动剂量或随访时间有关的结局也没有明显差异。更为重要的是，这些研究都没有专门针对心衰合并衰弱的患者，也没有客观地评估或监测衰弱。因此，哪些衰弱程度的心衰患者适合接受康复锻炼及其恢复的潜能在很大程度上依然未知。与此同时，老年医学的一些研究表明，运动训练对老年衰弱有良好的作用，其不仅可以改善运动能力和生活质量，还可以改善机体成分、肌肉功能、平衡力、柔韧性、活动性、营养状况、抑郁情况甚至神经功能。一项纳入47项对衰弱老人进行运动训练的荟萃分析显示，虽然没有足够的证据得出哪种运动方案是最有益的结论，但长程（95个月）、每周3次、每次30～45分钟的多成分训练干预整体显示了较好的效果。此外，阻力训练似乎对身体和肌肉功能有着更积极的影响。力量和运动训练对心衰衰弱患者的影响的研究在未来是有希望的热点领域。

（2）药物干预。迄今为止，尚无可靠的药物可以预防心衰引起的肌肉萎缩或逆转衰弱。然而，有一些证据支持对25羟维生素D缺乏的老年人补充维生素D的建议，因为已证实补充维生素D可以减少跌倒、髋部骨折和死亡率。尽管没有大规模的临床试验表明单独使用维生素D可以预防或治疗衰弱，但有足够的证据表明维生素D缺乏的衰弱患者补充维生素D是有效的。在Morley（莫利）等人最近关于衰弱筛查和管理的国际共识声明中，专家建议应该补充维生素D和尽量减少多重用药，因为这两者被认为是可能导致衰弱出现的主要因素。最后，研究发现，心衰患者如果存在雄激素缺乏，可出现肌肉减少、功能能力下降和死亡率增加。几项小型研究表明，雄激素治疗可增加心衰患者的肌力和步行距离。但是因雄激素存在潜在的心血管副作用，所以该治疗尚存在争议，尤其是在启动治疗的前三个月。另外，尚没有关于雄激素治疗对合并衰弱的心衰患者的影响的数据。因此，在使用这些药物提出具体建议之前仍需要更多的研究。

（3）营养补充。虽然众所周知体重减轻是衰弱综合征的重要表现，但是目前尚无足够的证据支持衰弱老年人中应常规使用营养补充剂，而对心衰合并衰弱的患者来说，尚无任何支持其应使用营养补充剂的临床研究。营养补充剂虽然可以轻度增加营养不良的成年人的体重，但其对功能和死亡率的影响在很大程度上是中性和不确定的。因此，目前不建议在等待进行左室辅助装置治疗或心脏移植治疗的心衰患者中给予过度补充营养，特别是全肠外营养。

（三）临床病例

1. 病例介绍

患者李某某（男），76岁，汉族。因“胸闷3年余，上行性浮肿伴纳差、乏力6月余”入院。患者3年余前无诱因出现活动后胸闷，平地步行500米可出现，遂减少外出。6月余前出现双踝浮肿，之后逐渐向上蔓延，伴纳差、乏力，食量降至既往50%，活动后胸闷较前加重，并出现夜间阵发呼吸困难，遂不外出、夜间高枕卧位入睡。3月前出现腹围增大伴纳差明显，遂以卧床为主。1周前出现夜间端坐呼吸。既往有高血压病2级3年余，未规律治疗。吸烟1包/天×30年，戒烟3年，否认饮酒史。文化程度文盲。平素与儿子生活。体格检查：血压115/62mmHg，脉搏 92次/分，呼吸频率 26次/分，体型消瘦，半卧位，肝颈征阳性，双肺呼吸音粗，双肺中下野湿啰音，心脏检查示心界增大，心尖区可及奔马律，三尖瓣听诊区收缩期杂音，腹膨隆，肝脾触诊不满意，肠鸣音弱，液波震颤阳性，腹壁、腰骶部、双下肢重度可凹性浮肿。

入院相关评估如下。

（1）衰弱综合征相关的评估：Frail量表4分（体重无法评估，疲劳感、虚弱、握力差、步速下降）；HFA衰弱评分有临床因素和身体功能因素。

（2）其他老年综合评估：视力下降明显，蒙雾感，仅有光感，听力下降不影响生活；齿列缺牙，既往饮食正常，近3月以半流食为主；跌倒史：过去1年无跌倒史；尿量减少，偶有尿失禁，便秘，需间断药物辅助；睡眠差，近1周间断坐位入睡； MMSE、SDS、SAS量表无法配合；Barthal 指数15分，IADL 1分；MNA-SF 3分；用药情况：既往未规律应用苯磺酸氨氯地平降血压。

（3）完善相关检查：血常规示血小板94×10^9/L，余大致正常；生化示总胆红素36 μmol/L、直接胆红素20 μmol/L、白蛋白28g/L、前白蛋白34mg/L、血肌酐88 μmol/L、血尿素氮12mmol/L。心脏标志物：脑钠肽＞5027pg/ml，肌钙蛋白0.14ng/ml，肌红蛋白、肌酸肌酶同工酶（－）。心电图示窦性心律，QRS波130ms，左房增大；床旁超声心动图见全心增大，左室舒张末内径72mm，LVEF（M型）31%。胸部CT见双肺淤血、心脏增大、冠脉钙化明显，上腔静脉增宽、双侧胸腔少量积液，扫及上腹见大量腹腔积液。

（4）多学科会诊（营养科、药剂科、康复科以及老年心内科）建议从以下几方面干预：心衰方面，积极纠正躯体疾病，尽快控制急性心功能不全；衰弱方面，心衰急性期暂保持卧床，低钠膳食，限制入量每日1500ml，鼓励患者经口进食并给予营养支持（肠内营养制剂：能全素，9勺/日起，视患者耐受情况逐渐加量），注意电解质平衡，警惕再喂养综合征。待患者急性心功能不全改善、心功能NYHA分级改善至III级后逐步给予康复干预。如病情恢复稳定，长期治疗上给予维生素D及碳酸钙补充治疗并制订居家康复计划。

2. 临床评估与分析

老年男性，慢性病程；临床症状以活动性胸闷等活动耐量下降症状起病，之后依次出现上行性浮肿、夜间阵发呼吸困难及端坐呼吸，伴纳差、乏力明显，食量明显下降；既往有高血压病、长期大量吸烟史；阳性体征：体型消瘦，肝颈征、双肺中下野湿啰音、可闻及奔马律，夜波震颤、腹壁、双下肢重度可凹性浮肿。

本例为一例缺血性心肌病、全心衰竭伴衰弱状态的患者，其左室舒张末内径已达72mm伴右心衰。对于缺血心肌病终末期的患者，其1年死亡率可达70%，因此本例患者的入院评估方面除了对心衰进行评估外，还评估了患者的营养和功能情况。从心衰角度，该患者为以肺循环及体循环淤血为主的“湿暖”型心衰，在急性期传统治疗方式主要为利尿剂、血管扩张药，该患者病程中因左心功能不全症状在上述治疗后持续存在，还给予正性肌力药物治疗。除心衰本身，患者由于右心衰继发胃肠道淤血而出现纳差、食量下降并出现营养不良，同时因左心衰、活动耐量下降而无法耐受体力活动而长期卧床。入院后经老年综合评估识别出患者同时合并衰弱状态。虽然躯体表型衰弱评估对于心衰的患者存在一定局限性，但本例患者根据Frail量表以及HFA衰弱评分均提示患者合并衰弱状态，故在心衰急性期限制容量的前提下同时给予肠内营养制剂积极纠正营养不良，并在患者心衰失代偿期纠正后尽早给予康复干预，使患者能够更早下地并恢复功能，尽最大可能改善患者的预后。

3. 临床干预实践

入院后治疗措施如下。

（1）心脏方面：住院期间经托拉塞米10～20mg/d利尿、硝酸异山梨酯静脉泵入以及间断应用西地兰强心治疗，患者每日负平衡2000ml，监测外周水肿逐渐消退、腹围逐渐减小、胸闷憋气症状逐渐减轻，可恢复夜间平卧入睡。住院4天后重新评估心功能改善至NYHA Ⅲ级（心功能Ⅲ级）。长期治疗上给予口服托拉塞米5mg/d、螺内酯40mg/d、比索洛尔2.5mg（qd）及地高辛0.125mg隔日治疗，因血压偏低未予ACEI/ARB（血管紧张素转化酶抑制剂/血管紧张素Ⅱ受体拮抗剂）类药物。

（2）营养方面：入院后给予能全素口服，患者可耐受27勺/天，纠正外周水肿后患者食欲仍差，给予米氮平每晚7.5mg，出院前患者可恢复一日三餐，食量为既往食量70%。经积极纠正患者一般情况，患者入院一周左右时给予床旁肢体力量训练等干预，患者可自主改变体位、恢复自主床旁活动，出院前Barthal ADL回升至35分。

出院后规律门诊接受康复治疗，6个月随访，复查超声心动图，左室舒张末内径降至64mm，LVEF（左室射血分数）回升至42%，每日可拄拐平地步行1000米，可爬一层楼，可基本耐受日常轻体力活动。重新评估Frail量表1分（步速0.6m/s），HFA衰弱评分仍有身体功能因素受损（IADL评分4分）。

第四节　老年衰弱与神经系统疾病

很多神经系统疾病成为衰弱的独立危险因素。随着社会老龄化的到来，老年衰弱与神经系统疾病的相关性成为研究热点。由于神经系统疾病重症多，且很多疾病无法彻底治愈、病程长，因此常导致衰弱；同时老年衰弱也为神经系统疾病的发生提供了病理生理基础。脑卒中和帕金森病是与老年衰弱关系最为密切且常见的两种神经系统疾病，本文阐述这两种神经系统疾病与老年衰弱之间的关系，其他神经系统疾病与老年衰弱之间也可能存在相同或相似的发病机制。

一、老年衰弱与脑卒中

脑卒中是一组导致器质性脑损伤的脑血管疾病，以突然发病、迅速出现局限性或弥漫性脑功能缺损为共同临床特征。脑卒中和老年衰弱是影响老年人生活质量的两种常见疾病，两者相互影响、互为因果，研究两者之间的关系对改善患者预后有重要意义。

（一）老年衰弱与脑卒中的关系

1. 流行病学

中国的脑卒中发病率和死亡率均位居世界前列，是世界上脑卒中疾病负担最重的国家。在我国，脑卒中的发病率为120～180/10万，患病率为400～700/10万，每年新发病例＞200万，每年死亡病例＞150万，存活者600～700万，其中2/3人群遗留不同程度的残疾。脑卒中是单病种致残率最高的疾病，随着人口老龄化，脑卒中造成的危害日趋严重，其高发病率、高死亡率和高致残率给社会、家庭带来沉重的负担和痛苦。2019年国内一项关于社区老年衰弱综合征影响因素的研究，分析了衰弱老年人多种基础慢性病的患病率，其中脑卒中排在第二位。脑卒中老年患者发生衰弱的风险很高，从确诊至随访3.5年时，其发生衰弱的危险性较正常人群增高2倍以上。

2. 病因及影响因素

脑卒中症状的严重程度、并发症以及治疗药物的不良反应是脑卒中患者发生老年衰弱的原因，也是其影响因素。

（1）脑卒中症状：脑卒中症状可直接导致躯体衰弱。脑卒中通常引起上运动神经元受损，即额叶中央前回运动区的大锥体细胞（Betz细胞）及其轴突组成的皮质脊髓束或皮质脑干束发生损害，从而不能发放和传递随意运动冲动至下运动神经元，运动神经元的放电频率减少，致使所支配的肢体发生中枢性瘫痪，长期瘫痪可使受支配的Ⅱ型肌纤维发生去神经性萎缩，最终导致肌少症。肌少症的本质是肌肉质量和与之相关的力量及功能的进行性下降，肌肉力量是保持躯体稳定性和步态的重要因子，对于完成日常生活活动非常必要。肌肉力量受损是随之而来的衰弱和失能的高风险因素，肌少症在脑卒中导致衰弱的病理生理通路中发挥着重要的作用，而脑卒中症状的严重程度与肌少症的发生率相一致。因此，脑卒中症状越严重，患者发生衰弱的风险越高。

（2）卒中并发症：卒中临床并发症发生率很高，约64%的患者在脑卒中后第1周内出现了1种或多种并发症。约50%的脑卒中患者发生衰弱、失能、甚至死亡，是由内科并发症所致。急性缺血性脑卒中后出现并发症的患者，在脑卒中发作4年后衰弱的发病率显著升高。

（3）药物因素：药物副作用会加速衰弱的发生。他汀类药物是脑卒中治疗的基石，其不良反应有肌肉疲劳、骨骼肌痛等，严重者甚至横纹肌溶解，可使患者体力活动减少，导致肌少症，增加跌倒风险，诱发衰弱。以往研究表明，多重用药是衰弱的危险因素。由于脑卒中老年患者常合并多种慢性病，同时应用多种药物，多重用药会增加药物的相互作用和不良反应，与衰弱显著相关。

3. 临床表现

脑卒中并发症既是衰弱的诱发因素，也是衰弱的结局，是脑卒中合并老年衰弱的主要临床表现。脑卒中常见的并发症有吞咽困难、误吸、肺炎、营养不良、深静脉血栓形成（deep vein thrombosis，DVT）、肺栓塞、尿失禁、血管性痴呆、卒中后抑郁、卒中后疼痛、关节挛缩、伤害性跌倒、压疮等。

（1）吞咽障碍。吞咽障碍是脑卒中后最常见的并发症之一，有50%～60%的脑卒中患者有吞咽困难，是卒中相关性肺炎和营养障碍的重要原因。脑卒中相关吞咽困难的特征是口咽吞咽困难，包括吞咽运动时间延长、吞咽动作幅度减小和明确的误吸，约60%的脑卒中后肺炎是由误吸所致。一项Meta分析发现，与无吞咽困难的患者相比，存在吞咽困难的脑卒中患者发生肺炎的风险显著增加（RR 3.17）；与无误吸的患者相比，伴误吸的患者发生肺炎的风险也增加（RR 11.56）。而感染在衰弱的发生发展过程中起着不可忽视的作用。吞咽困难还可导致营养不良、脱水、体重下降的发生，从而引起肌少症，大大增加患者衰弱和不良预后的风险。一项纳入

3012例脑卒中住院患者的研究表明，与营养状况正常的患者相比，营养不良的脑卒中患者在脑卒中发生后6个月时功能状态显著下降，更易发生衰弱。

（2）深静脉血栓。深静脉血栓（DVT）形成是脑卒中的严重并发症，因其可导致危及生命的肺栓塞。急性脑卒中后临床上明确DVT的患病率为1%～10%。无症状DVT的患病率甚至更高。轻偏瘫、不能活动、严重脑卒中及高龄是DVT的危险因素，也是衰弱的危险因素。因此，脑卒中患者患DVT的同时也易发生衰弱。

（3）泌尿道感染。脑卒中后主要的泌尿系统并发症为尿失禁和泌尿道感染，脑卒中后并发尿失禁的患者功能结局较差，易发生衰弱，死亡率也较高。脑卒中病变在额顶叶和内囊的患者可能发生逼尿肌反射亢进，进而出现急迫性尿失禁；而病变在额顶区、内囊、基底节、丘脑、脑桥和小脑的患者可能发生逼尿肌反射减弱或反射消失，从而导致充盈性尿失禁。由于其活动受限、尿失禁、尿潴留或出于方便的目的，这些患者常常会留置导尿管，而留置导尿管是泌尿道感染的重要危险因素。在时长3个月的随访中就有11%～15%的脑卒中患者发生泌尿道感染，约1%的患者情况严重，即发生衰弱、导致住院、危及生命或死亡。

（4）认知功能障碍。脑卒中后认知功能障碍的发病率较高，在发病3个月至20年的脑卒中患者中，认知障碍发病率为6%～32%。认知障碍和老年衰弱紧密相关。脑卒中后认知障碍可表现为执行功能下降，比如不能正常获取食物和安排进餐、无法制订并维持健康合理的饮食计划，这些可能引起营养不良、体脂含量减少，而进一步导致衰弱。且脑卒中后认知障碍的患者步行速度明显减慢，是衰弱的表现之一。

（5）卒中后抑郁。脑卒中后抑郁的患病率高达18%～61%。精神心理的脆弱也是衰弱的重要组成部分，患有脑卒中后抑郁的患者更可能发展成衰弱，其中有55%在4年内发展成衰弱。Park（帕克）等人对486 例接受居家照护服务的老年人进行为期3年的前瞻性研究发现，老年人初始抑郁评分越高则初始衰弱评分也越高，且随着时间的推移，抑郁程度越高的老年人也变得更加衰弱。

（6）跌倒。跌倒在脑卒中后很常见。一项前瞻性多中心研究纳入311例脑卒中患者并随访30个月，结果显示25%的患者出现跌倒，5%的患者跌倒导致严重损伤。脑卒中后患者有向偏瘫侧跌倒的倾向，由于缺乏足够的保护性反应，且老年人骨密度降低，发生骨折的风险较高。跌倒致骨折的患者要面临卧床及肢体废用的问题，发生肌少症和体力下降的风险大大增加，从而导致衰弱。

4. 预后

英国一项前瞻性多中心研究发现，衰弱是影响老年脑卒中患者预后的独立危险因素之一。脑卒中合并衰弱的老年人，发生不良健康结局（如营养不良、认知功能障碍、跌倒等）的风险显著升高。

（二）预防及干预措施

衰弱是一种即将要发生健康和功能恶化的状况，需要立刻关注。与无衰弱的老年人相比，衰弱老年人平均死亡风险增加15%～50%，若能采取相应的措施来预防和干预衰弱，可以延缓3%～5%老年人死亡的发生。老年脑卒中合并衰弱会直接影响患者的功能完整性和生活质量，积极预防和干预可以延缓甚至逆转临床结局。

1. 预防

对于处于衰弱前期的脑卒中老年患者，应以预防衰弱为主，包括去除可避免或可逆性危险因素和治疗基础疾病。由于绝大部分卒中患者的病理生理过程无法逆转，减少脑卒中疾病并发症及不良结局的最佳途径还是预防。针对脑卒中的危险因素进行早期预防干预，主要措施包括对脑卒中患者及其家属进行健康宣教，戒烟限酒，使其养成良好规律的生活方式；均衡膳食，使能量和营养趋于合理，饮食种类应多样化，应包括水果、蔬菜等，限制食盐摄入量（推荐食盐摄入量≤6g/d），减少膳食中脂肪含量，每日总脂肪摄入量应占总热量的30%，饱和脂肪10%，适当增加钾摄入量；适当运动，避免劳累，防止跌倒；监测血压、血糖、血脂，规律服药，使其控制在目标范围内，如普通高血压控制在140/90mmHg以下，高血压合并糖尿病或肾病者控制在130/80mmHg以下；糖化血红蛋白小于7%，空腹血糖、餐后血糖及血糖波动均控制良好；低密度脂蛋白胆固醇（LDL-C）降至70mg/dl（1.81mmol/L）以下或下降至少50%。

除了控制危险因素外，还应积极治疗基础疾病，即脑卒中疾病本身及其并发症。脑卒中的治疗包括脑保护治疗，抗血小板（缺血性脑卒中），控制血压、止血、降颅压（出血性脑卒中）。对于存在吞咽困难或误吸的脑卒中患者，应停止经口饮食，在努力恢复吞咽功能的同时，尽早给予胃肠内营养和口腔护理。对于活动能力受限的急性脑卒中患者，在没有禁忌证的情况下推荐进行DVT预防，如下肢全长间歇性充气加压、避免瘫痪侧下肢输液等。对于已经发生下肢深静脉血栓的脑卒中患者，应给予抗凝治疗，避免按摩、搓揉下肢等动作，抬高下肢，注意患肢保暖，避免冷热刺激。对于发生尿失禁、尿潴留的脑卒中患者，应尽量避免使用留置导尿管，替代方法有使用外置导尿管系统（即对男性使用阴茎套式导尿管，对女性使用粘合式尿袋）或间歇性导尿术。与留置导尿管相比，这些方法发生泌尿道感染的风险更低。对于合并认知功能障碍的脑卒中患者，促智药物及认知康复训练可以延缓认知衰弱进展。对于脑卒中后抑郁的患者，可给予抗抑郁药物治疗、心理治疗或联合治疗。对所有脑卒中患者都应考虑预防跌倒，尤其是存在认知功能损害、忽视和深感觉缺失的患者，补充维生素D、日光暴露、口服双膦酸盐可降低发生跌倒和骨折的风险。

定期对老年人群进行衰弱筛查和评估也是重要的预防措施。欧洲及美国的老年医学专家共识提到，对于所有70岁以上老年人以及存在慢性病伴一年内体重减轻>5%的成人，推荐使用现有筛查工具筛查衰弱症。由于衰弱是缓慢、逐渐发展的，其临床表现不典型，评估老年人衰弱的意义在于尽早发现高危人群，对其不良健康结局进行预测，从而提示医护人员重点关注高危人群，给予早期干预，可以延缓甚至阻止衰弱的发生。

2. 评估

衰弱评估工具能够识别衰弱及预测患者健康结局，这些评估工具的适用范围很广，每种工具针对的人群存在差异。一些研究旨在寻找可以反映脑卒中与衰弱相关性的评估指标。一项研究探讨了改良衰弱指数（mFI）与自发性脑出血（sICH）结局之间的关系，多变量分析显示，较高的mFI与不良预后和死亡率显著相关，mFI是sICH不良预后的可靠预测指标（表4-13）。最近的研究发现，脑血管反应性（cerebrovascular reactivity，CVR）作为反映脑微血管功能障碍的标志物，与衰弱相关，可用于预测脑卒中患者发生衰弱的风险。

表4-13　改良衰弱指数（mFI）评估

项目	mFI
糖尿病史	1
充血性心衰	1
高血压病	1
心肌梗死	1
心脏问题	1
脑血管问题	1
脑卒中病史	1
抑郁、谵妄、认知损害相关病史、认知损害家族史	1
肺部疾病	1
周围血管搏动减弱	1
日常活动改变（如穿衣困难、洗澡困难、梳洗困难、做饭困难、单独外出困难）	1

3. 干预

对于已发生衰弱的脑卒中老年患者，需进行持续的综合干预，包括营养干预、康复干预及护理干预等，尽量减少其并发症，有效阻止失能和依赖性发生。

（1）营养干预。营养干预的目的是纠正营养不良，维持适宜体重，控制血压、维持平稳血糖，降低血脂，同时保护脑功能，促进神经细胞的修复和功能，要以补充能量、蛋白质和维生素D为主。一项随机对照试验显示，在社会经济地位低下的65岁以上衰弱人群中，经过12周的蛋白质能量补充，与对照组相比，干预组衰弱表型得到显著改善。通过地中海饮食评分（MED）评估显示，健康膳食模式依从性与较低的衰弱风险有关。因此，食物选择方面应以谷物、蔬菜、低脂肪高蛋白的食物为主，有助于控制血糖和血脂。

（2）运动康复干预。脑卒中后最常见的是运动障碍，运动康复干预可以改善衰弱患者肌肉力量和身体平衡，是恢复肢体功能及治疗衰弱状态的有效措施。制订合理的康复方案尤为主要，对于没有主动运动的患者应正确摆放体位，在正常关节活动范围内进行各关节的被动运动，维持关节活动度，可通过理疗、针灸等康复治疗改善神经对肌肉的支配，诱发主动运动；对于有主动运动的关节以主动运动训练为主，如手功能训练、日常生活能力训练、行走训练、抗阻训练、平衡训练等。一篇系统评价发现，渐进性抗阻训练可显著改善肌力，并可在较低程度上改善功能性活动，如从椅子上站起和离床活动。在训练过程中需注意训练强度，循序渐进，避免过度劳累，避免关节、软组织损伤，警惕跌倒、坠床等。随着康复方法的发展，越来越多的辅具能改善患者的活动能力，如手杖、拐杖、助行器、轮椅，这些对预防跌倒有积极作用。还有一些新技术也有促进作用，如功能性磁共振成像技术（functional magnetic resonance imaging，fMRI），可提供康复干预对神经系统作用有效性方面的信息。

（3）护理干预。护理人员需为患者提供一个安静的休息环境。对于偏瘫或长期卧床的患者，照护者至少每两小时帮助翻身拍背一次，每次扣背十分钟左右。用软枕或海绵垫保护骨隆突处，避免拖、拉、拽等动作，衣服被服勤洗勤晒，每日口腔、会阴部清洁。便秘的患者建议每日进行顺时针腹部按摩、多食用蔬菜及水果、空腹饮用白开水以助润肠通便，必要时使用促排便药物刺激肠蠕动。带管路的患者，应保持管路通畅，妥善固定，避免拉扯、打折，并定期更换。

综上所述，为脑卒中合并衰弱的老年患者提供干预措施时，需要考虑患者的意愿和衰弱的严重程度，权衡各项干预措施的利弊，制订个性化干预方案。随着老年人衰弱症状的进展或发生失能，应及时根据患者的需求调整干预措施。

（三）临床实例

1. 病例介绍

张某，女性，80岁，丧偶，农民，小学文化。因“右侧上下肢力弱伴饮水呛咳3月，发热2天”就诊。入院前3月就诊于当地医院，考虑急性脑梗死，给予阿替普酶静脉溶栓治疗后症状无明显改善，行头颅MRI及MRA等检查后确诊为“脑干梗死、基底动脉狭窄、大脑后动脉狭窄”，给予抗血小板、降脂等治疗，住院期间出现抑郁情绪，经治疗后症状稳定出院。入院前2天出现发热，体温最高达38.2℃，伴咳嗽，咳黄色黏痰。自发病以来卧床，精神差，思睡，但睡眠差，入睡困难，觉醒次数多，饮水呛咳明显，进食少，大便秘结，3～4天1次，小便失禁，留置尿管，体重较发病前减轻3.5kg。既往2型糖尿病及2型糖尿病性周围神经病、高血压病、高脂血症等明确；4年前患脑梗死，无明显后遗症。查体血压160/90mmHg，嗜睡，查体部分合作，能执行简单指令。发音不清，右侧中枢性面舌瘫痪及肢体上运动神经元瘫痪。双肺呼吸音粗，肺底闻及少许湿啰音，心、腹查体未见明显异常；右足踝关节骨隆突处可见皮肤破损。入院后化验白细胞计数及中性分类升高，低蛋白血症、低钠低钾血症等；心电图等正常。

2. 临床评估与分析

（1）老年衰弱的评估：Fried衰弱表型符合5项；Frail量表5分；洼田饮水试验5级；微营养量表（MNA）2分，营养不良；压疮评分8分，极度危险；跌倒评分15分，高危；日常生活活动能力评分（ADL）0分。

（2）该患者导致老年衰弱的因素有6种。

① 高龄：衰弱发生的风险与年龄呈正相关。

② 脑梗死：脑梗死直接导致患者肢体偏瘫，丧失主动活动能力，发生关节挛缩，瘫痪侧肌肉废用性萎缩，导致肌少症。

③ 吞咽困难：患者脑梗死后出现吞咽困难，主要表现为严重饮水呛咳，存在误吸，此次引起吸入性肺炎。同时患者长期吞咽困难导致进食困难，继而出现营养不良、电解质紊乱，最终导致衰弱。

④ 卒中后抑郁：抑郁情绪与衰弱密切相关。

⑤ 卧床：患者长期卧床，足部出现压疮，是衰弱的危险因素。

⑥ 尿失禁：患者尿失禁且留置尿管，虽然目前尚未发生泌尿系感染，但感染风险很高。

3. 临床干预实践

（1）药物干预：给予抗血小板药、阿托伐他汀强化降脂、胰岛素皮下注射强化降糖、降压、抗感染、助眠、抗抑郁等综合治疗，监测血压、血脂、血糖、肝肾功能，积极控制危险因素。

（2）营养干预：停止经口进食，留置胃肠管，给予肠内营养液鼻饲，保证能量、蛋白质、电解质、水的摄入。

（3）护理干预：使用气垫床预防压疮，定时翻身扣背、活动肢体，进行下肢全长间歇性充气加压治疗，定时按摩腹部缓解便秘症状，压疮处定时清创换药，拔出尿管以减少泌尿系感染风险。

（4）康复干预：正确摆放瘫痪侧肢体体位，定时坐轮椅或椅子，减少卧床时间，应用理疗、针灸、下肢被动训练等康复措施帮助恢复肢体功能。

经过上述多学科整合干预措施后，患者精神状态明显好转，胸部炎症吸收，电解质、白蛋白等化验指标恢复到正常范围，Fried衰弱表型符合2项；Frail量表2分，由衰弱期逆转至衰弱前期。虽然该患者症状得到一定改善，但仍为衰弱的高危人群，应当做好预防干预，避免再次发生衰弱。

二、老年衰弱与帕金森病

帕金森病（parkinson disease，PD）是一种常见于中老年的神经系统变性疾病，以静止性震颤、运动迟缓、肌强直和姿势平衡障碍为主要临床表现。帕金森病和衰弱在老年人中都非常普遍，尽管在临床中两者都很常见，但它们的共发性、重叠性以及潜在的相互作用却少见充分讨论，我们对两者之间的关系知之甚少。下文将对两者的关系及预防、干预措施进行初步论述，并提供一例临床病例作为实践参考。

（一）老年衰弱与帕金森病的关系

1. 流行病学

帕金森病是与年龄相关的神经退行性疾病，主要发生于中老年人。在我国65岁以上人群中帕金森病总体患病率为1700/10万，与欧美国家相似，帕金森病的患病率随年龄增加而升高。多项研究结果显示，帕金森病患者衰弱患病率较正常人群显著升高，且患病率为29%～67%，这些估测值范围如此之大的原因可能是由于采用了不同的衰弱评估方法，使用Fried衰弱表型评估帕金森病患者中衰弱的患病率为

29%～33%，而采用衰弱指数评估的患病率更高，为50%～67%。

2. 病因及影响因素

（1）病因：老年衰弱与帕金森病相互影响、互为因果。一方面，神经系统老化、衰弱是帕金森病的诱发因素。研究资料显示，随着年龄的增长神经系统会发生退行性病变，神经元的生存能力下降、脆弱性增加，可能通过线粒体功能紊乱、蛋白酶体功能障碍、氧化应激、炎性或免疫调节、兴奋性毒性、钙稳态失衡、细胞凋亡、营养因子缺乏等机制的相互作用，引起脑内黑质多巴胺能神经元渐进性变性、丢失，从而诱发帕金森发病。另一方面，帕金森病也可以加速老化、衰弱过程。在帕金森病患者的脑中（特别是在黑质和脑桥蓝斑中），神经元丧失和神经胶质增生是典型的异常表现。神经变性的发病机制包括程序性细胞死亡（细胞凋亡）或坏死，而细胞死亡与肌少症相关，是发生衰弱的基本机制。尽管老年衰弱与帕金森病之间的关系已有一定的共享机制支持，但在该领域中相关证据仍十分不足，还需要更多的研究来发现和探索。

（2）影响因素：帕金森病的衰弱患病率与疾病严重程度及病程相关，帕金森病患者症状越重、病程越长，通常服用了更高剂量的多巴胺，而左旋多巴的剂量与衰弱状态是密切相关的。同时，年龄和性别差异也可能影响衰弱的发病率。此外，治疗帕金森病药物的副作用也参与衰弱的发生发展过程。一些证据表明，对帕金森病的强化治疗可能会增加衰弱老年人的不良健康后果。复方左旋多巴是治疗帕金森病最有效的药物，晚期帕金森病患者在药物副作用的影响下，可出现焦虑、抑郁、失眠、幻觉、妄想、时间定向力障碍等精神症状以及症状波动、异动症等运动并发症，这些症状使患者的功能状态更加恶化，增加衰弱的患病风险。抗胆碱药苯海索主要适用于震颤明显的患者，其不良反应有口干、视物模糊、尿潴留、便秘等，长期应用可出现嗜睡、抑郁、记忆力下降、幻觉、意识浑浊，这些都是衰弱的影响因素。另外，衰弱老年人的药物代谢能力下降，更容易出现药物毒副作用，在选择治疗方案时应更为慎重。

3. 临床表现

（1）运动症状：帕金森病的基本特征是静止性震颤、运动迟缓、肌强直和姿势障碍。运动症状的严重程度是帕金森患者死亡的独立预测因子，也是衰弱的危险因素。帕金森病的运动症状主要影响人体肌肉骨骼系统，尤其是腰肌和腿部肌肉，可以表现为肌张力障碍、驼背姿势、脊柱侧凸、脊柱后凸，肌肉质量下降、晚期甚至连在床上翻身都困难；肌少症在帕金森病中很普遍，患病率为28.5%～40.7%；运动症状通过与肌少症之间的密切联系，为衰弱的发生提供了病理生理环境。运动迟缓是指全身性的动作缓慢，可使机体活动量减少，而这本身就是Fried衰弱表型的诊断标准之一。大约80%的帕金森病患者在发病时存在运动迟缓，随着疾病的进展，可能会发展成冻结步态和慌张步态，使患者发生跌倒的风险大大增加，运动迟缓是帕金森病患者发生衰弱、失能的主要原因。运动迟缓发生在咽喉部肌肉时可引起吞咽困难，导致唾液在口腔内聚集并流涎，易发生误吸，继而引发肺部感染、营养不良、脱水，而感染和营养不良都是衰弱的主要诱发因素。姿势障碍通常直到病程较晚期才会出现，一旦姿势反射消失，出现平衡障碍，患者容易发生跌倒，从而引起衰弱。

（2）非运动症状：尽管传统上认为帕金森病是一种运动系统疾病，但现在认为帕金森病是一种具有多种临床特征的复杂疾病，除了运动症状外，其临床特征还包括非运动症状。近些年来，人们越来越多地注意到认知功能障碍、精神障碍、睡眠障碍、疼痛和感觉障碍、自主神经功能障碍、便秘等非运动症状也是帕金森病患者常见的主诉，它们对患者生活质量的影响甚至超过运动症状，它们也是导致衰弱的因素。几乎所有（97%）的帕金森病患者均存在非运动症状，每例患者经历平均约8种非运动症状。认知功能障碍在帕金森病患者中普遍存在，严重痴呆常超过帕金森病的运动症状成为衰弱和失能的主要原因。帕金森病患者的痴呆患病率高达41%，且随年龄和病程的增长而升高，痴呆是帕金森病患者发生衰弱、死亡的独立预测因子。与没有发生衰弱的帕金森病患者相比，伴有衰弱的帕金森病患者疾病程度更严重且认知功能更差，主要表现在注意力、执行功能、记忆力、语言功能以及视觉空间功能等方面，Logistic回归分析显示执行功能是衰弱的独立风险因素。精神障碍是最棘手的非运动症状之一，抑郁、焦虑、幻觉及情感淡漠是帕金森病患者最常见的精神障碍，在帕金森病早期和晚期均是如此。其对运动障碍有不良影响，从而可诱发衰弱。睡眠障碍、疼痛、感觉障碍、自主神经功能障碍等其他非运动症状使患者生存质量下降，也与衰弱相关。

4. 预后

帕金森病本身不会致命，但由于运动和非运动症状，患者比一般人更容易发生衰弱。衰弱作为一种老年性病理状态，与表现为骨骼肌减少和力量下降的肌少症共同作用，进一步加重帕金森病患者的功能障碍，增加跌倒、谵妄、失能及死亡等负性临床事件的风险。资料显示，约77%的帕金森病患者在诊断后10年时发生衰弱甚至死亡。帕金森患者晚期多发生衰弱，生活不能自理，甚至长期卧床，最终死于肺炎等并发症。

（二）预防及干预措施

老年衰弱是可逆转、可避免的。因此，准确评估、早期识别衰弱，积极发展干预计划，包括药物干预、运动康复干预、营养干预及护理干预等，可以有效改善帕金森病合并衰弱患者的生活质量及预后。

1. 预防

（1）运动锻炼。对于尚未发生衰弱的帕金森病患者，应以预防衰弱为主。健走、太极、舞蹈及水中有氧运动均被证实有效，它们可以改善平衡、柔韧性和力量，从而防跌倒、减少挛缩和保持活动性。一项纳入195例轻至中度帕金森病受试者的随机对照试验发现，为期6个月内，每周2次的太极训练在改善患者的姿势稳定性、步长和功能性前伸方面优于抗阻训练和拉伸训练。越来越多的证据显示，规律的有氧运动对帕金森病患者有积极作用。

（2）护理预防。帕金森病通常会在数年内相对缓慢地进展，最终引起衰弱、失能，由于病程相对缓慢，帕金森病患者通常依赖于家人或专业照料者的支持，在此过程中正确的护理对预防衰弱起着重要作用。护理中需为患者提供一个相对安全的生活居住环境，光线明亮，沙发不可过软且最好有扶手，床面避免过高，对于有坠床史的患者建议使用带床档的床铺，尽量不摆放过多的杂物，清理过道，避免使用地毯、脚垫等不利于患者行走的物品。患者的护理随着疾病的进展会变得更加复杂。例如，对于有严重吞咽困难和误吸风险的患者，可以选择使用肠内营养，并给予良好的口腔护理；长期卧床患者应定期翻身拍背，以避免压疮和坠积性肺炎的发生；尿失禁患者需行导尿术，便秘患者每日顺时针按摩腹部，等等。

护理过程中还需要密切监测患者的病情变化和疾病进展程度，可以使用一些临床评定量表来进行评估。例如，Hoehn-Yahr（HY）分级表是一种简单且常用的帕金森病症状进展监测方法。HY分级表初始版本将帕金森病的典型进展模式分为5期：1期，单侧身体受影响，通常没有功能性残疾或残疾程度很小；2期，身体双侧或中线受影响，但没有影响平衡；3期，身体双侧受影响：轻至中度残疾，姿势反射受损，可以独立活动；4期，严重的致残疾病，仍然能够自行走动或站立；5期，在没有他人的帮助下，只能卧床或坐轮椅。较高的HY分期与运动障碍和生存质量恶化相关。

（3）其他预防措施。对于晚期帕金森病患者，尚未发生衰弱、身体情况允许时，脑深部电极刺激术在改善运动功能和提高生存质量方面均较最佳内科治疗更有效，这样可以延缓帕金森患者向衰弱的进展。

2. 评估

关于帕金森病患者衰弱的评估工具，目前Fried衰弱表型应用最为广泛，其包括5项：体重减轻、自觉疲劳、肌力下降（握力）、躯体功能下降（步速减慢）、躯体活动量下降。其中，体重减轻和自觉疲劳为帕金森病的非运动症状，其余三项为帕金森病的运动症状。近些年来，一些研究对帕金森病患者逐一测评了Fried衰弱表型的五项标准，以确定哪些标准可以准确判断帕金森病患者衰弱与否，但结果尚不一致。Ahmed（阿赫迈德）等人发现躯体活动量（以每周热量消耗量来衡量）是区分帕金森病患者是否发生衰弱的最佳判断方法，其余4项Fried衰弱表型的标准中，握力、步速和疲劳感也都与帕金森病引起的衰弱密切相关，只有体重减轻无明显相关性。将这些因素作为连续变量进行分析，发现握力在衰弱组和非衰弱组之间不再存在差异，衰弱组的步速明显减慢。然而，Roland（罗兰）等人在一项小型研究中指出自觉疲惫感是帕金森病患者评估衰弱最有效的预测指标。由于步速减慢作为5个Fired衰弱表型标准之一，也是帕金森病的关键临床特征，Fried衰弱表型可能会高估帕金森患者群中衰弱的发生率。

另外，还有研究分析了临床衰弱量表（CFS）与帕金森病患者衰弱的相关性。一项系统性回顾研究对393名75岁及以上的帕金森病患者收集人口学信息、疾病严重程度、既往病史等，并测评临床衰弱量表，结果显示临床衰弱量表可以提示帕金森病患者发生衰弱的风险，是死亡率的重要预测指标。

近年来，越来越多的研究者开始关注与帕金森衰弱相关的生物学标志物，发现衰弱与枕叶灰质体积缩小相关，因而推测枕叶灰质体积可能作为反映帕金森病患者衰弱的生物影像学标志之一。

3. 干预

（1）药物干预。帕金森病合并衰弱患者的药物干预主要是针对帕金森病症状的治疗，尤其对于帕金森病继发衰弱的患者。帕金森病的药物治疗分为神经保护治疗和对症治疗。实际上，现阶段几乎所有可用的治疗手段只能改善症状，不能减缓或逆转该病的自然病程，更无法治愈。因此，治疗上应坚持以“剂量滴定”“以最小剂量达到满意效果”为原则，尽量避免或减少药物的副作用和并发症，同时每例患者的治疗都应高度遵循个体化原则。

① 神经保护性治疗：其目的是延缓疾病的发展，改善患者的症状。几种潜在的帕金森病神经保护药物已在动物和/或人体中显示出一定前景，现正处于进一步研究阶段。目前临床上作为保护性治疗的药物主要是单胺氧化酶（monoamine oxidase，

MAO）B（MAO-B）抑制剂，如司来吉兰、雷沙吉兰。研究发现司来吉兰+维生素E治疗可推迟左旋多巴使用的时间并延缓疾病发展（约9个月）。雷沙吉兰是新一代、选择性MAO-B抑制剂，在动物模型中显示具有神经保护特性，然而在人类试验得出的结果尚不明确。除了可能的神经保护作用外，雷沙吉兰和司来吉兰还有轻微的对症治疗益处。此外，艾塞那肽作为一种治疗2型糖尿病的药物，在帕金森病动物模型中被证实具有神经保护作用。目前美国FDA尚未批准使用艾塞那肽来治疗帕金森病，仍需要更多数据来证实艾塞那肽确实有益于帕金森。此外，多项临床试验表明多巴胺受体激动剂和大剂量辅酶Q12可能有神经保护作用。

② 症状性治疗：目前临床上用于治疗帕金森病运动症状的主要药物包括左旋多巴、多巴胺受体激动剂（dopamine agonist，DA）、MAO-B抑制剂、抗胆碱能药物、金刚烷胺、儿茶酚胺-O-甲基转移酶（catechol-O-methyl transferase，COMT）抑制剂。左旋多巴或多巴胺受体激动剂均可作为帕金森病患者的初始治疗药物，对于年轻患者（＜65岁）可以DA开始，而对于老年患者（≥65岁），伴认知功能障碍，首选左旋多巴。帕金森病对症治疗最有效的药物是左旋多巴，若症状（尤其是运动迟缓相关症状）严重威胁到患者的生活方式，甚至引起衰弱时，首选左旋多巴。对于合并吞咽困难的帕金森病患者，卡比多巴-左旋多巴（parcopa）口腔崩解片可能是一种治疗选择。DA可以推迟患者开始左旋多巴治疗的时间，并将多巴胺保留至病程后期选择，但当患者失能加重，DA疗效减弱而不能再提供足够益处时，则应开始使用左旋多巴。临床医师应当设法找到适合于每位患者最低但仍然有效的多巴胺能药物剂量（单药或联合用药）。MAO-B抑制剂司来吉兰和雷沙吉兰可能对早期帕金森病患者有用，但单药治疗对症状的改善仅为轻度。对于年龄小于70岁、受震颤困扰并且不伴明显运动徐缓和步态障碍的患者，抗胆碱能药物作为单药治疗是最有用的。对于经左旋多巴或DA治疗后仍有持续性震颤的更晚期帕金森病患者，抗胆碱能药也可能有益。强烈反对将该药用于年龄较大或痴呆的患者以及不伴震颤的患者。金刚烷胺是作用相对较弱的抗帕金森病药物，其毒性小，治疗较年轻的早期或轻度帕金森病患者最有用，然而对于年龄较大患者出现毒性副作用的可能性较大。COMT抑制剂托卡朋和恩他卡朋单用无效，但与左旋多巴联用时可延长和加强左旋多巴的作用，因此将其用作左旋多巴增效剂是有益的。

（2）运动康复干预。由于帕金森病是一种慢性疾病且伴随进行性运动受限，当合并衰弱时，康复运动锻炼就尤为重要。锻炼或许不能减缓运动不能、强直或步态异常的进展，但能够改善部分运动功能、减轻运动症状造成的一些并发症，从而改善衰弱症状。对于已经发生衰弱的帕金森病患者，可通过及时进行床上和轮椅上的体位变换、尽可能离床坐轮椅或椅子，避免体能进一步降低。对于帕金森病继发的吞咽困难，可针对性地给予吞咽康复，包括口腔感觉运动训练、各组吞咽肌群力量训练、咽喉部电刺激、经颅刺激、针灸等。

（3）营养干预。帕金森病合并衰弱患者有营养不良和体重减轻的风险，及时发现和治疗这一问题对于改善营养状况、提高药物疗效和改善生活质量非常重要。对每位患者应根据病情制订个体化饮食方案，均衡营养，保证总热量。由于蛋白质在体内的代谢产物可影响左旋多巴等药物的疗效，故应适当限制蛋白质的摄入。研究表明，维生素E、维生素C等抗氧化剂对帕金森病有保护作用，可适量补充。便秘是帕金森病患者常见的一个症状，这与其自主神经功能障碍和结肠转运时间减慢有关，高纤维饮食和充分补充水分有助于改善便秘症状。

（4）舒缓治疗干预。对于晚期衰弱症和多种共存疾病的患者，在疾病的进展过程中，患者及其家人所面临的身体、社会心理和精神压力不断增加，舒缓治疗干预包括管理症状和心理社会问题、预立医疗自主计划（ACP）及提供精神安慰等，可以预防和减轻痛苦，为面临严重疾病的患者及其家人尽可能提供最好的生存质量。对于帕金森病的非运动症状，除了一般对症处理外，舒缓治疗也发挥着重要作用。

总之，老年衰弱与帕金森病之间存在一定的相关性，但目前关于帕金森病与衰弱的研究十分有限，尚不清楚这两者是否具有部分相同的病理生理基础，如果有的话，可在多大程度上对这一共同的病因进行靶向干预。未来仍需要更多的研究来探讨两者的关系及其相关影响因素，增强干预措施的针对性，从而为治疗决策和预后提供更好的依据。

（三）临床实例

1. 病例介绍

患者王某，男性，68岁，已婚，退休，高中文化。因“右上肢不自主抖动8年，加重伴记忆力减退3月”就诊。入院前8年出现右侧肢体静止性震颤，逐渐出现肌张力增高、步态异常、活动迟缓等。入院前3月症状加重，日常生活能力明显降低，并出现记忆力减退。精神差，情绪低落，兴趣减少，睡眠差，白天嗜睡，饮食尚可，大便干结，尿频、尿急，体重较发病前减轻2kg。既往高血压病、冠心病、2型糖尿病等明确。查体血压正常，神志清楚，对答切题，定向力正常，计算力和理解判断力正常，记忆力减退，让患者记住5种物品，1分钟后仅能回忆出2种。运动系统检查四肢肌力Ⅳ级，双上肢肌张力增高呈齿轮样，右侧显著，可见4～6Hz搓丸样静止性震颤，双下肢肌张力增高，右侧显著，四肢动作缓慢。步距小，步态前冲，姿势稳定性差。

2. 临床评估与分析

（1）老年衰弱的评估：Fried衰弱表型符合4项；Frail量表4分；跌倒评分12分，中危；日常生活活动能力评分（ADL）55分，中度依赖；MMSE25分。

（2）老年衰弱的因素有6种。

① 年龄：年龄越大，发生衰弱的风险越高。

② 帕金森病运动症状：静止性震颤、运动迟缓、肌强直和姿势障碍可直接导致衰弱。

③ 帕金森病非运动症状：该患者出现了认知障碍、睡眠障碍、便秘、膀胱功能障碍、抑郁，均与衰弱的发生密切相关。

④ 跌倒：姿势异常及肌张力增高使跌倒的风险大大增加，跌倒本身就是衰弱的临床表现之一。

⑤ 疲劳：疲劳感也是衰弱的症状之一。

⑥ 多重用药：多种药物之间叠加的不良反应可增加衰弱的风险。

3. 临床干预实践

（1）药物干预：患者年龄65岁，且伴智能减退，首选复方左旋多巴，密切观察有无剂末现象、异动症等运动并发症出现，另外患者伴发抑郁状态，加用SSRI类药物治疗抑郁。

（2）营养干预：均衡营养，保证总热量，适当限制蛋白质摄入，补充维生素E、维生素C，定期评估吞咽功能。

（3）护理干预：为患者提供一个相对安全的生活居住环境，避免跌倒。

（4）康复干预：指导患者做太极、健走。

（5）舒缓治疗干预：给予心理疏导缓解抑郁焦虑，鼓励患者多与社会交流。

该患者Hoehn-Yahr分级为3级，经上述多学科整合干预后，评估患者Fried衰弱表型符合3项，Frail量表3分，改善不显著，可能与其衰弱程度相对较轻有关，且帕金森病无法治愈，所有干预措施都不能逆转该病的自然病程。因此，早期预防帕金森病及衰弱就至关重要。

第五节　老年衰弱与代谢系统疾病

代谢系统疾病是机体物质代谢或能量代谢异常而表现出的代谢性紊乱，包括许多疾病，如糖尿病、甲状腺疾病、骨质疏松、肾上腺疾病、痛风等，几乎影响全身组织器官的功能。老年衰弱也是一种全身性改变，为多系统功能的减退，代谢性疾病与老年衰弱相互作用、相互影响。

一、老年衰弱与糖尿病

（一）老年糖尿病与衰弱的关系

1. 流行病学

随着社会经济的快速发展和生活水平的提高，生活方式在逐年改变，老年人群中糖尿病患病率也逐渐增高。统计表明≥65岁老年人的糖尿病患病率高达30%，而老年糖尿病患者衰弱的发生率是未患糖尿病老年人的3～5倍。衰弱测评缺乏金标准，目前各研究报道的老年糖尿病患者衰弱发生率为5%～48%，存在较大差异。本文旨在研究探讨衰弱与老年糖尿病的相互作用、相互影响，并为其防治提供理论及实践依据。

2. 病因及影响因素

老年糖尿病可加速老化进程，促进衰弱综合征的发生，二者大部分病因重叠。高血糖状态可通过抑制骨骼肌细胞的生长而造成肌肉萎缩；胰岛素抵抗可通过抑制骨骼肌细胞能量代谢而造成肌肉收缩障碍；加之糖尿病患者骨骼肌再生障碍、脂肪细胞堆积导致肌细胞体积的减小及力量的减退。因此，与非糖尿患者群相比，糖尿病患者骨骼肌的体积和力量均减小，肌少症的发生风险增加，衰弱患病率增高。另外，持续高血糖状态、胰岛素抵抗及营养不良所致类胰岛素生长因子、维生素D、生长激素等的缺乏，亦可造成肌量和骨质减少，糖尿病周围神经病变及血管病变影响患者的运动功能。同时，低血糖可影响患者中枢神经系统及心肌代谢，造成认知功能减退、心功能异常，导致衰弱的发生。

另一方面衰弱综合征使老年人群胰岛素抵抗增加、血糖水平升高、糖尿病患病风险增加。衰弱状态下，氧化应激水平的提高，核酸损伤的加重及端粒长度的缩短，炎症刺激因子水平升高等都与糖尿病的发生有关。这方面的研究还有待深入。

3. 临床表现

糖尿病的典型表现为多尿、口渴、多饮、多食、体重减轻，老年糖尿病患者症状比较隐匿，往往出现糖尿病并发症后才发现血糖升高，部分进展严重。糖尿病病情发展到并发症阶段可出现相应器官受损的症状。①眼睛：视力下降或失明；②足部：足部受伤后伤口难以愈合，可出现伤口感染和溃疡（糖尿病足），病情严重者可发生全身感染和骨髓炎，治疗效果差时可导致截肢；③心脑血管系统：糖尿病患者往往合并高血压、高脂血症、肥胖等心脑血管病变高危因素，故糖尿病患者患动脉粥样硬化的患病率高、累及范围广、病情进展较快；④肾脏：造成糖尿病肾病，最终可引起肾衰竭，浮肿、少尿、贫血，严重时需要依靠透析延续生命；⑤神经病变：肢体麻木、冷凉、刺痛，严重影响生活质量，导致患者活动减少/受限，心情低落，合并焦虑、抑郁者较多；⑥感染：糖尿病的临床表现既是衰弱的诱因，又逐渐呈现至衰弱状态。

4. 预后

合并衰弱综合征的老年糖尿病患者，糖尿病并发症和死亡发生的风险均增加。对住院老年糖尿病患者进行1年再入院及死亡率随访，发现衰弱人群再入院次数≥3次的人群所占比例为健壮人群的5.99倍；健壮的老年糖尿患者群中无1例死亡，合并衰弱前期状态的老年糖尿病患者死亡率为3.6%，合并衰弱状态的死亡率高达22.7%，3组之间差异有统计学意义（$P<0.001$）。这组数据印证了衰弱综合征和糖尿病之间相互促进，合并衰弱综合征的老年糖尿病患者预后不良。此外，合并衰弱综合征的老年糖尿病患者在利用常规方案进行治疗的过程中，跌倒、失能、药物不良反应及低血糖事件的发生风险增加。因此，医护人员对于老年糖尿病合并衰弱患者进行治疗和护理时，必须结合患者自身整体状况，不应严格要求血糖控制目标，制订个体化的降糖方案，以避免低血糖及机体健状况康恶化的发生。

（二）预防及干预措施

1. 预防

健康教育是合并老年衰弱综合征的糖尿病治疗的基础，健康宣教的形式可以是多种方式：一对一面对面的宣教、健康小课堂、宣传科普小视频等。通过教育使老年人充分认识自身年龄的生理特点，接受随着年龄的增长逐渐衰老的现实，同时通过宣教提高人们对衰弱的认知度和重视程度，起到有效预防衰弱的作用。安全问题是建议的最主要内容之一。老年糖尿病合并衰弱综合征患者要保持心情舒畅，情绪不稳定、波动大容易引起心脑血管事件发生。另外，老年糖尿病合并衰弱综合征患者易发生体位性低血压，因此动作要放缓慢，避免突然快速改变体位造成脑供血不足导致的眩晕跌倒事件的发生。

2. 评估

监测血糖变化，评估血糖稳定性。推荐每年所有糖尿病患者进行眼底、尿白蛋白/肌酐、神经传导速度及运动感觉神经测评、大动脉彩超、足部、骨密度等检测，评估并发症及进展情况，及时调整治疗及干预方案。评估肌肉力量、质量、平衡能力及营养状况，评估认知、睡眠、二便及家庭支持干预情况等，做到糖尿病并发症及衰弱的早期发现、早期诊断、早期治疗。

3. 干预

（1）生活方式干预。饮食控制与运动干预是糖尿病患者的基础治疗方式。但对于合并衰弱综合征的老年糖尿病患者，需常规进行营养评估，明确是否存在营养不良、体重减轻等不良现象，并及时给予合理的营养补充。适当增加蛋白质摄入，提高机体免疫力，保证蛋白质摄入能量占15%～20%，每天大约1g/kg，多摄入一些优质蛋白（如合并肾功能不全应当限制蛋白质的摄入）。富含优质蛋白的食物包括瘦肉、鸡肉、鱼、虾、奶制品及坚果等。多摄入新鲜蔬菜，新鲜蔬菜含有丰富的微量营养素，如白菜、菠菜、芹菜、黄瓜、西红柿、西兰花、生菜等。限制主食的摄入量，每日主食200～300g为宜，须合理分配至一日三餐，粗细搭配，米饭忌煮得太软、太烂，先吃蔬菜后吃饭，细嚼慢咽，少油少盐。

关于运动干预，维持当前体能并阻止功能进行性减退，需进行轻度的抗阻力和平衡能力训练，并适当增强臂力。对于合并衰弱综合征的老年糖尿病患者，一定要在合适的时间运动，一般餐后0.5～1小时开始为宜。不宜在寒冷的早晨、饱餐后或空腹运动。运动前进行5～10分钟热身运动，运动时间不宜过长，0.5～1小时为宜，运动量不宜过大，循序渐进。最合适的运动是走步。另外可选择太极拳增强柔韧性，练习哑铃增加肌肉力量和平衡。运动过程中要留意心率变化及自身感觉，如出现头晕、心慌、乏力、胸闷、大汗淋漓等不适，应立即停止运动。运动前后加强血糖监测。对于不能完全独立行走衰弱比较严重的患者，如不能进行适当运动，应避免久坐不动。运动时注意防跌倒。

（2）药物干预。合并衰弱综合征的老年糖尿病患者低血糖发生风险升高，药物不良反应增加，在降糖药物使用过程中，需注意低血糖风险，尤其关注药物联用及饮食不规律人群。在生活方式改善的基础上，降糖药应首选不易引起低血糖的非胰岛素促泌剂类口服降糖药，如二甲双胍、α-糖苷酶抑制剂和二肽基肽酶-4

（DPP-4）抑制剂、胰高血糖素样肽-1受体激动剂（GLP-1受体激动剂）、钠-葡萄糖协调转运蛋白2抑制剂（SGLT-2抑制剂）等，单独或联合应用，这些药物单独应用基本上不发生低血糖；其次对于胰岛功能尚好的患者可以选用短效胰岛素促泌剂，辅助选用长效胰岛素促泌剂；对于胰腺功能不佳的患者使用长效胰岛素（低血糖风险相对较小）或预混胰岛素；慎用可能导致水肿的噻唑烷二酮类；不主张使用半衰期长、降糖作用较强的磺脲类药物，如格列本脲。尽管α-葡萄糖苷酶抑制剂与双胍类药物引起低血糖发作的案例较少，但对于衰弱老人需注意其严重的胃肠道不良反应及其营养状况。对于衰弱老年患者的认知功能、视力和手的灵活性下降，在开始应用胰岛素时尽量选择胰岛素注射给药和每日注射一次的简单方案。因此，基础胰岛素可作为开始胰岛素治疗的首选，尤其适合空腹血糖升高为主，且HbA1c（糖化血红蛋白）与目标值相差不大（≤2%）的患者，老年人也比较容易接受一天一针基础胰岛素联合口服降糖药的治疗方案。预混胰岛素适用于空腹及餐后血糖均较高的胰岛功能进一步减退患者。GLP-1 类似物需注意其胃肠道不良反应所致的营养不良风险及胰腺炎可能。总体原则： 小剂量开始，逐渐加量至合理用量，但需避免药物间的相互作用，避免复杂的用药方案，减轻患者的肝肾功能负担及经济负担。

（三）临床实例

1. 病例介绍

患者陆某某，女，79岁，已婚，退休人员，汉族，主因“发现血糖升高30年，口干、多尿、消瘦半年，昏迷1天”入院。30年前体检发现血糖升高，空腹血糖8mmol/L，就诊于当地医院，诊断为2型糖尿病，口服二甲双胍、阿卡波糖等药物降糖治疗。病程中逐渐出现糖尿病周围神经病变、糖尿病周围血管病变。5年前因血糖控制不佳给予胰岛素降糖治疗。两年前患者被诊断为“阿尔茨海默病”，胰岛素用药不规律，半年前出现明显口干、多饮、多尿，体重下降10kg，检测血糖27～30mmol/L，1天前家属发现患者意识丧失，呼之不应，大小便失禁，送我院急诊就诊，测血糖43.6mmol/L，诊断为2型糖尿病性高渗性高血糖状况昏迷、2型糖尿病酮症酸中毒、肺部感染、泌尿系感染。给予抗炎、补液、纠酮对症治疗1天后清醒，为进一步治疗收入我科。患者绝对卧床半年，生活不能自理，大便干燥，3～4天1次，小便失禁，睡眠差，需服用助眠药物。既往史：高血压病史10年，最高180/90mmHg，冠心病10年，脑梗死5年，阿尔茨海默病2年，时有躁狂发作，专科医院就诊，给予富马酸喹硫平75mg（bid）对症治疗。10年前跌倒致L1椎体压缩性骨折。入院时Frail量表5分，简易智能量表（MMSE）4分，微营养量表（MNA）3分，跌倒评分7分（中危）。

2. 临床评估与分析

患者为老年女性，慢性病程急性加重，多病共存（糖尿病急性并发症、高血压、冠心病、脑梗死、肺部感染、泌尿系感染、阿尔茨海默病）。

（1）躯体功能方面：患者高龄，随着年龄的增长衰弱综合征患病风险增加。患者2型糖尿病30年，本次出现急性并发症2型糖尿病性高渗性高血糖状况昏迷、2型糖尿病酮症酸中毒导致昏迷衰弱，高血压3级极高危、冠心病、脑梗死多种疾病均可导致衰弱综合征的发生。患者出现前白蛋白下降，体重明显下降，微营养量表（MNA）3分，营养不良可增加衰弱综合征的发生。

（2）精神心理因素：该患中学文化程度，简易智能量表（MMSE）4分，存在认知缺陷。并患有阿尔茨海默病2年，时有躁狂发作，增加衰弱综合征的发生。

（3）多重药物：患者服用7种药物，多重用药，可增加衰弱综合征的发生。跌倒风险评估7分，增加衰弱综合征的发生。入院时患者疲乏无力、卧床不能自由活动、患有5种以上疾病，体重明显下降，Frail量表5分，诊断衰弱综合征。

3. 临床干预实践

入院后给予补液、纠酮、纠正高渗状态、胰岛素降糖、抗感染等急性期积极处理。对于合并衰弱综合征的老年糖尿病患者，血糖控制可适当放宽松，该患目标值空腹血糖6～8mmol/L、餐后2小时血糖8～10mmol/L，甚至可放宽到13.9mmol/L。避免低血糖的发生。结合2型糖尿病伴衰弱综合征病情，出院后简化降糖方案，给予阿卡波糖100mg（tid）、二甲双胍0.5（tid）及甘精胰岛素注射液18u皮下注射睡前降糖治疗。血糖控制基本达标。

营养不良方面，请营养师评估给予肠内营养对症治疗，随着病情好转训练经口进食，逐渐停用肠内营养液，能自行进食。临床药师对多重用药进行评估、精神科医师调节专科用药、护理组加强护理防褥疮发生、照护者及亲人多加进行亲情沟通，多学科团队共同制定个体化的治疗计划。患者神志转清，情绪稳定，血糖逐渐平稳，营养状况好转。

3个月后再次评估，Frail量表3分，简易智能量表（MMSE）10分，微营养量表（MNA）10分，跌倒评分4分（中危）。均较前明显好转。

二、老年衰弱与骨质疏松

（一）老年衰弱与骨质疏松的关系

1. 流行病学

由于使用的评估方法不同，因此流行病学特点也存在较大差异。一项针对北京10039例老年人的研究显示，衰弱的发病率高达12.3%，其中年龄≥65岁者的发病率为 15.5%；随年龄增长，发病率呈显著增长的趋势，55～64岁发病率为 3.9%，＞85岁的发病率为 25.9%，女性衰弱的发病率明显高于男性，城市居民的发病率明显高于农村居民。

亚洲是骨质疏松的高发地区，在我国60～70岁的女性骨质疏松的发病率为33.3%，男性为 20%，随年龄增长，患病率逐渐升高，到今年我国骨质疏松患者将达到3亿，占世界骨质疏松人口的一半以上。骨质疏松性骨折是骨质疏松症最严重的并发症之一，在全球范围内每年有超过890万例骨质疏松性骨折发生，达每小时1000例左右。

2. 病因及影响因素

（1）增龄。衰弱和骨质疏松均是与增龄相关的疾病，随年龄增长发病率增高。年轻者较易恢复至相对健康状态，这种能力随年龄增加而降低，流行病学调查显示，衰弱平均患病率随年龄增长而递增。骨质疏松已成为我国面临的重要老年公共卫生问题。

（2）体重下降和营养缺乏。体重下降和营养缺乏是导致衰弱和骨质疏松的重要因素之一。骨密度与血清白蛋白相关，蛋白质摄入不足，会加速衰弱和骨质疏松的发生。维生素D参与骨代谢过程，能够保持肌力，提高免疫力。老年人维生素D缺乏导致骨质疏松、下肢肌力减退，增加跌倒和骨折发生的风险。

（3）认知功能减退。认知衰弱独立于脑部疾病，与身体上的衰弱同时存在，可导致注意力不集中、执行力下降、活动量减少。跌倒在认知受损的患者中频繁出现。对于阿尔茨海默病患者，即使在疾病的早期阶段，髋关节骨折的发生率也远远高于正常人。

（4）激素。雄激素与人体肌肉数量、肌肉质量、体脂量有关。雄激素与衰弱的关系存在性别差异，在男性中呈线性相关，而在女性中呈“U”形相关。绝经后妇女雌激素减少，可导致肌肉质量和骨密度下降。生长激素可减少脂肪量，增加肌肉量，提高骨密度，也可直接调节维生素D受体。

（5）炎性因子。慢性炎症反应是衰弱和骨质疏松症共同的病理生理途径，可导致衰弱发生、骨密度降低、行走障碍。胰岛素样生长因子与肌肉质量和骨密度呈正相关。

（6）肌少症。肌少症主要表现为患者活动能力下降、肌肉数量减少、肌肉功能减退。肌少症是衰老引起的机体成分改变的一个重要特征。肌肉数量与骨密度呈正相关，下肢肌力显著减退直接影响机体的平衡功能，更易导致摔倒、失能等不良后果发生。

（7）多病和多重用药。老年人往往合并多种慢性疾病，必须接受多种药物治疗，此类患者常伴有衰弱。部分性腺功能减退患者可因性激素缺乏导致骨丢失；治疗癌症、糖尿病及癫痫发作等的药物常导致骨质疏松症。

3. 临床表现

（1）乏力：合并衰弱综合征的老年骨质疏松患者更容易疲劳，负重能力下降甚至无法负重。

（2）疼痛：以腰背部疼痛多见，也可出现全身骨痛。疼痛通常在翻身时、起坐时及长时间行走后出现，夜间或负重活动时加重，并可能伴有肌肉痉挛，甚至活动受限。

（3）脊柱变形：多发胸椎压缩性骨折可导致胸廓畸形，甚至影响心肺功能；严重腰椎压缩性骨折可能会导致腹腔脏器功能异常，引起便秘、腹痛、腹胀、食欲减退等。

（4）骨折：骨质疏松性骨折属于脆性骨折，通常指日常生活中收到轻微外力时发生的骨折。

（5）对心理状态及生活质量的影响：主要心理异常包括恐惧、焦虑、抑郁、自信心丧失等。老年患者自主生活能力下降，身体衰弱以及骨折后缺少与外界接触和交流，均会给患者造成巨大的心理负担。

4. 预后

合并衰弱综合征的老年骨质疏松患者容易骨折，骨质疏松性骨折危害巨大，是老年患者致残和致死的主要原因之一。发生髋部骨折后1年内，20%患者死于各种并发症，约50%患者致残，生活质量明显下降。而且，骨质疏松性骨折的医疗和护理需要投入大量的人力、物力和财力，造成沉重的家庭和社会负担。然而，必须强调，骨质疏松可防、可治。加强对危险人群的早期筛查和识别，即使已经发生过脆性骨折的患者，经过适当治疗，也可有效降低再次骨折的风险，改善生活质量。

（二）预防及干预措施

1. 预防

（1）运动锻炼。阻抗运动和有氧耐力运动是预防及治疗衰弱状态的有效措施。运动可以增加机体生理系统的适应性，促进心肺系统有效地在体内代谢氧气和营养物质，提高机体携氧能力。对于骨质疏松的患者可增加骨密度、提高骨强度、改善平衡功能。运动方式本着安全、科学有效、个体化的原则灵活选择，太极和瑜伽是近年来比较受关注的锻炼方式。

（2）营养支持。充足的蛋白质摄入，尤其是富含亮氨酸的必需氨基酸混合物可以增加肌容量进而改善衰弱状态。有助于减少骨丢失的营养补充剂有ω-3多不饱和脂肪酸、共轭亚油酸、大豆异黄酮以及一些草药制剂。研究表明，ω-3多不饱和脂肪酸可以降低前列腺素的水平，抑制骨吸收，通过降低骨转换增加骨密度。共轭亚油酸存在于常见的肉类及乳制品中，有益于骨量增加。植物雌激素如大豆异黄酮可通过提高骨代谢和骨小梁结构增加骨量。

（3）充足日照。建议上午11：00到下午3：00间，尽可能多地暴露皮肤于阳光下晒15~30分钟（取决于日照时间、纬度、季节等因素），每周两次，以促进体内维生素D的合成，尽量不涂抹防晒霜，以免影响日照效果。

2. 评估

我国已将骨密度检测项目纳入40岁以上人群常规体检内容，双能X线吸收检测法（DXA）是临床和科研最常用的骨密度测量方法，可用于骨质疏松的诊断、骨折风险性预测和药物疗效评估的骨骼评估。对老年患者及骨质疏松高危人群行骨折风险评估、骨密度测定、肝肾功及骨转换标志物测定。应用胸腰椎X线侧位影像评估椎体压缩性骨折。为排除继发性骨质疏松可酌情选择甲功、甲状旁腺激素、皮质醇、尿本周蛋白，甚至放射性核素骨扫描、骨髓穿刺活检等检查。

评估患者步速、平衡及反应能力、肌肉力量和质量、营养状况、钙剂及维生素D补充、居家安全、心理精神状况、认知等综合项目。

3. 干预

（1）钙剂和维生素D。成人每日钙推荐摄入量为800mg（元素钙），50岁及以上人群每日钙推荐摄入量为1000～1200mg。成人每日维生素D推荐摄入量为400IU，65岁及以上老年人每日维生素D推荐摄入量为600IU，维生素D用于骨质疏松防治时，剂量可为800～1200IU/d。骨质疏松症患者使用钙和维生素D来增加钙的摄入吸收，改善肌肉力量、功能及平衡能力。

（2）激素疗法。雌激素补充疗法和雌、孕激素补充疗法，能抑制骨转换，减少骨丢失，降低骨质疏松性椎体、非椎体及髋部骨折的风险，是防治绝经后骨质疏松症的有效措施。绝经早期开始使用（<60岁或绝经10年内），收益更大，风险更小，应用最低有效剂量，个体化方案，并坚持定期随访和安全性监测（尤其是乳腺和子宫）。

（3）双膦酸盐类。双膦酸盐可以抑制破骨细胞的功能、促进破骨细胞凋亡，降低骨转换率，抑制骨吸收，减少骨量丢失。研究显示，经阿伦膦酸钠治疗3年后，脊柱骨折和髋部骨折的发生率降低了50%；经利塞膦酸治疗3年后，椎体骨折的发生风险降低了44%。唑来膦酸可以增加腰椎和髋部骨密度，降低椎体骨折和髋部骨折的风险。即使存在认知障碍、依从性差的老年女性，经双膦酸盐类治疗后骨密度也得到了改善，说明衰弱群体也可从双膦酸盐类治疗中获益。

（4）选择性雌激素受体调节剂类（selective estrogen receptor modulators，SERMs）。SERMs不是雌激素，而是与雌激素受体结合后，在不同组织发挥类似或拮抗雌激素的不同生物效应。如SERMs抑制剂雷洛昔芬在骨骼与雌激素受体结合，降低椎体骨折发生的风险。SERMs可能是早期、无症状、绝经后妇女的一线选择，也可用于65岁以上有较高椎体骨折发生风险的老年女性。

（5）甲状旁腺激素类似物。特立帕肽是一种成骨性抗骨质疏松剂，多用于严重骨质疏松症且骨折风险高的患者。甲状旁腺激素类似物能刺激成骨细胞活性，促进骨形成，增加骨密度，改善骨质量，降低椎体和非椎体骨折的发生风险。多次骨折、重度骨质疏松、双膦酸盐使用无效的高龄患者可以选用甲状旁腺激素类似物。

（6）多重用药管理。老年人共病、慢性病导致的多重用药及药物滥用现象普遍存在，建议临床根据Beers、STOPP及START标准评估衰弱老人的用药情况，减少不合理用药。

（三）临床实例

1. 病例介绍

患者商某某（女），71岁，退休工人，与爱人同住，子女各有家室、工作，不定期探望。妊娠3次，生产3次，48岁绝经。3年前发现身高变矮、驼背，先后跌倒2次，臀部着地，总感觉腰痛、周身乏力，半夜腿抽筋，查腰椎QCT诊为骨质疏松、第1腰椎楔形变。患者不仅身高变矮，食量也比以前减少，主食量由每日半斤减至每日三两，喜欢吃软食、流食，不爱喝奶，很少吃肉、豆制品，体重一年内由65kg减至60kg，平时自觉劳累，行走5米需要1分多的时间，经常是走一步歇一会儿，老太太懒得动，喜欢窝在椅子里坐着，日常基本无体力活动，无社交。睡眠障碍，长期口服马来酸咪达唑仑助眠。既往：糖尿病、高血压、高脂血症、冠心病、心功能不全、腔隙性脑梗死、慢性支气管炎多年。

（1）衰弱评估（Fried衰弱表型）：① 体重1年内下降5kg；② 行走时间（4.57m）需1分10秒；③ 优势手握力10kg；④ 体力活动减少，每周不足1小时；⑤ 一周内每天大部分时间都感到疲乏，即使是日常活动。

（2）综合评估：日常生活活动能力评分（Barthel）20分，简易智能量表（MMSE）15分，微营养量表（MNA）6分，压疮评分18分（极度危险），尿失禁评分15分、跌倒评分10分（高危）。

（3）体重指数：实测身高 1.62m（原身高1.68m），体重 60kg，BMI 22.86kg/m^2。

（4）辅助检查：①肾功：Ca 2.1mmol/L、P 1.51mmol/L、肌酐 66.1 μmol/L、TP 60.3g/L、ALB 33.3g/L、前白蛋白115.7mg/L、Glu 4.9mmol/L、ALP 73U/L。②骨代谢：PTH 52.83pg/ml、25（OH）D_3 15.28ng/ml（38.2nmol/L）、骨钙素 15.39ng/ml。③腰椎QCT：腰椎骨密度值低于50mg/cm^3，T值–4.66，腰椎压缩性骨折。④血常规、肝功、血脂无异常。血糖、血压水平尚可。

2. 临床评估与分析

患者老年女性，慢性病程，进行性加重。多病共存合并多重用药，食欲减退、营养摄入不足，体重减轻、容易疲乏，机体衰弱。骨骼及骨骼肌阻力、抗压力、平衡力减退，脆性骨折，跌倒高危。

患者衰弱、骨质疏松的共同危险因素：增龄（＞60岁）、躯体疾病（合并糖尿病、高血压、高脂血症、冠心病、心功能不全、腔隙性脑梗死、慢性支气管炎等多重疾病）、低激素水平（绝经后雌激素减少、25（OH）D_3＜50nmol/L）、摄入营养素不足（进食少，前白蛋白低）、多重用药（降糖、降压、降脂、抗血小板聚集、利尿等）等。

（1）衰弱方面：患者老年女性，已患疾病有高血压、糖尿病、冠心病、心功能不全、慢性肺病等，平素喜静少动，缺乏社交，经计算每周体力活动不足1小时，而正常老年人每周体力活动男性不低于383kcal（约散步2.5小时），女性不低于270kcal（约散步2小时）；该患者没有故意减肥，而明显体重减轻，属于非意愿性体重下降，一年内下降了5kg（7.69%），一年内体重下降4.5kg以上或降幅大于原体重的5%

有病理意义；经常无缘无故感到疲乏，走一步歇一会儿，一周内基本每天做每件事都很费力，为阳性；步行4.57m距离需1分10秒，对于身高＞1.59m的老年女性，行走时间≥6秒为衰弱，该患者存在步速明显下降；患者自觉疲惫，优势手握力只有10kg，对于体重指数≤23kg/m^{2}的老年女性，握力≤17kg提示患者存在握力下降。患者满足Fried衰弱表型的全部5项（体质量下降、行走速度下降、握力下降、躯体活动降低和疲乏5项中符合3项以上即提示存在衰弱），存在身体衰弱。

（2）骨质疏松方面：患者腰椎QCT（定量计算机断层扫描）示腰椎骨密度值低于50mg/cm^3。中国老年学和老年医学学会骨质疏松分会组织的QCT多中心大样本数据结果表明：QCT低于80mg/cm^{3}为骨质疏松、80～120mg/cm^{3}为低骨量、高于120mg/cm^{3}为正常的诊断标准，可以用于中国人群的骨质疏松诊断。该患者骨密度明显低下且合并脆性骨折为重度骨质疏松。综上所述，因患者衰弱存在体力活动减少、容易疲乏、基本处于制动状态，进食减少，前白蛋白、维生素D摄入不足，导致骨质疏松进一步加重，而骨质疏松的加重导致机体平衡力减退、肌肉力量、肌肉质量减少，容易发生骨折，影响日常活动，更进一步加重衰弱。衰弱和骨质疏松相互促发、相互影响。

3. 临床干预实践

给予患者内分泌科（补钙维生素D、控制血糖血脂血压达标）、老年科（老年综合征指导）、康复科骨科（指导肢体锻炼，增加肌肉力量及平衡能力，预防跌倒）、营养科（指导合理饮食、促进钙磷吸收）、心内科（改善心脏功能）、精神心理科（改善睡眠，选用最小有效剂量且对肌松影响小药物）、护理人员（防褥疮、跌倒，指导起居安全）、临床药师（规避多重用药）、家属及社会工作者（给予心理支持、社会关爱）等多学科合作共同制订个体化治疗方案，饮食较前恢复，行走有力量，自己喜欢站起来走到院外晒晒太阳，并与邻里愉快交谈。半年后评估行走时间（4.57m）需1分钟、优势手握力12kg、日常生活活动能力评分（Barthel）50分、简易智能量表（MMSE）20分、微营养量表（MNA）9分、压疮评分13分、尿失禁评分10分、跌倒评分7分。嘱其继续保持合理饮食，适当活动，良好社交等健康生活方式，半年后复诊。

三、老年衰弱与甲状腺功能减退

（一）老年衰弱与甲状腺功能减退的关系

1. 流行病学

随年龄的增长，甲状腺功能异常的发生率逐渐增多。甲状腺功能减退症（包括临床甲状腺功能减退和亚临床甲状腺功能减退）在老年人中的患病率高达20%，临床甲状腺功能减退症的定义是TSH增加，同时FT3和FT4降低，其在老年人中的发生率是年轻人的3～4倍。而亚临床甲减指的是游离甲状腺激素在正常范围内，TSH升高，包括TSH轻度升高（4.5～9.9 μIU/ml）和重度升高（≥10 μIU/ml）。研究表明，10%以上的老年人患有亚临床甲状腺功能减退。

2. 病因及影响因素

老年人的下丘脑垂体甲状腺轴及其外周的甲状腺激素代谢有其自身特点。排除病理状态，老化过程的特点是碘吸收和有机化减少、腺垂体对负反馈的敏感性变低，TSH的生物活性降低及甲状腺对TSH的敏感性降低，这导致甲状腺激素的产生减少，TSH升高。同时，TSH随着年龄的增长而升高，在>80岁的人群中，95%可信区间的上限是6 μIU/ml，在90岁以上人群中，95%可信区间的上限是8 μIU/ml。

（1）甲状腺功能减退对老年患者的影响。众所周知，甲状腺激素在心血管系统、调节肾上腺素活性、调节外周血管阻力及蛋白质合成等方面起着重要作用，甲状腺功能减退对年轻人心血管系统的负面影响被广泛认识。但是老年甲状腺功能减退对心血管系统是否有同样的影响却未得到完全相同的结论。多项研究显示，在老年患者中，当TSH水平≥10 μIU/ml时，心衰的风险、代谢综合征的发生率会增加，而当TSH<10 μIU/ml时，却没有发现上述关系。另外，甲状腺功能减退是通过降低心脏输出量和延长等容舒张期来导致早期的心脏功能减退，在亚临床甲状腺功能减退患者中，也观察到心脏前负荷的下降和后负荷的增加，由此而导致了心输出量下降。但有趣的是，在衰老的过程中也出现了类似的功能改变。因此难以区分损伤来自于甲减还是老龄。同时，尽管甲状腺激素在认知发育方面也起着十分重要的作用，但轻度或重度甲状腺功能减退对老年认知障碍的影响目前仍不十分明确。在75岁以下的老年人中，高浓度的TSH和认知损害有明显的关系，但75岁以上的老年人却没有发现上述关系。另外，一个在一群认知功能正常的60～90岁的受试者的前瞻性研究中，没有发现TSH、甲状腺激素与海马萎缩或发展为痴呆之间的关系。由此可见，一些老年甲状腺功能减退为老年生存带来的负面影响并没有年轻人那么明显，甚至可以说是完全没有。

（2）轻度老年亚甲状腺功能减退可能抑制衰弱。很多研究试图证实，在老年人中，亚临床甲状腺功能减退，由于其本身引起的不良作用如骨质疏松、肌无力、瘦肉组织丢失、认知功能减退等，均可能促进衰弱的发生。但与设想不符的是，目前众多研究都没有发现老年人亚临床甲状腺功能减退和衰弱相关。相反，却发现TSH

的轻度升高有着轻度的功能优势。轻度的亚临床甲减（TSH为4.5～7.5 μIU/ml）相较于TSH正常组，在步行速度、心肺适应能力的保留方面都更有优势。与此同时，目前发现，不考虑TSH值，FT4水平可能是老龄过程中健康的预测因子。FT4的增加与全因死亡率的增加相关。高浓度的FT4，即使在正常范围内，也与生理机能的下降相关，而TSH浓度却与此无关。因此，在TSH正常范围的甲状腺功能正常的人中，高FT4是健康不良的预测因素，而正常范围偏低的FT4水平有助于健康老龄化的发生和提高晚年的幸存。相比之下，TSH的增加和低水平的FT4，均代表着低的甲状腺功能，与生存获益相关。低甲状腺激素水平减少了能量产生和需求，阻止了分解代谢，减少了氧化应激。因此，减弱的甲状腺功能可能代表了对抗衰弱过程的保护因素，而且会把衰弱状态移向一个积极的方面。它有助于生物功能的恢复，尤其在面对不良状态或压力的适应力和恢复力方面。

3. 临床表现

合并衰弱综合征的老年甲状腺功能减退患者代谢减慢，其临床症状可以表现为疲劳、虚弱、怕冷、食欲减退、腹胀、体重增加、行动迟缓、便秘、情绪低落或抑郁，轻者记忆力、注意力、计算力及理解能力减退，嗜睡、反应迟钝，重者可表现为痴呆、幻想、木僵，严重者可出现粘液水肿性昏迷，心血管系统可出现心脏扩大、心衰，患者可伴有血压升高，久病者可发生动脉粥样硬化、心脑血管供血不足。患者跌倒、功能依赖、失能、死亡等的发生率增加。

4. 预后

预后取决于是否能早期发现甲状腺功能减退，并给予合理的干预措施。本病轻者可仅有实验室检查结果异常，随着疾病进展，可累及全身多脏器和系统。

此外，适当的高TSH水平可能与长寿相关。一项莱普顿的研究对85岁以上的老年人进行了4年的随访发现，高TSH者与甲状腺功能正常的对照组相比，不但没有发生不好的事件，而且死亡率减低，这表明亚临床甲减在这些人群中的保护作用。同样，高TSH水平在百岁老人及家族性长寿人群中也被发现，这为升高的TSH有助于长寿提供了遗传基础。虽然也有其他研究没有证实这种升高的TSH水平的保护作用，但也没有发现在高龄老人中其与死亡的有害联系。因此，随着年龄的增长，TSH本身参考范围上限增加，且高龄老人中高水平的TSH并没有增加死亡风险，反而可能存在有益作用。因此，对于老年患者尤其衰弱高龄老年患者，我们对甲状腺功能减退的诊断和起始治疗需尤为谨慎。

（二）预防及干预措施

1. 预防

（1）适量补碘。碘是合成甲状腺激素的重要原料，缺碘可以导致甲状腺功能减退，如果甲减是由于单纯缺碘（如地方性甲状腺肿）引起，则需要适量补碘，但随着碘盐的普及，目前这种患者已不多见。如今临床所见大多数患者是由于桥本甲状腺炎引起的，其病因与自身免疫相关，这类患者不宜额外补碘，反而需适量限制碘的摄入，因为高碘饮食会激活甲状腺的自身免疫机制，诱发并加重自身免疫性甲状腺炎。此外，卷心菜、西兰花、白菜等十字花科蔬菜里含有硫氰酸盐，其可与甲状腺细胞的碘泵结合，抑制甲状腺聚碘，干扰甲状腺激素的合成而导致甲状腺肿大，因此甲减患者应尽量少吃此类蔬菜。

（2）低盐低脂、高纤维素、高蛋白饮食。老年甲减患者往往合并黏液性水肿、血脂异常，因此需要低盐低脂饮食。同时，老年甲减患者由于胃肠蠕动减慢，常会出现腹胀、便秘，故应多吃富含膳食纤维的食物，以促进胃肠蠕动，防止便秘。另外，老年甲减患者由于胃肠功能下降而导致蛋白质消化吸收不良，可以适量进食富含优质蛋白的食物如瘦肉、鸡蛋、牛奶等，维持人体蛋白质平衡。

（3）纠正贫血。甲状腺激素缺乏本身可影响红细胞生成素合成而导致骨髓造血功能缺乏，老年甲减患者还可由于胃肠功能下降、铁吸收障碍、维生素B_{12}、叶酸缺乏等原因加重贫血，因此老年甲减患者应补充富含铁质的饮食，必要时补充叶酸、维生素B_{12}等。

（4）运动适度。老年甲减患者因身体产热量下降，体温偏低，应注意保暖，清晨和傍晚不宜外出活动，适量锻炼可以增加甲减患者的抵抗力和产热量，但要注意防止运动过于剧烈，过渡运动不仅无益健康，还可能诱发老年人心脑血管疾病，因此，老年甲减患者应当选择合适的天气根据自身情况适度运动。

2. 评估

评估内容包括① 甲状腺功能指标评估：TSH、T3、T4、甲状腺自身抗体（TPO-Ab、TGAb），血清TSH是评估原发性甲状腺功能异常最敏感、最早期的指标。② 其他：血常规、脂代谢异常、心肌酶等。③ 心功能评估（心电图、超声心动）、X线、甲状腺核素扫描。④ 认知、精神神智、耐力、肌肉力量/质量、平衡能力、营养状况等综合评估。

3. 干预

对于衰弱老人的治疗，左甲状腺激素（L-T4）替代疗法仅用于明显临床甲状腺功能减退的患者，因为在这些患者中，L-T4是一种致命激素的替代。而关于亚临床甲状腺功能治疗，由于证据不足，没有明确建议。现有的证据表明高龄老年患者中度升高的TSH水平不需要替代治疗。而且，在这些人群中的替代治疗不仅没有得到实际的好处，反而使这些老年患者暴露于潜在的有害因素中。风险和获益的平衡主要受TSH升高的程度及个体的临床状态影响。建议是否治疗应该以个体化为基础，同时应该考虑甲状腺功能异常的程度、年龄和预期寿命，以及危险因素、共存疾病和健康相关的生活质量。应该考虑到年龄特异的TSH的参考范围，同时，在治疗前应该进行确诊的重复测定，这样才能避免不适当的治疗。

ETA（欧洲甲状腺协会）指南强调，在亚临床甲状腺功能减退的治疗决策过程中，应该通过年龄进行分类，60～70岁是中等程度老年，70～85岁是老年，85岁以上是高龄老年。在高龄老年中，建议采用观望的策略以及密切的甲功监测。尤其在那些TSH轻度升高的患者中（TSH<10 μIU/ml），避免替代疗法。建议中等老年和老年采取两种不同的管理算法，由于指南里明确强调清晰的年龄划分是不可能实现的，因此临床医师应该通过自己的判断和谨慎周密的考虑去划分这个年龄界限。指南推荐70岁以上的个体，TSH中度升高（≥10 μIU/ml），没有甲状腺功能减退症状，不去治疗，这一点不同于年轻人的治疗方案。对于TSH中度升高（≥10 μIU/ml），如果有明确的甲状腺功能减退的症状和高心血管风险，才应该去治疗。然而，关于70岁以上和60～70岁患者的治疗策略的决定，不能忽略了多病共存和衰弱。建议没有规定必须进行甲状腺激素替代治疗的患者要规律地监测甲状腺功能和心血管状态。

一旦决定治疗，口服L-T4是一种选择。L-T4的起始剂量根据引起甲状腺功能异常的不同原因和严重程度、患者年龄、性别、BMI以及潜在的生理和病理状态决定。在老年患者中推荐低剂量的L-T4，通常较年轻患者的剂量少25%。同时，L-T4的半衰期随着年龄的增长而增加，而其他在老年人中的常见因素，如胃肠道吸收的生理下降，多重用药，多病共存等，将会平衡下降的T4代谢的作用。因此，在老年人中L-T4的剂量应该被个体化。ETA和ATA（美国甲状腺协会）指南都同意在老年患者中甲状腺激素替代治疗要遵循“缓慢起始，缓慢增加”的策略。ETA指南建议，无论在老年人还是那些有心脏疾病的任何年龄的人群中，起始剂量是25～50 μg/d。而在同样亚组中，ATA指南建议更低的起始剂量

12.5～25 μg/d。总之，在衰弱患者中，应该实行同样的方法以避免猛冲所带来的临床风险。因此，L-T4剂量应该根据TSH水平，以每4～8周不超过12.5～25 μg/d的量缓慢增加，直到达到TSH的目标值。

除了降低甲状腺激素的需求，TSH的目标值在老年人中也应该升高，尤其在那些80岁以上的老年人中，因为TSH水平随着年龄的增加而增加。因此，指南建议老年患者的TSH目标值为4～7 μIU/ml。ATA指南同意在70～80岁的患者中增加TSH目标值到4～6 μIU/ml。而ETA指南推荐70～75岁以上老年人TSH的更高的治疗靶点。此外，TSH的低治疗靶点不会改善中老年亚临床甲状腺功能减退患者的生活质量。因此，在老年人中，应该制订与年龄相关的TSH范围。

最后，一旦TSH达到了治疗目标，TSH水平应该至少每年监测一次。同时，应该考虑监测FT4制订中间参考范围来评估老年患者的治疗充分性，尤其在衰弱患者或高龄患者中。因为老年更易受到L-T4过度治疗带来的负面的心血管疾病或骨骼肌肉疾病的影响。总之，在老年人中，激素替代疗法应该是个体化的、逐渐的及紧密监测的，对于衰弱患者，更应提倡。

（三）临床实例

1. 病例介绍

患者冉某某，女，82岁，退休人员，高血压、冠状动脉粥样硬化性心脏病10年、慢性阻塞性肺疾病5年。1年前出现乏力、纳差，伴有表情淡漠，反应迟缓，未就诊。期间摔倒1次，逐渐出现上述症状较前加重，并出现嗜睡、四肢水肿、卧床、无法自主进食。就诊于我院急诊，诊断："心功能不全、心源性休克、肺部感染、原发性甲状腺功能减退、心包积液、胸腔积液"，予抗心衰（多巴胺、托拉塞米、单硝酸异山梨酯、米力农）、抗感染、补充甲状腺素等治疗后，感染较前好转，血压仍偏低，全身水肿明显。发病以来，患者精神差、嗜睡、饮食差，便秘，体重下降5kg。查体：生命体征尚平稳。神志嗜睡，颜面水肿，面色苍白，表情淡漠，皮肤粗糙、无汗、弹性较差，有脱屑，睑结膜苍白，甲状腺Ⅱ度大，质韧，未闻及血管杂音。桶状胸，双肺呼吸音粗，未闻及干湿啰音，心音低钝，心率70次/分，律齐，双下肢非凹陷性水肿。辅助检查：血常规，甲功hTSH 43.05 μIU/ml，TT3 0.21ng/ml，TT4 1.60 μg/dl，FT3 0.47pg/ml，FT4 0.38ng/dl，TPOAb>1300U/ml，TgAb>500U/ml。血脂，CHO 7.74mmol/L，TG 1.97mmol/L，HDL 1.48mmol/L，LDL 5.64mmol/L。

2. 临床评估与分析

高龄女性，既往存在3种慢病，此次以乏力、纳差、反应迟钝起病，病程中逐渐出现跌倒、长期卧床、嗜睡、不能自主进食。就诊时存在淡漠、贫血、皮肤粗糙、水肿、心音低、便秘、高脂血症等甲减，累及全身各脏器的改变以及心功能不全、多浆膜腔积液等甲减特殊的临床表现。该患者满足Fried衰弱表型的全部5项（疲劳、体质量下降、行走速度下降、握力下降、躯体活动降低），存在衰弱综合征。其中，促进该患者衰弱的发生主要包括以下方面：①高龄。衰弱是一种增龄相关状态，随着年龄的增长，衰弱的发生率逐渐增加。②躯体疾病。该患者既往已存在多种疾病，再加上甲减本身引起的纳差、水肿、便秘等多种躯体疾病，导致该患者病程中逐渐出现营养不良、体能下降、跌倒、长期卧床、感染、多种机体功能紊乱，促进衰弱的发生。③营养不良和摄入营养不足。甲减除引起纳差外，还使得代谢减慢，贫血、心功能、胃肠功能不全，长期的摄入不足及吸收受阻导致营养状态差，增加衰弱发生风险。④精神心理因素。除甲减本身可导致抑郁、懒动外，该患者多种躯体疾病、跌倒至失能等均增加心理负担，促进衰弱发生。⑤药物。该患者多种疾病，存在多重用药，增加衰弱的发生风险。

3. 临床干预实践

该患者入院后接受了包括医生、护士、营养师、社会工作者等多学科干预，具体如下：

（1）营养干预：患者入院后予卧床休息，不额外增加碘盐或大量进食碘丰富的食物，予低盐低脂高蛋白高纤维素饮食，维持水、电解质平衡，提高白蛋白水平。

（2）药物干预：补充左甲状腺素钠片，12.5 μg起始，一日一次，早餐前半小时服用，监测甲功变化，4周调整一次，根据化验结果逐渐递增12.5mg，同时予抗感染、抗心衰、降脂、补充叶酸及维生素B_{12}、通便等综合治疗。

（3）护理干预：使用气垫床防治压疮，气压式血液循环驱动预防长期卧床引起的下肢静脉血栓，按时翻身、拍背促进痰液引流通畅，定时顺时针按摩腹部促进大便顺利排出。

经过综合护理及治疗，患者精神状态好转，可轮椅外出，进食量较前增多，仍间断便秘，按需使用通便治疗；双下肢水肿逐渐缓解，复查胸腔积液、心包积液较前消失，肺部感染较前好转；血红蛋白、白蛋白较前升高；复查TSH波动于6～10 μIU/ml，维持剂量为25 μg（qd）。出院时Frail量表3分，患者高龄、多病共存、多重用药等状态不可避免，虽然仍为衰弱综合征，但患者临床症状有一定改善，因此需定期体检，早发现早治疗，延缓衰弱的发生。

第六节　老年衰弱与消化系统疾病

消化系统疾病与衰弱的关系受到了临床医师的广泛关注。常见消化系统疾病如慢性胃病、肝胆疾病及肠道疾病等，可直接或间接影响消化和吸收，导致营养不良，而后者是老年衰弱的主要病因之一。肠道微生态不仅与消化道疾病密切相关，与非消化道疾病的发生亦有密切联系。目前研究认为衰弱的发生与肠道微生态改变有关。肝硬化主要表现为乏力和食欲减退及全身的代谢紊乱，出现营养不良、肌萎缩等衰弱表现。本节主要结合近年的研究，对慢性胃病、肝硬化与肠道微生态的改变与老年衰弱的发生及预防等进行详细的介绍。

一、老年衰弱与慢性胃病

（一）老年衰弱与慢性胃病的关系

1. 流行病学

衰弱与营养状况密切相关。研究发现营养不良的老年患者衰弱的发生率是营养正常者的2.65倍。人体摄取营养主要通过消化系统。老年人由于消化系统出现一些退行性改变，导致部分营养素的摄取减少。长期持续的营养素摄取减少会加速衰弱的发生和发展。消化道疾病患者更易出现营养不良。在一项基于胃肠道疾病老年住院患者的调查中发现衰弱患者占29.1%。

2. 病因及影响因素

老年衰弱与慢性胃病存在相互联系。

（1）约60%的老年人由于消化系统的退行性改变，能量摄入低。在消化性溃疡导致的上消化道出血及急性胰腺炎、消化道肿瘤等疾病中，患者需要被动禁食或者主动进食较少，碳水化合物、蛋白质等摄入减少，同时消耗增加，导致体质量下降及肌力下降，容易疲乏。以上情况可以成为衰弱加速进展的启动因素。而随着年龄增长，老年人食物摄入减少，静息代谢率降低，从而使患者活动量下降，形成恶性循环，衰弱概率增加。

（2）随着年龄增长，胃黏膜新陈代谢能力减弱，胃黏膜的防御因素下降。慢性萎缩性胃炎胃黏膜萎缩，胃黏膜分泌胃酸、胃泌素、内因子等能力降低，从而导致消化吸收功能障碍。在出现消化性溃疡或功能性消化不良时，患者食欲差，进食后腹痛、腹胀，摄入减少，营养不良及肌少症发病概率高。早期胃癌患者最初可能无任何症状，但部分患者可存在慢性持续性小量出血，引起轻度慢性进行性贫血，进一步发展可表现为腹痛、腹胀、食欲下降等各种症状，与慢性胃炎和消化性溃疡症状极其相似，进一步出现乏力等衰弱表现。Fried等人发现衰弱老年人膳食结构合理性欠佳，存在明显营养问题。多项研究指出有营养不良风险或营养不良患者衰弱的发生风险高，而慢性胃病与营养不良密切相关。在一项研究中指出老年慢性萎缩性胃炎可增加肌少症的发生，从而增加老年患者的跌倒风险，增加致残率、致死率。

（3）功能性消化不良常合并心理因素。抗焦虑、抑郁药对功能性消化不良有一定疗效。有研究指出，老年衰弱患者焦虑、抑郁发生率高，降低了生活质量。另有假设提出，中晚年生活中，衰弱和抑郁障碍的趋同性引起了“重叠综合征”。另有一项横断面观察性研究，27%的表现抑郁的老年人存在衰弱，高龄和严重抑郁是其发生的独立危险因素。焦虑抑郁可能同时影响功能性消化不良及衰弱的发生，需待进一步研究。功能性消化不良的发生是心理疾病的躯体表现，这些患者因胃肠疾病症状，大部分患者反复在消化科门诊就诊，需要临床医生引起重视，及早干预缓解症状，减少衰弱的发生。

（4）炎症因子可能参与衰弱与慢性胃病的发生。研究认为最可能导致衰弱症的病理生理途径为“炎性衰弱”。β微球蛋白、CRP等炎症标记物水平与衰弱指数明显相关。目前研究最多、关联最紧密的是IL-6、CRP。研究发现，胃溃疡患者血清中IL-6、IL- 8和CRP明显升高，炎症因子水平升高，从而损伤胃黏膜。在一项研究中，胃溃疡患者抗幽门螺旋杆菌治疗后，治疗组炎症因子水平降低。以上研究提示炎症因子可能在慢性胃病及衰弱的发生过程中发挥作用。

3. 临床表现

慢性胃病是一类常见的消化系统疾病，包括慢性胃炎、胃及十二指肠溃疡、功能性消化不良（FD）以及胃癌，主要临床特征是上腹隐痛、腹胀、嗳气、反酸、呕吐等，长期可出现贫血、消瘦。

4. 预后

研究表明，老年人的衰弱存在动态变化，可在一定条件下3个状态（衰弱、衰弱前期、健康状态）之间转换。积极治疗慢性胃部疾病，可减少或延缓衰弱的发生，提高老年人整体生存质量。

（二）预防及干预措施

1. 预防

（1）做好广泛的慢性胃病方面的科普知识宣教，通过去除病因、改善饮食、药物治疗和锻炼等方式，尽快缓解慢性胃病症状，改善食欲，增加营养，使患者进一步树立战胜疾病的信心，最终起到预防衰弱的目的。如慢性萎缩性胃炎在根除幽门螺旋杆菌治疗后，萎缩改变可被阻止，部分萎缩病变可逆转。消化性溃疡在根除幽门螺旋杆菌治疗后，可明显减少溃疡的复发。早期胃癌治疗的治愈率可达90%以上。慢性胃病在治疗取得效果时，症状改善，食欲增加，营养改善，可达到预防衰弱的目的。

（2）饮食方面，可根据老年人消化系统发生不同程度的退行性改变的特点，选择易消化的食物，采取不同的烹调方式增加膳食纤维的摄入，促进胃肠蠕动，改善慢性便秘。

（3）早期识别功能性消化不良等功能性胃肠疾病，及时采取心理和药物干预，改善胃肠道症状和心理状况。

（4）对于长期服用的慢性胃病用药进行梳理评估，及时停用，避免长期用药和多重用药。

（5）适当功能锻炼，老年人可视身体情况，加强锻炼，尤其腹背肌肉的锻炼，可增加胃肠蠕动，有助于排便。或采取散步等不同形式，都可改善胃肠蠕动，促进食欲，促进排便。

2. 评估

老年慢性胃病患者出现上腹部不适，腹痛、腹胀，反酸烧心，消化不良等不典型症状，应积极就诊治疗，完善胃镜等相关检查，鉴别病因。治疗后症状缓解，食欲改善，对于衰弱的预防十分有利。患有慢性萎缩性胃炎者有发展成为胃癌的风险。对有胃酸缺乏或低胃酸者，特别伴有肠上皮化生和不典型增生者，癌变的可能性大，应完善胃镜检查，定期复查，以免延误诊治。老年患者做胃镜检查时，容易出现焦虑、不安、孤独感等可导致胃镜检查时耐受性更差、检查配合度更低。对于有症状且合并衰弱的老年患者，是否可配合胃镜检查目前尚无相关研究。老年胃肠道肿瘤患者对衰弱的易感性增加。有文献报道，老年肿瘤患者衰弱及衰弱前期的发病率在50%以上。衰弱能够预测老年胃肠肿瘤患者放化疗过程中毒副作用的发生。

2012年美国老年协会发布指南，建议对所有手术前的老年人进行衰弱评估。有一项关于胃肠道肿瘤老年患者的研究指出，衰弱指数评分是老年胃肠癌患者术后严重并发症及30天内死亡的独立预测因子。在胃切除手术的患者中，衰弱前期及衰弱的患者再入院率分别是6.7%、19.1%。在另一综述中指出，胃切除手术患者，衰弱评估可预测住院死亡率。腹部择期手术老年患者术前衰弱发生率较高，可能是因为术前禁食或者进食减少，能量摄入减少。

3. 干预

积极治疗慢性胃病，改善慢性胃病患者的临床症状，促进食欲，增加营养，降低营养不良风险，可适当服用助消化药物和促动力药物。关注患者的排便情况，对于存在慢性便秘的患者，可适当服用缓泻药物，改善患者食欲，增加营养素的摄入，阻止衰弱的发生和发展。需鼓励患有慢性胃病的老年人从事力所能及的日常活动，坚持进行适量体力活动，从而有利于降低衰弱风险。识别慢性胃病患者的营养不良及衰弱，改善营养状态，改善老年人功能状态，降低衰弱发生及发展的风险，减少失能的发生。

（1）生活方式干预。慢性胃病有反复发作的特点，对患者身心健康均有较大影响。开展健康教育，改善不良情绪、不良习惯，可促进康复。制订个体化的饮食，保证营养均衡，减少消化道负担。从心理、饮食、药物、运动、护理等全面干预可明显提高治疗效果。研究表明，运动可以改善衰弱患者肌肉力量和身体平衡。预防与治疗衰弱的有效措施是进行阻抗运动与有氧耐力运动。阻抗运动与有氧耐力运动是预防及治疗衰弱状态的有效措施，重度衰弱者可予被动运动的方式进行康复锻炼。长时间（≥5个月）多组成训练，每周3次，每次持续30～45分钟，疗效较好。对肿瘤患者手术前进行呼吸肌训练、有氧运动等可减少术后并发症的发生，缩短住院时间，降低死亡率。老年衰弱患者需要摄取足够蛋白质和充足能量。但合并慢性胃病的老年患者通常食欲欠佳，消化不良，尤其需注意患者的膳食结构。研究结果显示，每日能量摄入≤ 21kcal/kg者衰弱的患病率为正常能量摄入者的1.24倍。较低摄入蛋白质、维生素、叶酸与衰弱的发生紧密相关。

（2）药物干预。目前认为，仅有部分药物对老年衰弱有一定的影响，如血管紧张素转化酶抑制剂、维生素D等。治疗慢性胃病的药物，抑酸剂，黏膜保护剂，促胃动力药，助消化药物对于老年衰弱患者可常规应用。贫血患者可根据病因，积极补充维生素B_{12}、铁剂和叶酸等。有研究认为，在老年人中长期使用质子泵抑制剂可能引起维生素B_{12}缺乏、减少钙吸收，而增加骨折和死亡风险；还可增加肠道细菌易位的风险，而增加病死率。因此强调，在慢性胃病治疗时，需及时进行症状评估和内镜的复查和评估，在溃疡已经愈合、胃黏膜炎症明显改善时需及时停药或换药，尽量避免长期应用质子泵抑制剂。因老年人常多病共存、多重用药，在慢性胃病的治疗时要评估药物的相互作用，减少药物引起衰弱的风险。

（三）临床实例

1. 病例介绍

患者孙某某，男，79岁，汉族，已婚。主因“间断黑便半年，加重伴下肢无力1天”入院。半年前患者出现间断黑便，量少，无血便，间断感上腹饱胀、反酸。3月前在外院行腹部增强CT示胃窦部胃壁增厚。血常规示Hb 56g/L。诊断考虑胃癌可能性大，贫血。予抑酸保护黏膜，输血治疗，症状间断好转。1天前患者解大量黑便，下肢无力，来我院，行胃镜检查胃窦巨大溃疡。病理示胃窦中分化腺癌。患者及患者家属拒绝手术及放化疗。予抑酸止血，营养支持等治疗，患者未再解黑便。患者平素轮椅活动，生活不能自理，小便可，睡眠差，需药物助眠。体重较前下降5kg。既往史：高血压病史15年，最高170/80mmHg，口服左旋氨氯地平2.5mg（qd）。近1周因血压低已停用。脑梗死3年，遗留左侧肢体活动不利，长期口服阿司匹林，因黑便已停用3月。高脂血症，目前口服阿托伐他汀钙。入院时Frail量表4分，简易智能量表（MMSE）9分，微营养量表（MNA）3分，压疮评分21分（极度危险），跌倒评分7分（中危）。

2. 临床评估与分析

① 老年男性，慢性病程急性加重；② 多病共存（胃癌、上消化道出血，高血压、脑梗死、高脂血症）；③ 衰弱综合征；④ 多种老年综合征（多病共存、营养不良、多重用药、失眠、跌倒）。

该患者导致衰弱的因素包括① 多种躯体疾病：患者胃癌、消化道出血、贫血、高血压、脑梗死均可导致衰弱的发生。② 营养不良和摄入营养不足：患者出现贫血，体重明显下降，出现营养不良。③ 高龄：衰弱与增龄密切相关。④ 药物：患者服用5种药物，多重用药，可增加衰弱的发生。⑤ 老年综合征：跌倒、失眠、多重用药等都与衰弱密切相关。

3. 临床干预实践

针对衰弱的处理，主要是设法增加患者的进食量，改善和降低患者营养不良风险。患者平素卧床，嘱照护人员尽量增加患者的主动和被动运动，如嘱患者用力握拳，肘关节屈伸等上肢运动。由照护人员做患者下肢的屈曲和伸展运动，使患者肌肉得到适度运动，同时也可预防下肢静脉血栓的形成。待内科疾病情况稳定后进行系统的康复治疗。

患者为胃恶性肿瘤患者，总体来说预后不良。但老年人肿瘤病情进展相对较慢，生存期相对较长。如果积极干预，如针对消化道出血的治疗和积极改善贫血和营养不良，可以延缓衰弱状态，提高生存期的生活质量。情况允许时适当的床上活动或做一些康复性训练，减少卧床时间，可以减少肺部感染的发生。以上干预都可以适当延长患者的预期寿命。

二、老年衰弱与肝硬化

（一）老年衰弱与肝硬化的关系

1. 流行病学

衰弱是指老年人生理储备下降导致机体易损性增加、抗应激能力减退的非特异性状态，涉及多系统病理、生理变化，包括神经肌肉、代谢及免疫系统等。衰弱老人经历外界较小刺激即可导致一系列临床负性事件的发生。衰弱常为多种慢性疾病、某次急性事件或严重疾病的后果。患病率随增龄而增加，且女性高于男性。医疗机构中老人衰弱患病率高于社区老人。社区老人衰弱患病率为4.0%～9.1%。西班牙养老院65岁以上老人衰弱患病率为68.8%，衰弱前期比例为28.4%，无衰弱的老年人仅占2.8%。国内研究采用CFI（卡罗莱纳衰弱指数）量表评价肝硬化患者近期衰弱程度，结果显示肝硬化患者的衰弱发生率为25%，15.1%处于衰弱前期。因此认为衰弱与肝硬化二者相互关联，相互影响，严重影响老年人群的生活质量。

2. 病因及影响因素

遗传因素、增龄、经济条件差、教育程度低、不良的生活方式、老年综合征（跌倒、疼痛、营养不良、肌少症、多病共存、活动能力下降、多重用药、睡眠障碍、焦虑和抑郁）、未婚及独居等均是衰弱的危险因素，其中增龄与慢性基础病及老年综合征为最重要的危险因素。

3. 临床表现

肝硬化是进行性肝纤维化的晚期阶段，以肝脏结构变形和形成再生性结节为特征。发生肝硬化的原因很多，在我国最常见的依次为肝炎病毒、酒精性肝病及非酒精性肝病。肝硬化的临床表现可能包括非特异性症状（如厌食、体重减轻、乏力和疲劳），或肝功能失代偿的症状和体征（黄疸、瘙痒、上消化道出血征象、腹水所致腹部膨隆和肝性脑病所致意识模糊）。体格检查表现可能包括黄疸、蜘蛛痣、男性乳房发育、腹水、脾肿大、掌红斑、杵状指（趾）和扑翼样震颤。实验室检查异常可能包括血清胆红素升高、氨基转移酶异常、碱性磷酸酶/γ-谷氨酰转肽酶升高、凝血酶原时间延长/国际标准化比值升高、低钠血症、低白蛋白血症和血小板减少。肝硬化患者容易出现多种并发症，其期望寿命显著缩短。最主要的并发症有静脉曲张出血、腹水、自发性细菌性腹膜炎、肝性脑病、肝细胞癌、肝肾综合征、肝肺综合征、肝硬化性心肌病，一旦出现上述并发症，患者即为失代偿期肝硬化。

4. 预后

中晚期肝硬化患者会出现各种并发症，这些并发症所表现出来的临床症状严重地影响了患者生活质量与生存期，而随着年龄的增长及肝硬化病程的进展，会导致机体各项机能减退，出现营养不良、肌萎缩、情绪不良、感染、出血、免疫力低下、失眠、对外界神经肌肉刺激反应减弱等衰弱表现。而衰弱的发生更加速了肝硬化的发展进程。

（二）预防与干预措施

1. 预防

对于老年肝硬化患者应积极针对病因治疗的同时，加强支持治疗，改善营养状态，以预防衰弱的发生，推迟或延缓其发展。对于合并衰弱的老年患者，在积极控制肝硬化并发症的同时，更应关注其预期寿命，注重患者生活质量的提高，避免各种不良事件的发生。对于合并衰弱的老年肝硬化患者的出血、胸腹水、自发性腹膜炎、肝性脑病等并发症需要更早期的预防，以期尽可能改善生存质量，延长寿命。

2. 评估

由于衰弱是临床干预窗，应积极筛查、诊断衰弱。尤其对于已经失代偿期的肝硬化的患者要积极临床评估衰弱指标，可间接反应预期寿命，并且在治疗疾病的同时加强针对衰弱的管理。主要评估指标为Frail量表、简易智能量表（MMSE）、微营养量表（MNA）、压疮评估及其危险、跌倒评估。

3. 干预

老年肝硬化合并衰弱的并发症、合并症随着年龄增长及病情进展而增加。对于合并衰弱的肝硬化老年患者的治疗原则就是减少并发症及出现并发症后延长生存时间及提高生存质量，而不是以除去病因及逆转肝硬化病理为主要目的。如对于并发肝性脑病患者的管理首先是减少发生肝性脑病的诱因，比如，避免大剂量利尿造成低钾血症，保持大便通畅及肠道酸性环境及减少动物蛋白的摄入，增加植物蛋白的摄入等综合的管理。同时由于肝硬化患者的预后与其衰弱密切相关，因此，如何有效识别患者的衰弱并及时进行干预是降低患者不良健康结局的关键环节。国外学者建议对注册护士进行住院患者衰弱评估的常规培训，制订了不同的评估工具对患者进行衰弱评估，并在临床实践中实施。有研究显示年龄越大、有既往跌倒史、中性粒细胞-淋巴细胞比值（NLR）越高的肝硬化患者的衰弱指数越高，护理团队应加强此类患者的护理管理，除了年龄，感染和跌倒史所致较低的自我效能感均是可以干预的。在临床工作中，建议对常规住院患者进行衰弱评估，提高护理人员的风险意识，对衰弱期患者进行针对性的护理干预，鼓励其进行适度的锻炼并建立良好的运动行为习惯，降低衰弱水平并减少健康相关不良结局。

（1）一般治疗：生活及饮食。肝硬化因饮食引起并发症造成肝硬化死亡者占死亡总数的60%。因此，对肝硬化患者必须根据病情合理调节饮食。合理营养治疗对促进肝细胞再生，阻止肝细胞变性发展，改善肝脏血液循环和肝功能恢复，增强机体抵抗力，提高临床疗效，防止并发症，促进早日康复具有重要的作用。遵循的饮食原则如下：可少食多餐，清淡饮食，采用“三高一适量”，即高蛋白、高热量、高维生素、适量脂肪。代偿期肝硬化患者应食用高热量、高蛋白（植物性蛋白）、维生素丰富、低脂少渣、易消化食物为宜。肝脏是蛋白质合成的场所，肝硬化患者肝脏合成蛋白质的能力减退，而蛋白质是肝细胞修复和维持血浆白蛋白正常水平的重要物质基础。因此，肝硬化患者需要合理安排蛋白质的摄入，需要注意的是既要补充蛋白质的不足，又要兼顾预防肝性脑病的发生，可以选择以酪蛋白为基础的饮食。肝硬化患者糖的消耗增多，糖元贮存减少，当饥饿或进食不够时，可出现饥饿感、心慌、出汗等低血糖症状。由于肝脏受损，乳酸代谢异常，乳酸堆积，会出现活动后肢体酸痛、乏力、行走困难等症状，重者还可能出现酸中毒。所以肝硬化患者膳食中摄入充足的碳水化合物能使体内充分贮备肝糖原，节省蛋白质，保护和改善肝功能，有利于肝脏的修复，具有明确治疗作用。但是碳水化合物也不能摄入过量，一般占总量的60%～70%。肝硬化时胰腺功能不全，胆汁分泌减少，有半数的肝硬化患者进食脂肪后会出现脂肪泻。限制脂肪不等于不吃含脂肪的食物，如果患者没有出现脂肪泻，并能适应食物中的脂肪，为了增加热量，脂肪不宜限制过严，每天摄入不超过20g为宜，并以植物油为好，禁用动物内脏、蛋黄、脑髓、鱼、蟹等含胆固醇高的食物。另外腹胀者避免胀气食品如牛奶、豆类、南瓜、薯类及过甜的食物。保持大便通畅，调节肠道菌群平衡（如食酸奶）。还需注意补充钾离子，如食用香蕉、桔子等，防止低钾血症的发生。肝硬化伴腹水或水肿时应严格限制钠和水的摄入，限制含钠高的食物如海产品、腌制品，给予低盐或无盐饮食，肝硬化伴食管静脉曲张或伴有侧支循环形成时患者饮食宜软、烂、易消化，如进食面条、软饭、馒头等，食物宜温热不宜过烫、过冷。进食应细嚼慢咽，禁止食用带骨带刺粗糙食物（如韭菜、芹菜等）及辛辣刺激的食品（如葱、蒜、胡椒、芥末、辣椒等）。

（2）药物治疗。药物治疗首先是病因治疗，病毒性肝炎肝硬化患者主要进行抗病毒治疗，自身免疫性肝病患者主要使用免疫抑制剂进行治疗等；其次是并发症治疗，如肝硬化患者出现肝性脑病可以输入支链氨基酸及精氨酸，肝损害明显时可予以保肝、退黄药物治疗，出现腹水时给予补充白蛋白加利尿治疗。总之，肝硬化的药物治疗是一个综合治疗，老年人又是多病共存，往往可能共存其他心脑血管疾病，多种药物同时进行时需要更加注意药物的副作用及药物间的相互作用，尽量优化和减少药物的量、用药时长，减少药物引起的过敏、谵妄等不良事件的出现。

（3）营养干预。肝硬化患者均存在不同程度的营养不良状态。由于肝功能减退所致食欲不振、进食后饱胀、消化吸收障碍、能量代谢异常，以及出现各种并发症而不合理限制蛋白质、脂质及钠的摄入等导致营养不良。而有研究显示老年肝硬化患者营养不良和营养风险发生率，均高于中青年患者。同时营养因素导致不良临床结局，如住院时间长、并发症发生率高、病死率增加等问题在老年患者中更为显著，因此更应重视对他们的营养支持。肝硬化患者的营养支持主要包括如前所述日常饮食的营养搭配，可以口服补充营养液，比如匀浆膳、蛋白粉等补充营养元素，另外还可以采用鼻饲、胃造瘘及静脉营养支持等方式进行营养支持。需要注意的原则是根据病情阶段的不同设计给予合理的总量、三大营养物质的所占比例，同时在关注肝硬化疾病特点的时候关注老年特点，例如，老年患者具有能量代谢降低，胰岛功能减退，蛋白质分解增加、合成减少，脂肪易积累等特点，静脉营养易发生糖耐量下降，能量及蛋白质、脂代谢紊乱。老年人心、肺、肾功能低下，长期静脉营养易并发心功能不全、电解质紊乱等并发症。老年人肠黏膜萎缩，肠道黏膜屏障功能差，长期静脉营养更易引起肠内细菌易位、肠道感染甚至败血症。老年人选择营养支持方式时要考虑营养不良的程度及肠内肠外营养支持方式的优劣势，能肠内营养的首选肠内营养。

（4）康复方法。肝硬化患者是否能参加适量的体育锻炼，长期以来众说纷纭，各抒己见，争论不休。肝硬化患者普遍存在体质低下，外界环境变化极易导致肝硬化患者轻则伤风感冒，重则病情反复，因此，如何增强肝硬化患者的体质，提高其免疫机能，增强其抗御疾病的能力，除药物治疗外很值得我们探讨。有研究表明对于肝硬化伴衰弱的患者康复训练总体原则就是量力而行，推荐以下几种方式：①步行或慢跑。这种锻炼方法简单易行，容易推广，肝硬化患者一般误以为患了肝病只有休息，减轻肝脏负担才是唯一选择，不愿参加体育锻炼。因此，首先应使肝硬化患者树立战胜疾病的信心，然后通过长期适度适时的步行或慢跑，通过加强肺的通气量，增强心功能，加强体内脂肪的代谢。锻炼时一定要根据患者的具体情况，掌握好量，要求患者在活动后以无心慌 、气短、乏力等表现，并且督促患者长期坚持，同时应督促患者多参加一些力所能及的劳动，原则同上。②太极拳。患者在体育锻炼时还可选择一些运动幅度及强度较小的运动，太极拳适合于肝硬化患者，但也要适度而为，千万不可偏执。③气功。选择一些修身养性强身类气功，如五禽戏、八段锦、易筋经等。

（三）临床实例

1. 病例介绍

患者岳某某，女，81岁。主因“间断腹胀、纳差、尿少20年，加重1月”入院，患者20年前无明显诱因出现腹胀、食欲减退等症状，在外院诊断为“自身免疫性肝病、肝硬化、腹腔积液”，长期中药治疗，具体不详。1月前患者出现腹胀、纳差加重，伴有双下肢水肿、全身疲乏无力、咳嗽、咳痰等症状。精神倦怠，失眠，焦虑，体重较前减轻。既往慢性支气管炎病史20年，高血压病史2年。入院查体：营养差，双肺闻及湿罗音。腹部膨隆，移动性浊音阳性，双下肢水肿。入院诊断：肝硬化失代偿期、腹腔积液、失眠、低蛋白血症、慢性支气管炎、高血压。给予低盐饮食，保肝、利尿、止咳化痰、营养支持等治疗，盐酸曲唑酮抗焦虑治疗。入院时Frail量表4分，简易智能量表（MMSE）22分，微营养量表（MNA）6分，压疮评分14分（危险），跌倒评分14分（高危）。

2. 临床评估与分析

① 老年女性，慢性病程；② 多病共存，肝病为主，伴高血压、慢性支气管炎、情绪障碍等；③ 衰弱综合征；④ 多种老年综合征：失眠、焦虑、跌倒、营养不良。

导致衰弱的因素包括：① 慢性病程：患者出现肝硬化失代偿期20年，一直未住院治疗，门诊服用中药控制症状，效果比较满意。本次出现并发症大量腹水中药不能纠正，腹胀、食欲差及尿少症状不能缓解，说明缓慢进展的疾病促成衰弱的发生。② 多病共存：衰弱的发生与慢性肝病及多种疾病的持续进展密切相关。③ 多重用药、长期用药：患者长期使用中药汤剂治疗肝病，同时也服用西药治疗高血压、慢性支气管炎、骨质疏松及失眠等。④ 高龄：衰弱与增龄密切相关。⑤ 营养不良和摄入营养不足：患者出现消瘦、白蛋白下降等营养不良表现，是促成衰弱发生的重要因素。⑥ 精神心理因素：衰弱与失眠、焦虑有关。⑦ 多种老年综合征：跌倒、失眠、多重用药、营养不良等，是衰弱的促成因素或是衰弱的不良结果。

3. 临床干预实践

针对衰弱的治疗主要是改善患者的营养，在不诱发肝性脑病的情况下，适当增加植物蛋白的摄入。患者能耐受的适度室内运动，如散步等。

患者基础疾病为肝硬化失代偿期，其衰弱及并发症的严重程度决定其生存期及生活质量，衰弱及并发症的发生发展互为影响，如此次出现基础疾病加重和2个月前的跌倒致骨折等。而老年人的跌倒就是衰弱的标志之一，治疗基础疾病可以减轻和逆转衰弱，但此患者高龄，已出现多种并发症，预后差。

三、老年衰弱与肠道微生态改变

（一）老年衰弱与肠道微生态的关系

1. 流行病学

肠道微生态是近几年的研究热点，目前认为肠道菌群与健康、衰老和疾病等密切相关。健康成人肠道内定植着数目庞大的微生物群落，可达数百万亿个微生物细胞，是人体细胞总数的10倍，质量可达约1.5kg。肠道细菌约有400～500种，包括厌氧菌、需氧菌和兼性厌氧菌等。它们绝大部分是正常肠道中的寄居菌，少量为外来侵入菌，包括部分真菌或病毒，统称为肠道菌群。肠道菌群通过合成维生素、转化胆汁酸、发酵非消化性碳水化合物获取能量等方式，在建立和调节机体免疫系统、改善机体条件病原体的作用中发挥重要作用。因此，肠道菌群作为一个“功能器官”存在于机体中。在消化吸收、营养、免疫调节、生物拮抗等多方面发挥着重要作用。由于各种原因导致的肠道微生态的破坏，可引起疾病的发生。随着肠道微生态与消化道疾病研究的不断深入，越来越多的研究认为，肠道微生态不仅与消化道疾病密切相关，与非消化道疾病的发生亦有密切的联系，如与代谢综合征、神经精神疾病、皮肤病、心脑血管疾病、消化道外肿瘤、感染性疾病和自身免疫病等都具有相关性。肠道菌群与年龄之间存在相关性，可能在年龄相关免疫衰老进程中起调节作用，其构成受年龄影响。老年衰弱患者的肠道微生态结构变化与衰老相关的改变有相似之处。可以说，衰弱的发生与老年人肠道菌群的改变有关，但详尽的衰弱患者肠道微生态表现、流行病学及与衰弱发生的相互作用等尚未完全阐明。随增龄导致的肠道微生态改变外，药物、医学干预措施等都会进一步影响肠道的微生态，很容易出现肠道的菌群失调，表现为腹泻。最常见的是抗生素相关性腹泻（AAD），目前认为几乎所有的抗生素均可引起抗生素相关性腹泻，在住院老年患者中更是十分常见，有报告该病发病率为2%～25%，艰难梭菌是AAD的主要病菌，15%～39%的AAD是由艰难梭菌引起。该菌主要产生的致病性毒素为毒素A（肠毒素）和毒素B（细胞毒素）。艰难梭菌在约3%的人群中为正常固有菌群的组成部分，为条件致病菌，在使用抗生素的情况下正常的肠道菌群被抑制，而耐药性艰难梭菌等过度增殖并产生毒素引起肠道的炎症等病理变化而发病。一旦出现AAD可能会导致老年衰弱的快速启动或进一步加重，应引起足够的重视。

2. 病因及影响因素

衰弱患者肠道微生态的多样性、稳定性下降，老年人的菌群稳定性明显下降。老年衰弱患者的核心肠道菌落如普氏菌、拟杆菌属多样性减少。

老年人肠道中兼性厌氧菌如链球菌、肠球菌、肠杆菌等致病菌随着年龄增长而增加。有免疫调节作用的种类如梭菌属部分种类数量减少，有抗炎作用的柔嫩梭菌群下降，厌氧菌如双歧杆菌、乳酸杆菌减少，这些变化可能与衰老时产生的慢性炎症状态和免疫功能紊乱有关。另外，饮食、生活习惯、用药情况及多病共存等也会影响肠道的菌群，即老年人群在正常生理情况下对人体有利的细菌比例下降而不利于人体的细菌数量增加，只是在机体调节下处于一种动态平衡之中，而这种动态平衡常因人为因素干扰而打破导致疾病状态，成为衰弱发生的因素之一。

老年人由于更易发生各种急慢性炎症性疾病，可对肠道的微生态产生显著影响。在各种急慢性炎症发生时，常应用各种抗生素。目前抗生素滥用的情况比较严重，在使用时常选用各种广谱抗生素，甚至有时是无必要的抗生素联用。正常肠道通过一定数量和比例的菌落之间互相制约，达到微生态的平衡，一旦被打破，最常见的病理反应就是感染性腹泻，即抗生素相关性腹泻。年龄是AAD的危险因素之一，医学干预措施如灌肠、导泻药物、结肠镜检查等以及抗肿瘤药物、激素和免疫抑制剂的使用、糖尿病等，都会导致肠道微生态的改变，均是AAD的高危因素。

3. 临床表现

老年衰弱患者肠道微生态出现改变，对诸如灌肠、服用各种通便药物等医学措施、应用广谱抗生素等更容易导致肠道菌群失调而出现腹泻。目前认为，几乎所有的抗生素都可以导致抗生素相关性腹泻的发生，但以广谱青霉素及其酶抑制剂复合制剂发生率最高，其次是头孢菌素类及克林霉素。AAD一般发生在抗生素使用后的5~10天内，主要表现是腹泻，以稀水样便为主，轻者可表现为排便次数较多的糊状便，也可有黏液便、脓血便。可有不同程度的发热、腹痛、腹胀、恶心、呕吐，水、电解质和酸碱平衡紊乱，严重者可引起中毒性休克、中毒性巨结肠、肠麻痹甚至肠穿孔等。血液中白细胞总数和中性粒细胞增加，重症患者白细胞数可明显增高。结肠镜下可见结肠黏膜充血、水肿甚至并有黄白色伪膜等特征性改变，内镜下很容易鉴别。

4. 预后

AAD严重者可导致患者的死亡，经治疗部分患者治愈后，因肠道微生态的改变而腹泻症状反复复发。AAD可影响全身各系统，直接导致衰弱以及出现衰弱的各种不良后果，可直接导致以下结局：多个系统生理功能和储备的进行性下降，使老人面对应激时的脆性增加、发生失能、功能下降、住院和死亡的风险增加，还可导致老年人对长期照护的需求和医疗费用增加。

（二）预防及干预措施

1. 预防

衰弱涉及多系统病理、生理变化，包括神经肌肉、代谢及免疫系统等。肠道微生态系统作为一个“功能器官”在衰弱的预防中有无可替代的作用，只是目前我们对肠道微生态在衰弱的发生、发展中的作用和机制研究的还不够深入。维护肠道微生态可能对衰弱的发生有重要的预防作用。具体预防措施主要是通过改善生活方式，如强调饮食的营养平衡，尤其是饮食中要适当增加膳食纤维的摄入等。适度运动可改善老年人的食欲，增加膳食营养的摄入，降低营养不良风险，从而维护正常肠道的微生态，可预防衰弱的发生。慎用或尽量减少抗生素的应用，必须应用时，尽量避免广谱抗生素的使用，可服用微生态制剂预防。酌情应用益生元。尽量减少对肠道微生态有影响的医学干预措施如灌肠、导泻、结肠镜检查等。对于长期的功能性便秘老年患者，尽量减少刺激性泻剂的使用。可选择乳果糖长期服用，其既有通便作用，又是一种肠道益生元。也可同时加用肠道微生态制剂。对于老年人急性腹泻的患者，肠道微生态的改变比较急骤，应尽快去除病因，避免水、电解质紊乱等情况的发生，尽快恢复肠道微生态的稳定，避免腹泻成为衰弱的启动因素。对于慢性腹泻患者，如炎症性肠病患者，因其发病机制更加复杂，影响因素更多，肠道微生态存在不同程度的改变，所以积极治疗将会减少慢性病程导致的衰弱。

2. 评估

对老年人肠道微生态情况的评估目前方法不多。氢呼气试验是诊断小肠细菌过度生长的方法之一，具有无创、简便和可重复的特点，成为临床上最常用的诊断方法，对有条件的单位可用此方法进行初步评估。目前在评估方面主要关注的重点是对能导致肠道微生态改变的医疗措施进行充分评估，如使用激素、免疫抑制剂、抗肿瘤等药物引起腹泻的风险进行充分评估。对灌肠、导泻、结肠镜检查等医学措施要进行综合评估后审慎进行。对是否应用抗生素，是否一定要应用广谱抗生素等要进行评估。对长期患有糖尿病者或存在营养不良的患者，应注意任何能干扰肠道微生态的情况都会导致患者腹泻的发生。对存在以上高危因素的患者均建议进行衰弱的风险评估，要考虑到肠道菌群紊乱造成的衰弱等不利影响。

3. 干预

（1）生活方式干预。合并衰弱的老年人可以通过饮食、营养来维护肠道菌群的动态平衡。包括强调饮食中营养素的平衡，适当增加饮食中的可溶性膳食纤维和蔬菜、谷类中的不溶性的膳食纤维。膳食纤维可通过增加蔬菜和水果的摄入来补充。适当食用酸奶等食物，因其中含有乳酸菌，从而增加肠道中的对人体有益细菌的数量，减少可以导致慢性炎症的链球菌、肠球菌、肠杆菌等致病菌的数量。乳酸杆菌能促进免疫功能，促进食物、矿物质吸收，抑制内生性或有害菌群生长。有研究发现，肠道菌群中的乳酸杆菌所占的比例在衰弱程度重的患者粪便中明显低于轻度衰弱者。

适度的运动不但可以改善衰弱状态，还有利于排便，减轻便秘。便秘可增加粪便在结肠的通过时间，导致肠道内有毒产物堆积。改善便秘可减少粪便与肠黏膜的长时接触，利于正常肠道微生态的维护。

（2）肠道微生态制剂的使用。肠道微生态制剂是微生态学发展的重要进展，它应用益生菌及其代谢产物或促进有益菌生长的制品，用以调节人体与肠道微生态间的平衡，治疗因肠道微生态失衡相关的各种疾病。目前临床上应用的微生态制剂产品比较多，如双歧杆菌、地衣芽孢杆菌、枯草杆菌等。国内研究结果显示，使用枯草杆菌、肠球菌二联活菌肠溶胶囊可以治疗老年人抗菌药物相关性腹泻。国外指南和共识推荐双歧杆菌、乳杆菌、嗜热链球菌的某些菌株及乳果糖、低聚果糖等益生元用于治疗慢性便秘等。

（3）益生元的使用。益生元是一种膳食补充剂，能够不被上消化道消化吸收而能被肠道菌群发酵，包括乳果糖、菊粉、低聚糖如低聚果糖、低聚半乳糖等。它们能够刺激有益菌群生长，激活肠道免疫系统，从而改善肠道的微生态，对宿主健康起促进作用。最新的一项RCT研究发现，益生元可对65岁以上衰弱患者的握力和能量耗竭有明显改善作用，可提高肌肉力量和减轻乏力。其作用机制包括减少促炎因子如TNF-α、IL-6、IL-1的释放及提高机体免疫能力如促进淋巴细胞增殖等。

（4）减少对老年人肠道菌群的人为干扰。尽可能避免或减少一切能导致肠道微生态改变的医疗措施，如灌肠、导泻、使用抗生素、长时间使用质子泵抑制剂、应用肾上腺皮质激素和免疫抑制剂等。生活中应注意避免饮酒、不吃变质食物和不洁食物等。

（三）临床实例

1. 病例介绍

患者张某某，男，76岁。主因“右上腹部疼痛伴发热3天”入院。无恶心、呕吐，但食欲明显下降，进食后右上腹痛加重。既往史：2年前体检发现胆囊结石，慢性胆囊炎，因无症状未治疗。高血压病史20余年，现服用马来酸左旋氨氯地平、氯沙坦治疗。5年前有腔隙性脑梗塞病史，经治疗症状缓解，每日服用阿司匹林治疗至今。便秘病史30余年，现每日服用便通等药物治疗，1～2日排便1次。失眠，每日睡前服用艾司唑仑1片。平素生活自理。门诊化验血液白细胞明显增高，以中性粒细胞增高为主，C反应蛋白增高，腹部超声提示：胆囊结石，慢性胆囊炎急性发作。入院后予以头孢哌酮舒巴坦及甲硝唑治疗、利胆治疗。治疗3天腹痛明显缓解，因无排便，用甘油灌肠排便。入院第5天患者出现腹泻，淡黄色水样便每日7～8次，伴下腹部不适感，乏力，无明显发热。考虑抗生素相关性腹泻，大便涂片查球杆比见比例失调。予以甲硝唑0.4，一日三次口服，双歧杆菌四连活菌片口服，腹泻逐渐缓解，乏力症状明显减轻，进半流质饮食无腹痛。10天后症状完全消失出院。

入院时Frail量表4分，简易智能量表（MMSE）18分，微营养量表（MNA）12分，压疮评分0分，跌倒评分3分（低危）。

2. 临床评估与分析

（1）临床评估：① 老年男性，慢性病程急性加重。② 多病共存（慢性胆囊炎、胆囊结石、高血压病、脑梗塞、失眠、便秘）。③ 衰弱综合征。④ 老年综合征（失眠、便秘、疼痛、多重用药等）。⑤ 因衰弱导致跌倒风险增加。

（2）病例分析：导致衰弱的因素有：① 躯体疾病。胆囊结石、慢性胆囊炎急性发作，伴多种慢性疾病。② 长期服用通便药物可以影响肠道菌群，进而导致衰弱。③ 高龄。衰弱与增龄密切相关。④ 广谱抗生素应用导致的抗生素相关性腹泻，是肠道微生态紊乱的直接证据，会进一步加重衰弱。⑤ 患者存在多重用药问题。患者长期服用5种药物，多重用药，可增加衰弱的发生。⑥ 多个老年综合征与衰弱的发生密切相关。⑦ 治疗失眠的药物长期应用。

3. 临床干预实践

针对衰弱的干预措施主要是增加营养的摄入，适当的低脂饮食，避免诱发急性胆囊炎发作。适度的运动，间断服用微生态制剂以避免抗生素相关性腹泻的复发。避免自行服用各种抗生素，应在医生指导下用药。重点应注意：① 胆囊结石、慢性胆囊炎可反复发作，如无进一步的治疗，会导致反复住院。应注意饮食上避免高脂饮食诱发胆囊炎发作。如果胆囊炎反复发作，必要时手术治疗。② 防止衰弱进一步加重。适度运动，改善体质，增强抗病能力，降低疾病复发风险。③ 饮食干预需要长期坚持。④ 跌倒风险明显增高，可通过相应干预来预防。

第七节　认知衰弱

衰弱通常分为生理衰弱、认知衰弱和社会心理衰弱。认知衰弱（cognitive frailty）是衰弱的一种亚型，可加剧老年人发生失能、残疾、住院甚至死亡等多种不良健康结局的风险，给照护者、家庭及社会医疗、养老系统造成沉重的负担。认知衰弱可能是痴呆的先兆，对认知衰弱进行干预可以减少痴呆和上述不良结局的发生。

一、概念

认知衰弱的概念是2006年由Panza（潘扎）等在研究认知功能下降的风险时提出的，随后在墨西哥的一项美国成年人的研究和法国三城市研究中被认可。2013年国际营养与衰老研究所和国际老年病学协会达成了关于认知衰弱定义的共识，首次提出了认知衰弱的诊断标准，包括以下几点：认知储备降低；除外痴呆；临床痴呆评定量表（Clinical Dementia Rating，CDR）为0.5分（符合轻度认知障碍）；同时存在生理衰弱的证据。2014 年Dartigues（达特格斯）等将身体衰弱前状态加入认知衰弱的判断标准之中，体重减轻、疲劳感、躯体活动减少、步速缓慢、无力的5个标准中存在3 个及以上者为身体衰弱，而存在1 个或2个则被认为是身体衰弱前状态。我国上海的Ruan（鲁安）等在2015年提出建议将认知衰弱定义为在老年个体中发生认知障碍的临床综合征（CDR≤0.5分），是由生理因素（包括生理衰弱和生理衰弱前阶段）引起的认知障碍，并且排除阿尔茨海默病（AD）等其他疾病。

Ruan等将认知衰弱分为可逆的认知衰弱和潜在可逆的认知衰弱两种类型。可逆的认知衰弱的认知损伤是由生理因素引起的主观认知缺损（subjective cognitive decline，SCD）和／或阳性生物标志物。SCD和／或阳性生物标志物可以发生在由其他原因引起的临床前阿尔茨海默病的晚期或在轻度认知障碍（mild cognitive impairment，MCI）前期，只有与急性事件、临床诊断的神经变性病和精神疾病无关的SCD和／或阳性生物标志物才是可逆的认知衰弱的认知损伤表现；潜在可逆的认知衰弱的认知损伤表现为轻度认知障碍。

二、流行病学

部分国家和地区进行了认知衰弱流行病学研究，使用的测评工具、观察对象、年龄、种族、地域等存在差异，认知衰弱发生率的报道不一。目前，我国认知衰弱领域的研究才刚刚起步，大规模的流行病学调查较少。2019年复旦大学附属华东医院老年科用老年综合评估对65岁及以上住院老人进行评定，发现身体衰弱患病率为50.36%，衰弱前期为38.85%，认知衰弱为43.17%。马丽娜等利用中国老年综合评估研究（china comprehensive geriatric assessment Study，CCGAS）数据，采用Fried衰弱表型和MMSE对社区3202名≥60岁社区老年人进行认知衰弱评估，认知衰弱的粗检出率为3.3%，标准化检出率为2.7%，抑郁和听力下降是认知衰弱的独立危险因素。认知衰弱的发生率与研究对象、评估工具、诊断标准等密切相关，住院老年人和机构人群认知衰弱的发生率普遍高于社区人群。

日本的Shimada（岛田）等先后采用不同的测评标准进行评估，得出认知衰弱的患病率为1.2%～9.6%，且认知衰弱使个体工具性日常生活活动能力受限。新加坡的健康老年人日常研究（HOPE）根据身体衰弱的Frail筛选方法（疲劳、抵抗、运动量、疾病、体质量下降）和认知受损状态［简易智能量表（MMSE）<24 分］估计认知衰弱的患病率，其中应用MMSE 评估的认知功能障碍不能排除痴呆或其他神经功能缺损，最终认知衰弱的患病率为1.8%。韩国70～84岁老年人认知衰弱的总体发生率约为3.4%。美国≥70岁社区老年人认知衰弱的发生率为6.5%。加拿大的St John

（圣约翰）等使用衰弱指数（FI）评估衰弱状况，发现社区老年人衰弱合并认知功能障碍的发生率为10.7%～12.1%。意大利的研究发现老年人衰弱发生率为13.8%，认知衰弱的患病率为4.4%（标准为身体衰弱加上MMSE<26分）。法国老年人认知衰弱的患病率为26.7%～39.7%。

鲜有研究探讨可逆性认知衰弱的发生率，Solfrizzi（索尔弗里齐）等对意大利老年人纵向研究的数据进行横断面分析，发现老年人可逆性认知衰弱（身体衰弱和SCD同时存在）的发生率为2.5%，潜在可逆性认知衰弱（身体衰弱与MCI同时存在）的患病率为0.72%。

三、危险因素和发生机制

（一）病理基础

导致生理衰弱的因素同样能引起认知损害，而认知损害的危险因素也可能影响生理功能。一项长达6年的纵向研究显示，生理衰弱和认知功能变化可能存在共同的病理基础，包括阿尔茨海默病病理改变、微梗死、脑白质疏松和黑质神经元丢失等。无论是否存在痴呆，老年人的生理衰弱均与阿尔茨海默病的病理损害有关。

（二）脑老化

脑老化对于认知衰弱的发生至关重要。生理状态下成年后脑容量的平均年萎缩率约为0.32%，而颞叶的年萎缩率为0.68%，海马的年萎缩率为0.82%。病理状态加速的神经元丢失可能是认知衰弱的机制，受到人体各系统包括血管系统的影响。此外，遗传和环境应激可能导致某些大脑系统（如内侧颞叶-额叶系统和额-纹状体系统）的易感神经元的结构（如神经元和突触的数量）和功能储备下降，进而导致认知衰弱，甚至神经变性疾病。

（三）慢性疾病因素

慢性疾病如心脏病、高血压、脑卒中、糖尿病、慢性肾脏疾病和年龄相关的健康状况下降是阿尔茨海默病、其他类型痴呆或认知功能损害的风险因素，而这些引起认知障碍的多种危险因素也与老年人生理衰弱的发生和进展有关。认知衰弱的其他危险因素包括血管性危险因素（如高脂血症、炎症和高同型半胱氨酸血症）、营养（如维生素D缺乏）、激素（如睾酮减少，胰岛素抵抗）、生活方式和精神问题等。

（四）炎症因素

炎症是与衰弱密切相关的潜在病理生理变化。研究发现升高的炎症水平和衰弱直接关联，衰弱老年人中白细胞介素-6、C-反应蛋白、纤维蛋白原和因子Ⅷ升高，并且独立于常见的慢性疾病。炎性细胞因子除了直接或间接导致衰弱发生，也参与认知衰弱的发病机制。细胞因子可以穿过血脑屏障导致认知缺损，大脑的氧化损伤导致炎症细胞因子增加，升高淀粉样蛋白前体肽的水平，从而加速阿尔茨海默病进展。

（五）生活方式

身体锻炼是认知功能的保护因素，体力活动缺乏是认知功能损伤和生理衰弱的重要危险因素。肌肉减少症是衰弱综合征的核心组成部分，其与认知障碍密切相关，运动能延缓肌肉减少症和认知衰弱的发生和进展。地中海饮食的老年人具有较低的生理衰弱和认知衰弱风险。

（六）激素

生物可利用的睾酮是老年男性认知功能的激素指标，男性MCI患者较认知正常者的睾酮水平显著降低，低睾酮在男性患者肌肉减少症的发展中起重要作用。研究发现阿尔茨海默病的快速老化小鼠（SAMP8）动物模型的睾酮水平降低，睾酮替代可以改善记忆和减少淀粉样前体蛋白。在男性患者中，化学睾丸切除能够增加β-淀粉样蛋白，使治疗对认知功能的改善作用消失。

（七）心理社会因素

抑郁和独居严重损害认知衰弱老年人的认知功能和生活质量。马丽娜等的调查研究结果显示，抑郁是认知衰弱的独立影响因素。Solfrizzi等对意大利老年人的横断面调查发现，存在可逆性认知衰弱的老年人出现抑郁倾向的比例较高，说明认知衰弱可能与老年人的心理健康相关。

四、筛查和评估

目前认知衰弱的识别尚缺乏特定指标。认知衰弱的诊断要点是同时存在认知损害（非痴呆）和生理衰弱。认知衰弱中生理衰弱的筛查可以用Frail量表，评估可以从两个公认的衰弱模型中选择，即Fried的表型模型或Rockwood的缺陷累积模型。Fried的基于表型生理学的筛查被用于衰弱的临床研究，而缺陷积累衰弱指数更适合于健康管理如预测老年个体是否需要住院治疗等。认知衰弱中认知功能的筛查可以用快速认知筛查量表（Rapid Cognitive Screening， RCS）、简明认知量表（MiniCog）、改良简易精神状态检查量表（3MS）或“5个词”回忆等简明的认知筛查工具。对于认知缺损严重程度的评估通常使用标准化的工具，如MMSE、MoCA（Montreal congnitive assessment，蒙特利尔认知评估量表）或CDR评分等。

有台湾学者开发了一种认知衰弱风险评分，包括年龄≥75岁（3分），女性（3分），腰围（男性≥90cm，女性≥80cm）（1分），小腿围（男性<33cm，女性<32cm）（2分），记忆缺陷（4分），糖尿病（1分），总分14分，以≥5/14 为界值分，筛查认知衰弱敏感性为70%， 特异性为60%，准确度为72%。

五、预防和干预

作为一个新的概念，认知衰弱仍缺乏公认的诊断标准和疗效评价标准，有关认知衰弱预防和干预的前瞻性随机对照研究尚不充分。美国一项为期24个月的多中心随机单盲对照研究结果显示，中等强度的运动干预可以减轻认知衰弱。一项中国的小样本研究显示口服营养补充肠内营养混悬液可改善认知衰弱患者的营养状态、衰弱表型及轻度认知障碍。即使对于70岁以上的老人，长期中等强度的运动干预也可以减轻认知衰弱。

对于程度不同的衰弱建议分层预防和干预。一般认为，对可逆的认知衰弱的老年患者给予基本的健康促进措施是有益的，包括地中海饮食、戒烟、促进情绪恢复、参与活动、身体锻炼、维持适当体重，良性社交和控制血脂、血糖和血压等血管性危险因素；对潜在可逆的认知衰弱老年患者，需要给予个体化的综合性干预，如治疗和控制慢性疾病、心理治疗、运动干预和营养支持等，上述手段能延缓认知衰弱相关不良结局的发生及进展；对于已经出现不良结局的不可逆的认知衰弱的老年患者，需进行老年综合评估基础上的多学科干预，维持功能，提高生活质量。

六、 临床实例

（一）病例介绍

患者张某，女，78岁，退休高校教师。高血压史10年，糖尿病史5年，口服降压药和降糖药控制良好。3年前配偶去世后独居，不爱出门，喜欢安静，主要活动是在家看电视和做家务。近一年感到体力不如前，每次买菜只能拿动原来的半量，而且途中需要休息几分钟。记性也变差，有时候做饭忘了放盐，偶尔忘记服药，准备了一个记事本随时记录自己认为重要的事情，未发生严重不良事故。能够料理日常生活，自己管理钱财和家事。未曾故意减肥，但一年来体重由60kg下降到56kg。心情、食欲尚可，二便规律，大便量略少而干。遂接受了老年综合评估，医学评估（心、肝、脾、肺、肾、神经系统、血液和消化系统）未见明显器质性病变，血压、血糖、电解质等处于正常范围。

其中有关身体衰弱评估结果如下：① 体重一年内下降4kg；② 步速0.3m/s；③ 利手握力12kg；④ 一周内每天大部分时间都感到疲乏，即使是日常家务劳动；⑤ 体力活动减少，平均每周不足2小时。

认知功能相关的评估如下：MMSE评分27分；MoCA评分24分；CDR评分0.5分，记忆部分得分为0.5分。

（二）临床评估与分析

老年女性，两种以上慢病，独居、久坐的生活方式，易疲劳、乏力、行走缓慢、非意愿性体重下降。

（1）躯体功能方面：该老年女性，已患疾病有高血压和糖尿病，平素性格特点为喜静少动，自老伴去世后外出活动更少，居家为主，缺乏社交，经计算每周体力活动不足2小时，而正常老年人每周体力活动男性不低于383kcal（约散步2.5小时）；女性不低于270kcal（约散步2小时）；该患者没有故意减肥，而明显消瘦，属于非意愿性体重下降，一年内下降了6.7%，一年内体重下降5kg以上或降幅大于原体重的5%有病理意义；经常无缘无故感到疲乏，即使做常规的家务也感到力不从心，也提示患者出现无力的症状，一周内3天以上做每件事都很费力为阳性；买菜需要途径一个街区，原来不需要休息，而现在不得不中途歇息几分钟，评估结果为步速0.3m/s，根据原卫生部北京老年医学研究所有关老年华人步速下降的建议标准，60岁以上老年男性<0.65m/s，女性<0.6m/s为下降，该患者存在步速明显下降；患者自感提重物不如原来有力，经测试利手右手的握力只有12kg（原卫生部北京老年医学研究所有关老年华人握力下降的建议标准，60岁以上老年男性<22kg，女性<14kg为下降），提示患者存在握力下降。患者满足Fried衰弱标准的全部5项（体质量下降、行走速度下降、握力下降、躯体活动降低和疲乏5项中符合3项以上即提示存在衰弱），存在身体衰弱。

（2）认知功能方面：除了上述身体方面的异常，患者还主诉记忆力下降，经MMSE、MoCA（中学以上文化程度中国老人正常不低于25分）等认知筛查，以及CDR系统性评估（0分为正常，0.5分为认知缺损；1分及以上为痴呆），患者存在认知损害，但日常生活基本自理，未达到痴呆标准，应属于MCI的范畴。但患者无痴呆家族史，经体液化验和头颅磁共振检查均未发现可解释记忆力下降等认知障碍的病因。

（3）认知衰弱的诊断：患者身体衰弱与认知功能下降（CDR≤0.5分）并存，认知损害未发现AD等中枢神经系统疾病的证据，考虑是由身体衰弱状态引起的认知障碍，符合认知衰弱诊断要点，除上述慢性躯体疾病外，增加诊断认知衰弱。

（三）临床干预实践

患者接受了包括医生、护士、社会工作者、营养师和康复师的多学科干预。除了高血压和糖尿病的慢病控制之外，给患者制订了包括饮食、运动和生活方式等指导意见的健康处方，概要如下：① 推荐荤素搭配，富含优质蛋白质的地中海饮食；② 循序渐进增加活动量，以自己合适的方式运动，如散步、老年体操等，逐渐达到平均每天半小时，建议外出买菜少量多次，将家务与体能锻炼相结合；③ 建议每月与儿女通话至少两次，做自己喜欢的事情，鼓励参与1～2个兴趣小组；④ 每月随诊一次，有问题可与个案管理师咨询等。

3个月后，患者疲乏感明显减轻，买菜途中不再需要休息，每周至少外出活动4次累计3.5小时，已经结交同社区的一位同龄好友，体重虽未升至以往常规状态但比就诊时增加了1.5kg，自我感觉记性有改善。复查时重新接受评估，多数指标好转，步速0.5m/s，利手握力14kg，MMSE评分28分，MoCA评分25分，CDR评分0分。此时患者仅符合Fried衰弱表型中的步速下降一项，认知功能评估已属于正常范围，不再满足认知衰弱的诊断，干预有效。嘱其继续保持健康饮食、适量运动、良好社交等健康生活方式，半年后复诊。

第八节 老年衰弱与慢性疼痛

慢性疼痛对患者有着多维度影响，可以导致老年人疲乏、睡眠障碍、焦虑、抑郁、生活质量及日常生活能力下降，甚至可能导致意外事件的发生（如跌倒）；疼痛与Fried衰弱表型诊断中5个指标的任一项都密切相关；又由于慢性疼痛在衰弱老年群体中的高患病率，使人们增加了对慢性疼痛与老年衰弱关系的关注。

一、老年衰弱与慢性疼痛的关系

疼痛是一种与实际或潜在组织损伤，或与这类损伤描述相关的不愉快的感觉与情感体验。国际疼痛学会（IASP）把持续3个月或3个月以上的疼痛定义为慢性疼痛。

慢性疼痛在老年人群中非常普遍。中国的一项调查发现，老年人慢性疼痛的发病率为65%～80%；65岁以上的老年人中有80%～85%的人有1种以上易诱发疼痛的疾病。慢性疼痛也是老年衰弱人群的常见症状。国外一项对323名社区老年人的健康调查发现，在152名衰弱前期老年人中，76名患有慢性疼痛；在19名衰弱老年人中，10名患有慢性疼痛。在一些特殊机构，例如养老院，老年衰弱人群中慢性疼痛患病率可能超过70%。

多发性疼痛也是老年群体疼痛的特征。国外的一项调查显示，患有慢性疼痛的老年人群中，只有5%的老年人只患有1种疼痛，33%的老年人同时患有两种疼痛，高达62%的老年人同时患有3种疼痛，其中肌肉骨骼疼痛发生率高达83%。另一项研究显示，49%的衰弱老年人同时存在多部位疼痛。

老年群体中慢性疼痛如此高的患病率可能与年龄相关的退行性疾病或特殊疾病的患病率增加有关，例如骨关节炎、腰椎间盘突出、带状疱疹等。

老年患者的慢性疼痛主要是肌肉骨骼疼痛或神经病理性疼痛，其中颈肩腰腿痛最常见。有时疼痛是老年人心理或精神因素的反映。老年人对家庭关爱的渴望、对社交需求的渴望、对自我价值再认定的渴望均可表现为躯体化症状。

越来越多的证据表明，慢性疼痛是衰弱发生的危险因素。研究发现，衰弱老人比健壮老人更有可能出现疼痛史；衰弱与疼痛干预和疼痛严重程度之间有相关性；自我报告为“中度或重度”疼痛者的衰弱指数比“没有或轻度”疼痛者更高；衰弱状态与报告的侵入性疼痛之间呈明显的递增性相关；衰弱老人倾向于镇痛药物的更高消耗量。一些研究调查了慢性疼痛对衰弱的预测作用。研究显示，与报告没有疼痛的老年人相比，有疼痛的老年人在8年后随访时出现衰弱的可能性显著升高；报告有疼痛的欧洲老年人，在4.3年后比没有疼痛的人更容易发生衰弱，而且慢性广泛性疼痛患者的衰弱发生率明显更高。

如上所述，慢性疼痛可能是那些尚未出现衰弱的老年人发生衰弱的先兆，而且，慢性疼痛对老年患者有着多维度的负面影响，有必要对老年人慢性疼痛进行积极干预。疼痛的干预方法较多，经过治疗，多数疼痛能够得到有效缓解。

二、疼痛评估

疼痛评估是疼痛治疗的前提，主要目的是判断是否存在疼痛、疼痛的部位、性质、程度等，对正确诊断、制订治疗方案有重要意义。在疼痛诊疗过程中，通过动态评估可以评价疗效，及时调整治疗方案。

老年患者疼痛评估有其特殊性和复杂性。部分老年患者对疼痛不敏感；有时对疼痛部位、疼痛特征描述不准确；有些老年人因为害怕成为别人的负担而不愿意诉说疼痛；部分老年人对疼痛存在不适当的忍受。这些因素会影响交流，给准确评估疼痛带来困难。对于老年患者，为得出正确的评估结果，需要选择合适的评估工具，并进行多次重复的评估。

（一）疼痛的初步主观评估

全面评估疼痛，需要详细询问患者，收集疼痛病史。询问内容应包括疼痛的诱发因素、疼痛部位、什么样的疼痛、强度如何、疼痛发生时有无伴随症状、使疼痛减轻或加重的因素、疼痛发作的时间特点、疼痛对日常生活特别是睡眠的影响、疼痛对情绪的影响、疼痛发生后的治疗情况及疗效评价、所患其他疾病、既往有无药物滥用史、精神障碍史、外伤或手术史、是否使用过特殊药物等。

（二）疼痛严重程度评估

疼痛严重程度包括疼痛强度、疼痛相关的精神痛苦程度、疼痛对生活的影响程度3个方面，每个方面都可以使用数字评分法（numerical rating scale，NRS）和视觉模拟评分法（visual analogue scale，VAS）来评估（表4–14）。

表4–14　国际疼痛学会ICD–11版慢性疼痛系统分类中疼痛严重程度评估指标使用的说明

疼痛严重程度	评估工具	轻度	中度	重度	备注
疼痛强度	数字评分法	1 ~ 3	4 ~ 6	7 ~ 10	◇指病人在过去一周中平均疼痛强度
	视觉模拟评分法	<31 mm	31 ~ 54mm	55 ~ 100mm	◇0 无痛；10cm或100mm难以忍受的痛
疼痛相关的精神痛苦程度	数字评分法	1 ~ 3	4 ~ 6	7 ~ 10	◇指病人在过去一周中因疼痛而经历的各种不愉快的情绪体验（包括认知、行为、心境、社会关系和精神）
	视觉模拟评分法	<31 mm	31 ~ 54mm	55 ~ 100mm	◇0 无精神痛苦；10cm或100mm 极度精神痛苦

（续表）

疼痛严重程度	评估工具	轻度	中度	重度	备注
疼痛对生活的影响程度	数字评分法	1～3	4～6	7～10	◇指病人在过去一周中因疼痛而生活受到干扰的程度
	视觉模拟评分	<31 mm	31～54mm	55～100mm	◇0 无干扰；10cm或100mm无法正常活动
时间、发作特征	持续性疼痛，间歇反复发作性疼痛				
社会心理应激	包括认知（灾难、过度担忧）、情绪（恐惧、易怒、失望绝望）、行为（失眠、回避躲避）、社会（失业、人际关系）等				

引自：陈军，王江林. 国际疼痛学会对世界卫生组织ICD-11慢性疼痛分类的修订与系统化分类. 中国疼痛医学杂志，2019，25（5）：329.

注：ICD（国际疾病分类法）。

1. 数字评分法

数字评分法（NRS）是用数字衡量疼痛的程度。以“0”代表“无痛”，以“10”代表“最剧烈最严重的痛”，患者在0、1、2、3、4、5、6、7、8、9、10这11个数字中选择一个数字来表示他所感受到的疼痛程度。该方法简单，临床使用最广泛。

2. 视觉模拟评分法

一条10cm长的线段，一端标记为“0”，表示“无痛”，另一端标记为“10”或“100”，表示“最剧烈的痛”。患者根据所感受到的疼痛，在线段上做一标记，从起点至标记之间的距离记录为该患者的疼痛程度。每次测定时，让患者在空白的线段上做标记，以避免患者比较前后标记而产生主观性误差。也可以使用带有游标的直尺，直尺上10cm长的线段上刻有数字，有可滑动的游标，线段两端分别表示“无痛”和“最剧烈的痛”。患者面对无刻度的一面，将游标放在最能代表当时疼痛程度的部位。测试者面对有刻度的一面，记录疼痛程度。VAS（视觉模拟评分法）简单、快速、精确、易操作，在临床上应用广泛。VAS可以对患者做治疗前后评价，但不适于做患者之间的比较。理解能力差的患者使用VAS会有困难。VAS信度、效度较高，并与NRS有较高的相关性。

（三）行为观察量表

行为观察量表是通过行为测量进行疼痛评定，适用于有交流障碍的老年人和痴呆患者。疼痛时患者会有一些行为举止改变，如痛苦表情、呻吟、坐立不安、活动受限、拒绝进食、拒绝照护、休息或睡眠时间增加，以及哭泣、精神状态改变等。通过观察这些行为，可以对患者进行疼痛评定。行为观察量表有非言语疼痛指征表（checklist of nonverbal pain indicators，CNPI）、Abbey疼痛量表（Abbey pain scale）、痴呆患者不适评估（assessment of discomfort in dementia，ADD）等。

三、老年衰弱的慢性疼痛干预

老年衰弱患者的疼痛干预有一定特殊性，目标是缓解疼痛、改善生活质量，而不是过分强调完全止痛和治疗原发疾病；多种方法综合干预方案强于单一干预方案；干预应个体化；在使用药物时，应特别注意药物的用量、药物不良反应、多重用药的相互作用及对原有其他基础疾病的影响；对合并的焦虑、抑郁等精神心理问题进行干预有利于疼痛康复。干预过程中，应进行动态、多次重复评估，以判断疗效，及时调整干预方案。疼痛缓解后，应加强康复训练，巩固和维持疗效。

慢性疼痛干预方法包括药物治疗、物理因子疗法、中医传统疗法、微创介入治疗、康复训练、心理干预、外科手术等。

（一）药物治疗

1. 非阿片类镇痛药

此类镇痛药适用于轻度至中度疼痛，包括非甾体消炎药（NSAIDs）和对乙酰氨基酚。NSAIDs主要有解热、镇痛、抗炎、抗风湿作用，是目前治疗慢性肌肉骨骼疼痛的一线药物，主要包括传统NSAIDs（洛索洛芬、双氯芬酸等）及选择性环氧化酶抑制剂（塞来昔布等）。NSAIDs对于各类肌肉骨骼疼痛均有效。NSAIDs会增加胃肠道、心血管相关风险，而且在老年人群中相关风险增加。其他不良反应包括影响血小板功能、影响肝功能、哮喘或鼻炎发作等。因药物不良反应住院的老年患者中，23.7%均归因于NSAIDs药物。在用药前应进行危险因素评估，在具有相关高危因素的人群中应慎用或禁用。小剂量阿司匹林与NSAIDs类药物合用时建议加用质子泵抑制剂保护胃黏膜。应尽量使用最小的有效剂量、最短的疗程以减少相关风险，禁止同时使用两种NSAIDs类药物。对乙酰氨基酚是临床广泛应用的解热镇痛药物，抗炎作用较弱，镇痛作用稍弱于NSAIDs。相对于NSAIDs，不良反应少见，是欧美学会的专家指南及共识均推荐的治疗骨关节炎和腰背痛的首选一线药物。对乙酰氨基酚长期大量服用可产生肝毒性，甚至导致肝衰竭，总量不宜超过2g/d，需要定期监测肝功能。对乙酰氨基酚可以与其他非同类的NSAIDs联合使用。

2. 阿片类药物

阿片类药物主要适用于使用NSAIDs类药物疗效较差的中、重度慢性疼痛患者，但不应作为一线用药。阿片类药物对控制慢性持续性肌肉骨骼疼痛有较好的短期疗效，远期疗效尚不明确。弱阿片类药（可待因、双氢可待因）由于其明显的不良反应（特别是便秘），临床实际应用受到限制。强阿片类药（吗啡、羟考酮、芬太尼等）镇痛效果确切，但不良反应也较常见，因此，老年患者应用时要注意开具最低有效剂量，尽量选用缓释剂或透皮贴剂。阿片类药常见不良反应包括恶心、呕吐、嗜睡、呼吸抑制、瘙痒和便秘等，长期使用阿片类药物还会导致成瘾。

3. 其他药物

其他药物主要有：① 抗抑郁药。抗抑郁药可以增高中枢、脊髓等神经系统中5-羟色胺（5-HT）、去甲肾上腺素及多巴胺等的浓度，进而抑制兴奋性神经递质的释放，钝化痛觉通路，增强下行抑制系统作用。对存在心理障碍的慢性疼痛患者，可通过缓解心理障碍而改善疼痛。也有证据表明，对不存在抑郁症状的患者，单独使用抗抑郁药物也可以获得疼痛症状的改善，同时减轻疲劳感、改善睡眠障碍，提高生活质量。目前在慢性疼痛治疗中常用的抗抑郁药主要为度洛西汀、阿米替林。抗抑郁药的不良反应主要有口干、便秘、视物模糊及心血管反应等。② 抗惊厥药。此药主要作为神经病理性疼痛的一线用药。常用的为钙离子通道阻断剂（如加巴喷丁和普瑞巴林）。③ 肌肉松弛剂。如乙哌立松常用于慢性腰背痛。④ 抗骨质疏松药。腰背痛或全身骨痛是原发性骨质疏松症最常见的症状，以绝经期妇女及老年人最多见。基础治疗包括钙剂和维生素D，根据患者情况加用骨吸收抑制剂（双膦酸盐、降钙素或选择性雌激素受体调节剂等）或骨形成促进剂（甲状旁腺激素等）。

（二）物理因子疗法

用于慢性疼痛的常用物理因子疗法有经皮神经电刺激、干扰电疗法、超短波治疗、超声药物透入疗法、冲击波疗法等。经皮神经电刺激（TENS）以特定的低频脉冲电流作用于体表，刺激感觉神经以达到镇痛的目的，是公认的治疗疼痛的有效方法，对各种急、慢性疼痛和神经性疼痛均有效。冲击波是一种兼具声、光、力学特性，能透入人体的机械波。体外冲击波疗法（ESWT）对慢性肌肉骨关节疾病引起的疼痛有明显效果，如肩周炎、网球肘、跟痛症等，优于其他常规物理治疗方法。

（三）中医传统疗法

针灸是针法和灸法的合称，作为我国传统医学的重要组成部分，通过经络、腧穴治疗疾病，对肌筋膜炎、骨关节炎、腰椎间盘突出症等有一定疗效。推拿正骨在治疗腰椎间盘突出症、腰椎滑脱、小关节紊乱等方面有较好的短期疗效，但其长期疗效缺乏研究。目前上述中医疗法常与其他治疗手段联合使用。

（四）微创介入治疗

近年来，超声引导下的注射治疗技术得到广泛应用。注射疗法可以“用最有效的药物，以最快的速度，送到最需要的地方”，适用于软组织疼痛、骨关节疾病，常用药物为局麻药和糖皮质激素。介入超声成像具有良好的细节分辨力，在超声引导下进行注射治疗可以实时显示组织结构、靶目标、针尖位置，显著增加注射的准确性，降低操作风险。微创治疗技术还包括胶原酶注射技术、臭氧注射技术、射频治疗技术等。

（五）康复训练

慢性脊柱源性疼痛应首先选择非药物疗法与运动康复训练，包括护具和支具的使用，颈项肌、腰背肌等局部肌力的训练、减重训练、太极、瑜伽等。康复训练还是脊柱疾病、骨关节疾病疼痛缓解后巩固疗效的主要措施。

（六）心理干预

慢性疼痛不仅是生理性疾病，也是心理及社会性疾病。老年衰弱患者慢性疼痛常常伴随消极情绪，甚至抑郁、焦虑。治疗老年人慢性疼痛，心理干预尤为重要。通过与患者的交流，了解其社会文化背景，可以判断患者情绪、气质、认知对疼痛的影响，消除对治疗的不利因素。与患者建立良好的关系，多关心患者，可以使患者情绪稳定，增强治疗信任感，增强对疼痛的耐受性。让患者听广播、看有趣的电视节目、与他们进行有趣的谈话，鼓励家属看望等心理支持活动，可以分散患者对疼痛的注意力，从而减轻对疼痛的反应。

（七）外科手术

对于老年衰弱患者慢性疼痛，如果联合使用多种治疗方法仍不能有效缓解疼痛、提高生活质量，原发疾病符合手术治疗的适应证，可以采取手术治疗。老年患者常常体弱，合并症多，麻醉及手术风险增加，采取外科手术应仔细权衡利弊。

四、临床实例

（一）病例介绍

患者魏某某，男性，74岁，主因“腰部、右腿疼痛1年余”入院。患者1年余前抬重物后出现腰部、右髋、右大腿后部疼痛，呈持续性，行走时加重，影响日常活动。数次就诊于外院，均诊断为“腰椎间盘突出”，予保守治疗并曾行腰椎间孔镜手术，但疼痛均无明显缓解。一年多来以卧床休息为主。两月前行腰椎MRI检查，报告：腰4/腰5、腰5/骶1椎间盘突出；腰2–4椎间盘膨出；椎管狭窄。1月余前行“腰椎后路椎板减压（L2–L5）+椎间盘摘除（L4/L5）+椎间融合术+经椎弓根钉内固定术”，术后疼痛减轻。入我科时，坐位及扶助行器迈步时右髋部、右腹股沟疼痛明显，行走困难。患者情绪低落，不愿与人说话。发病来睡眠差，体重下降约10kg。

（二）临床评估与分析

1. 临床评估

① 疼痛强度：NRS 6分；疼痛对生活的影响程度：NRS 8～9分；疼痛相关的精

神痛苦程度：NRS 7～8分。② 腰部前屈、后伸活动范围减小。③ 双下肢肌肉明显萎缩。④ 双下肢肌力下降，右下肢肌力3级，左下肢肌力4级。⑤ 汉密尔顿抑郁量表11分，可能存在抑郁。⑥ 汉密尔顿焦虑量表7分，可能存在焦虑。⑦Frail量表5分，存在衰弱综合征。

2. 病例特点

① 老年男性，慢性病程。② 疼痛为主要症状，疼痛严重影响日常生活，疼痛导致的精神痛苦程度重。③ 存在运动功能障碍，腰部活动受限，双下肢肌肉萎缩、肌力下降，行走困难。④ 多病共存，合并有冠状动脉粥样硬化性心脏病、2型糖尿病、前列腺增生等多种疾病。⑤ 存在衰弱综合征。⑥ 存在多种老年综合征，疼痛、抑郁、失眠、多重用药等。⑦ 治疗过程比较复杂，采用多种治疗方法均疗效差，手术未能完全消除疼痛。

3. 腰椎间盘突出症治疗分析

腰椎间盘突出症可以采取的治疗方法较多，保守治疗方法如药物、物理因子治疗、针灸推拿治疗、牵引疗法等往往可以缓解疼痛。但许多患者常常存在症状反复并逐渐加重、保守治疗效果差的情况，最终不得不面对手术。该患者腰椎间盘突出症诊断明确，经历了多种治疗，但疗效差。多节椎间盘膨出或突出可能是椎间孔镜手术疗效差及此后的骨科手术未能完全消除疼痛的部分原因；此外，也可能与手术方式的选择有关。在其他治疗方式不能有效控制疼痛时，可以选择注射疗法，包括腰部脊神经后支阻滞、腰椎旁阻滞、骶管注射等。在超声引导下进行骶管注射，利多卡因和激素类药物共同作用，可以抑制椎管内硬膜外及神经根鞘膜外脂肪组织的无菌性炎症，减轻组织水肿，起到迅速而持久的消除疼痛作用。

4. 衰弱原因分析

衰弱综合征常为多种慢性疾病、某次急性事件或严重疾病的后果。根据入院时Frail量表评分，该患者存在衰弱综合征。Frail量表包括5项内容：①疲劳感；②阻力感，上一层楼梯即感困难；③自由活动能力下降：不能行走1个街区；④多种疾病共存：≥5个；⑤体重减轻：1年内体重下降>5%。该患者上述5项每项均得1分。该患者腰椎间盘突出导致的疼痛对日常生活影响大，长期卧床，活动减少，肌容积下降，肌无力，此应是造成衰弱的主要原因。此外，患者为老年人，多病共存，并存在睡眠障碍、抑郁、多重用药等老年综合征，均为衰弱的危险因素。糖尿病与疼痛、睡眠障碍可能共同导致患者疲劳和体重下降。疼痛也是导致抑郁的主要原因。对于该患者，采取积极措施缓解疼痛，有利于纠正衰弱综合征。

（三）临床干预实践

入院后前两周：针灸治疗，腰部红外线疼痛治疗，脉冲磁疗，止痛药物治疗（洛索洛芬钠），合并症治疗，心理支持。患者疼痛常在夜间加重，NRS评分为7～9分，严重影响睡眠，给与氨酚羟考酮片1片口服后可缓解。因疼痛症状无好转，入院2周后首次进行超声引导下骶管注射术（药物：0.5%利多卡因10ml、曲安奈德注射液10mg），术后当天患者疼痛减轻，睡眠改善。术后第3天NRS评分为4分。术后1周内停用口服止痛药物，继续针灸、物理因子治疗，并开始康复训练，重点为下肢肌力训练、耐力训练。术后1周NRS评分为4分，再次进行超声引导下骶管注射术，增加核心肌群力量训练。再次术后1周余患者出院。出院时NRS评分为1分，患者睡眠、情绪明显改善，双下肢肌力4级，可扶助行器行走。一月后随访，患者疼痛症状完全消失，脱离助行器行走。

第五章　中医学与老年衰弱

衰弱是一种常见的老年综合征，指老年人生理储备下降导致机体易损性增加、抗应激能力减退的非特异性状态。传统中医学虽无衰弱的概念，但千百年来，中医学已经对老年衰弱有了明确完整的认识，形成了系统的理论。系统学习中医学对老年衰弱的认识，具有重要的理论及现实意义。

第一节　中医学对老年衰弱的认识

早在两千多年前，中医学对老年人的体虚衰老等就有比较明确的认识。《素问·病机气宜保命集》中有老年人“精耗血衰，血气凝泣”，“形体伤惫……百骸疏漏，风邪易乘”的记载；《灵枢•天年》也有“六十岁，心气始衰，苦忧悲，血气懈惰，故好卧；七十岁，脾气虚，皮肤枯；八十岁，肺气衰，魄离，故言善误”的说法。

除在众多医学典籍中的大量相关理论论述和临床治疗记录外，还出现了为数不少的老年医学专著，如宋代陈直的《养老奉亲书》、元代邹铉的《寿亲养老新书》、明代徐春甫《老老余编》等。此外，有关老年病学的丰富资料还散见于史书、诗文、小说等各类书籍中。

在老年医学方面，中医学已经形成包含生理、病理、治疗、预防保健等在内的完整体系。总体而言，中医学认为老年人的机体在生理功能和形态学两方面均会出现相应的退行性改变，表现为脏腑气血等生理机能的自然衰退和机体调控阴阳平衡的稳定性降低。

一、老年衰弱的中医病名

病名是组成中医学术体系的重要概念之一，来自长期的临床实践活动，逐渐产生和发展起来。辨病是中医学术体系的重要组成部分和思维方式，是中医临床诊断不可缺少的内容。中医临床诊断方式主要包括辨病诊断和辨证诊断两个部分，即针对某一疾病的病名诊断和根据证候、证型的诊断，两者结合成为完整统一体。

中医疾病分类和命名最早见于《黄帝内经》。在之后的两千多年中，随着中医学术的不断发展，中医对疾病的认识和分类逐渐深化，但长期以来未能形成相对规范、统一的疾病名称分类体系。直至1995年，有关部门研究颁布了《中医病证分类与代码》，对中医病名进行了系统的分类和整理，作为国家标准于1996年开始实施。

而在众多中医典籍和国家标准中，并没有“老年衰弱”专有病名或与此类似的中医病名。

“老年衰弱”一词来源于老年综合征及老年衰弱综合征，主要是指由于老年人生理储备降低和多系统失调，从而限制了机体对内外的应激和保持内环境稳定的能力，增加了对应急事件易感性的一种临床综合征，已成为现代老年医学研究的热点问题之一。

老年衰弱以生理功能及力量和耐力下降为特点，临床主要表现为体重下降、易感疲劳乏力、行动迟缓、躯体灵活性降低及各种脏器功能衰退等。目前的主流观点认为，老年衰弱的发生是多系统、多因素共同作用的结果，常伴有内分泌疾病（糖尿病等）、心脑血管疾病（高血压、冠心病等）和/或心脑血管意外（脑卒中等）、代谢综合征（高脂血症等）、慢性呼吸系统疾病（慢性阻塞性肺疾病、哮喘等）、神经精神疾病（抑郁症、阿尔茨海默病等）及肿瘤、骨质疏松等急慢性疾病病史。

中医虽无与“老年衰弱”完全对应的病名，但根据临床特点不同，老年衰弱可分属于中医“虚劳”“虚损”“痿证”等病症范围。结合老年衰弱综合征的构成衰弱指数的70个变量及以上中医病因病机分析，老年衰弱以“老年”“衰弱”为其根本要素，中医病名或可命名为“老年衰弱”“衰老病”等。

二、老年衰弱的历史源流

老年衰弱虽然没有相应的中医病名，但相关内容却始终存在于中医老年病学学科中，并紧紧跟随学科发展。从某种程度上，可以说中医对于老年衰弱的认识完全是和中医老年病学的产生、进展同步完成。

中医老年病学是在漫长的历史过程中逐渐发展起来的。早期，老年病学还没有形成专门学科，但与老年病有关的理论总结和临床实践从来没有停止过。其发展过程可分为秦汉时期、晋唐时期、宋金元时期、明清时期及近现代。

（一）秦汉时期

这一时期为中医老年病学的起源阶段。

早在先秦时期，祖国医学就十分重视防治老年病。《史记》中就有关于战国时期扁鹊治疗老年病的记载。我国最早的中医典籍《黄帝内经》（简称《内经》）已经较为系统地阐述了老年病学理论，为中医老年病学的发展奠定了理论基础。《内经》对人体衰老的生理过程及老年人发病的病理过程均有完整认识，指出人到中年后相继产生经脉、精气、脏腑方面的变化，脏气虚衰，正不胜邪而易发生疾病。《内经》最早提出天年寿限、老年界限、衰老成因、老化特征、老年生理、病因病机、治疗原则等内容，并记载了"偏枯""痹""痿""积"等众多老年常见疾病。

甘肃武威汉墓出土的《治百病方》中已有关于老年病的医方记录。成书于东汉末年的《伤寒杂病论》提出辨证论治原则，奠定了中医老年病学的临床基础；《金匮要略》记录了中风、消渴、虚劳、痰饮、咳嗽等与老年衰弱有关的常见疾病的论述，至今仍有指导作用。华佗所创的"五禽戏"开我国健身防病的先河。

（二）晋唐时期

这一时期我国临床医学迎来了较大的发展，对许多老年病的症状、病例、治疗、预防及养生的认识进一步深化，促进了中医老年病学的形成。

南北朝时期的《养性延命录》提出了安神养性、导引按摩等保健方法。隋代的《诸病源候论》对心痛病、消渴、多忘、中风等老年病的病因病理进行了较为详细的分析。

唐代的《备急千金要方》和《千金翼方》在老年病学方面的观察研究更为深入，将养生与防病治病相结合，注重食疗为先，强调用药应平稳轻清以补为主，推动了老年病学的发展。

（三）宋金元时期

宋代的《养老奉亲书》是我国现存最早的老年医学专著，标志着我国老年医学的形成。该书主要内容为论述老年病，对老年人的生理、病理、心理等均有较为详细的描述。在治疗方面重视脾胃，以食疗作为治疗老年病的主要方法。《外台秘要》认为老年人以虚为特点，尤以阳虚为主，主张用药当以温补为主，慎用峻猛有毒药物。

"金元四大家"的学术争论极大地推动了包括中医老年病学在内的中医学的发展。刘完素提出老年人多阴虚阳亢、百骸疏漏、风邪易乘，主张治以寒凉泻火法，同时重视调理脾胃；张从正主张攻下，常用吐、下法治疗老年病，认为老年人应慎用补药；李杲独重脾胃，提出"内伤脾胃"是老年人患病的根本原因，强调"养胃为本"，调理饮食宜养护胃气；朱丹溪提倡滋阴，主张老年人阴气暗耗、相火亢盛，老年疾病与阴虚胃热、脾虚生痰有关。

（四）明清时期

中医老年医学在明清时期得到进一步充实和完善。

明代《安老怀幼书》《老老余编》等老年医学专著相继问世，关注老年病的治疗及老年人保养，内容丰富，涉及情志性嗜、宴处起居、四时调摄、形证脉候、饮食用药等。提倡保养，饮食清淡，收录大量食疗方药。《食疗养老方》为老年医学食疗专著，所录食疗方药简单实用。

清代《老老恒言》注重调摄脾胃，并总结出适合老年人的防病健身方法。《景岳全书》强调调补人体精血，首创用于老年病的常用方药左归饮以养阴血、右归饮以补阳气。《医贯》认为命门为人身君主，主张防治老年病应保养“命门之火”。清代名医叶天士在《临证指南医案》中记录了三百多例老年病病例，治疗原则独重肾与阳明，擅用活血通络及调补奇经诸法，以血肉有情之品培补精血。另有名医喻嘉言以收摄肾气为要，陈修园推崇“养心则寿”，王孟英力主寒凉解邪。王清任运用补血活血和活血逐瘀法治疗老年病，创有血府逐瘀汤、补阳还五汤等名方；张锡纯重温阳益气兼以治瘀，善调虚实以扶脾为先。

（五）近现代

辛亥革命至新中国成立前，由于战争频繁，社会动荡，包括老年衰弱等在内的中医老年病学进展缓慢。

1949年后，老年病学得到党和政府的高度重视，相关学科迎来了高速发展的良机，中医老年病学也得到了系统的整理和研究，进而发展成为一门独立的学科。

20世纪50年代后期至60年代初期，众多老年病学术组织相继建立，促进了学术发展和学科建立。20世纪70年代末卫生部将恶性肿瘤、慢性支气管炎、心血管病等严重危害老年人健康的疾病列为全国研究重点项目。1981年，中华医学会老年医学学会在第二届全国老年医学学术会议期间成立，《中华老年医学杂志》同时创刊。1986年，中国中医研究院支持召开全国中医、中西医结合第三次老年医学研究学术会议，讨论并通过了我国延缓衰老中药的筛选规程和临床观察规范。1994年，中国老年保健医学研究会成立，下设包括中医在内的若干专业委员会。

20世纪80年代起，我国出版各类老年病学、老年医学专著超过60种，其中中医老年病学专著近10册。如1987年陈可冀、周文泉主编的《中国传统老年医学文献精华》、邝安堃主编的《老年医学在中国》，1994年田金洲主编的《中医老年病学》，1999年蹇在金主持编写的《现代老年医学精要》，2003年李建生主编的《老年医学概论》等。

1987年，中华全国中医学会老年医学会成立，下设老年脑病等五个学术组织，1990年中医内科分会组织制订了《老年呆病的诊断、辨证分型及疗效评定标准》。1994年中国中医药学会内科分会延缓衰老委员会成立，于1999年组织制订《血管性痴呆诊断、辨证及疗效评定标准》。

1992年，延缓衰老及老年病防治研究作为中医内科学硕士和博士研究生培养方向正式纳入全国高等院校研究生培养指南。1993年，国家自然科学基金会招标指南设立了中医老年医学学科代码C360.1044。1993年，南京中医药大学等部分中医院校养生康复专业开设中医老年病学课程，北京中医药大学、上海中医药大学、安徽中医药大学、湖北中医药大学、河南中医学院及暨南大学医学院、中国中医研究院研究生部等院校成为中医或中西医结合老年病学专业博士、硕士培养点。

三、老年衰弱的中医现代研究

老年衰弱已成为现代老年医学研究的热点问题之一，老年衰弱的中医现代研究也在不断进展。

在病因病机方面，通过结合现代医学研究成果及相关文献，陈可冀院士从十纲辨证入手解析老年人常见慢性病，归纳为衰老所导致的阴阳失调、营卫不和、多脏受损、脏腑虚弱，以致易寒易热、易虚易实、虚实夹杂等多种表现。此外，还有观点认为，老年人群中虚弱症、肌少症及糖尿病都是以“元气亏虚”为基本病机；或年老脾肾亏虚，精气不足，气血生化乏源，脏腑虚衰，肢体筋脉失养，髓窍失于滋养是老年衰弱发生的主要病机；或阴阳亏虚、气血津液亏虚是老年人衰弱的主要病机。

一项针对340名患者的研究结果显示，按照脏腑辨证时肾虚证占77.4%，按照气血阴阳辨证时阳（气）虚占66.8%，二者结合则以肾阳（气）虚者最多。另一项对200名患者的调研显示，证型以气血亏虚证最多（39%），其次分别为脾虚痰湿证（36%）、肾精亏虚证（15%）和脾肾阳虚证（10%）。还有观点主张衰弱以虚证为主，实证乃因虚致实且气郁、痰湿者居多。

老年衰弱的中医现代研究还处于起步阶段，在理、法、方、药等方面还有大量工作要做，应继续积极探索，开拓新的思路和方法。

第二节 老年衰弱的中医评估

中医对老年衰弱的病因、病机、辨证、诊断、评估形成了系统的认识。年老体弱、久病缠绵、五脏虚损、脏腑气血阴阳亏虚为其基本病因病机。老年衰弱的辨证重在辨脏腑、辨阴阳、辨气血津液、辨虚实。老年衰弱的中医评估参照五脏虚衰及年龄制订。

一、老年衰弱的病因病机

导致老年衰弱的病因众多，多种病因共同作用于人体，引起脏腑阴阳的亏虚。结合临床所见，引起老年衰弱的病因主要有五个方面。

（一）年老虚弱

明·龚廷贤《寿世保元·衰老论》认为“肾间动气”为先天之本，性命之根，对维持人体生长、发育，抵御外邪发挥重要的作用。若先天不足，胎中失养，或后天水谷精气不充，均可导致体质薄弱，易于罹患疾病，或者病后不易恢复。《灵枢·营卫生会》曰：“老者之气血衰，其肌肉枯，气道涩……其营气衰少。”《素问·阴阳应象大论》曰：“年四十而阴气自半也，起居衰矣；年五十，体重，耳目不聪明矣；年六十，阴萎，气大衰，九窍不利，下虚上实，涕泣俱出矣。”年老气阴俱损，脏腑阴阳亏虚，气血津液不荣，导致衰弱。

（二）肾精亏虚

肾为先天之本，主藏精生髓。《素问·上古天真论》系统描述了人体发育生长衰老的进程，“女子七岁肾气盛，齿更发长……七七任脉虚，太冲脉衰少，天癸竭，地道不通，故形坏而无子也。丈夫八岁肾气实，发长齿更……八八天癸竭，精少，肾脏衰，形体皆极，则齿发去”，指出随着年龄的增长，阴阳、气血精津液、五脏六腑、四肢百骸均出现衰老，其中以肾气、天癸的作用至关重要。肾气衰、天癸尽是老年衰弱的主要原因。当年高肾精亏虚，无以充盈机体，荣养经络，导致衰老加速，步速下降，行走缓慢，运动能力下降，形成衰弱。

（三）脾胃损伤

《医宗必读》说“先天之本在肾”。脾胃消化、吸收、输布水谷精微，化生气血，“脾胃为气血化生之源”。后天之本在脾。脾主运化水谷精微，需靠肾中阳气温煦，肾精气为后天形体之基础，肾之所藏精气，有赖水谷精微化生与补充。因此，中医认为，脾与肾，即“后天”与“先天”是相互资助，相互促进，在病理上亦常相互影响，互为因果。如肾阳不足，不能温煦脾阳，而至脾阳不足，若脾阳不足，不能运化水谷精微，久则可累及肾阳不足。后天脾胃对先天肾的资助作用不容忽视，后天不足，先天失养。若饮食不节，饥饱不调，饮食偏嗜，造成脾胃损伤，不能化生水谷精微，气血来源不充，导致营养不良，脏腑经络失于濡养，体重减轻，肌肉减少，形成衰弱。

（四）五脏虚损

《素问·上古天真论》曰：“人年老……五藏皆衰，筋骨解堕，天癸尽矣。故发鬓白，身体重，行步不正。”说明老年衰弱系由五脏衰弱所致。当烦劳过度，因劳成疾，日久损耗，脾肾虚损日久，损及他脏，或劳神过度，或恣情纵欲，或忧郁思虑，久则心失所养，脾失健运，气血亏虚，终至阴阳亏损，均可形成老年衰弱。

（五）久病缠绵

大病，邪气过盛，脏气损伤，耗伤气血阴阳，正气难以恢复，若病后失于调养，造成机体衰退加快，易于形成衰弱。久病迁延失治，日久不愈，病情传变日深，损耗人体气血阴阳，正虚难复，形成虚劳。

老年衰弱的病机，正如《内经》所云“精气夺则虚”“气血不和，百病乃变化而生”“肝受血而能视，足受血而能步，掌受血而能摄”“脾气虚则四肢不用”“肝虚肾虚脾虚，皆令人体重烦冤”“髓海不足，则脑转耳鸣，胫酸眩冒，目无所见，倦怠安卧”。因此，中医认为老年衰弱患者，脏腑虚衰，阴阳亏虚，气血津液衰减，脏腑同步衰老是其主要病机。

二、老年衰弱的中医评估与诊断

老年衰弱的中医评估诊断主要参照五脏虚衰的诊断，结合年龄因素制订。

1. 年龄

60岁以上。

2. 临床表现

（1）肾藏虚衰：步速下降，行走缓慢，腰膝酸软无力，关节疼痛，牙齿松动易落；眩晕、耳鸣、耳聋；小便频数，或余沥不尽，或小便失禁；注意力难以集中，精力不足，记忆力下降；舌质淡，脉弱。

（2）脾藏虚衰：体重减轻，肌肉减少，食欲减退、腹胀纳少，食后胀甚，肢体倦怠，神疲乏力，少气懒言，形体消瘦或肥胖浮肿，舌苔淡白。

（3）心藏虚衰：心中动悸不安，气短、胸闷不适，疲乏、乏力、自汗，健忘、失眠、多梦、肢体沉重感明显，精神萎靡、反应迟钝、迷蒙嗜睡、懒言声低，神疲体倦，面色淡白，脉细无力或结代。

（4）肺藏虚衰：体力活动减少，少气乏力，咳嗽无力，痰液清稀，言语声低微，稍有劳作则气喘吁吁，呼吸气促；抗病能力低下，容易感染外邪，易于感冒，多有畏寒、流清涕；舌淡苔白，脉细弱。

（5）肝藏虚衰：头晕、目眩、胁肋痛，及因筋脉、爪甲、两目、肌肤等失于濡养而见肢体麻木，关节拘急不利，手足震颤或爪甲干枯脆薄或视物模糊、眼花、视力减退等证，面、舌色淡，苔白、脉细。

符合年龄标准且符合临床表现中任意两条或两条以上可诊断为老年衰弱。

三、老年衰弱的中医辨证

（一）辨脏腑

“肾”为先天之本，后天之根，《素问·上古天真论》说：“肾者主水，受五脏六腑之精而藏之。”《素问·六节藏象论》云：“肾者，主蛰，封藏之本，精之处也。”肾脏与生命发生、发展，衰老，与体质、性格、寿命息息相关。肾脏衰惫，意味着机体生命物质的衰竭，出现步速下降，行走缓慢，腰膝酸软无力，关节疼痛，牙齿松动易落，眩晕、耳鸣、耳聋等。

“脾”为后天之本，气血生化之源，《素问》云“脾主身之肌肉”，为生命发展、壮大、变化提供基本物质保证。脾脏衰败，后天之本无法荣养机体，出现体重减轻、肌肉减少、食欲减退、腹胀纳少、食后胀甚、肢体倦怠、神疲乏力、少气懒言、形体消瘦等情况。

心藏神，统帅各种高级中枢神经机能活动，《素问》曰“心者，君主之官也，神明出焉”，“主明则下安”，心气虚衰、鼓动力弱、血脉不充，则心神失养，精神精力、意识和思维活动减弱。心脏的气血阴阳失调，可以影响机体与周围环境的关系，影响正常的精神、意识与思维活动，表现出精力不足、思维迟缓、反应迟钝、记忆力、应变力变差。

肺主一身之气，《素问·六节藏象论》所说的“肺者，气之本”，肺与宗气的生成有密切的关系。肺功能的正常与否，直接影响到宗气的生成与布散。肺气虚衰，则宗气推动呼吸运动、贯通心脉的机能活动下降。张锡纯曾言“此气一虚，呼吸道即觉不利，而且肢体酸懒、精神昏聩，脑力心思为之顿减，若其气虚而且陷，或下陷过甚者，其人即呼吸道顿停，昏然罔觉”。

肝藏血，以供人体活动所需，发挥其濡养脏腑组织、维持相应功能的作用。《素问·五脏生成》亦云：“故人卧血归于肝，肝受血而能视，足受血而能步，掌受血而能握，指受血而能摄。”肝脏衰弱，失疏泄之职，则视力减退、肌肉力量减弱，握力下降，行走困难。

（二）辨阴阳

《素问·阴阳应象大论》：“阴阳者，天地之道也，万物之纲纪，变化之父母，生杀之本始，神明之府也。”指出阴阳是一切事物发生发展的核心要素。衰老是阴阳渐衰的过程，《素问·生气通天论》曰“阴平阳秘，精神乃治，阴阳离决，精气乃绝”，生命告终。阴阳亏虚是老年衰弱的最重要病机。

（三）辨气血津液

气是人体生命活动过程中的基本生命物质。精、血、津、液是人体内液体基础物质。人至老年，气血津液，耗用渐尽，化源渐竭，影响到人体生命活动的盛衰变化。气虚则卫外、温煦、精神、视力、体力、生殖等各种生理能力日益减退。血液津液亏虚则四肢百骸、脏腑组织失其濡养而见形体渐瘦、毛发稀疏枯槁、皮肤干燥皱折、关节屈伸不利、五官九窍干涩等改变，渐成衰老之象。

（四）辨标本虚实

因老年人脏腑功能衰减，脏腑功能的老化，疾病以本虚为主，可因虚至实，而实症会加剧虚症的演化。《难经·八难》云："气者，人之根本也。"气是人体生命之根本，对人体有推动、温煦、防御、固摄和气化作用。肺虚不能化津，脾虚不能转输，肾虚不能蒸腾气化，从而令津液凝聚而形成痰饮。心虚则血失所主，肺虚气失所主，肝虚则气机不畅，气血运行受阻，久则血液凝滞，形成瘀血。气虚可以导致脏腑功能低下，人体易出现神疲乏力，精力不足。《临证指南医案》说："郁则气滞，其滞或在形躯，或在脏腑，必有不舒之现症……不知情志之郁。"由于隐情曲意不伸，故气之升降开合枢机不利。即脏腑气虚，推动生化无力，气血津液结聚阻滞，当升者不得升，当降者不得降，经络脏不得调达，当化者不能化，五脏气机不得冲和，形气精血日益消素，是以产生脏气血受累的多系统综合状，表现出"气虚夹郁"之象。

第三节　老年衰弱的中医干预

明确老年衰弱的中医病因、病机，对老年衰弱进行系统的中医辨证及评估，目的是为了指导老年衰弱的临床干预。根据病因、病机确定老年衰弱的中医基本治则为扶正补虚。老年衰弱的中医干预方式多种多样，包括饮食、药膳、运动、情志调理、针灸等。

一、老年衰弱的治则治法

《灵枢·营卫生会》云："老者之气血衰，其肌肉枯，气道涩……其营气衰少。"《素问·阴阳应象大论》曰："年四十而阴气自半也，起居衰矣；年五十，体重，耳目不聪明矣；年六十，阴萎，气大衰，九窍不利，下虚上实，涕泣俱出矣。"老年衰弱患者五脏虚衰，故以气虚、阴虚、阴阳两虚居多。老年衰弱综合征的主要病机为脏腑阴阳亏虚、气血津液亏虚，其中脏腑以脾肾亏虚为主，气血阴阳以气虚为重，故以扶正补虚为主要治则，治法为补益肾精、调理脾胃、益气升清、益气温阳、益气养阴、滋阴补血。

二、老年衰弱的辨证论治

老年衰弱的辨证论治，主要以五脏定病位，气血阴阳定病性，再判断有无因虚致实或兼夹表邪。治疗时"虚者补之""损者益之"，以补益为主，分别采取补气、养血、温阳、滋阴等方法，再根据五脏病位的特点，加用相应的治法或方药。

（一）心藏虚衰

心中动悸不安，气短、胸闷不适，疲乏、乏力、自汗，健忘、失眠、多梦，肢体沉重感明显，精神萎靡、反应迟钝、迷蒙嗜睡、懒言声低，神疲体倦，面色淡白，脉细无力或结代。

治法：补益心气。

代表方：养心汤或炙甘草汤加减。

常用药：前方适用于心气虚偏阳虚症状者。常用炙党参、炙黄芪、柏子仁、酸枣仁、茯神、当归、白芍、百合、桂枝、炙甘草。后方适用于心气虚偏阴虚而见烦躁、潮热、盗汗而脉结代，或促者，常用炙甘草、炙党参、生地黄、阿胶珠、麦冬、麻仁、百合、木香、生姜、大枣等。

若阳气虚较重，症见形寒肢冷者、面色苍白等可加附片、荜澄茄、肉桂、生姜等以温阳；若阴虚较重见火热偏盛而烦躁不安、口舌生疮者，可去阿胶加黄连、木通、淡竹叶清心泻火，导热下行，如潮热，可加地骨皮，银柴胡清退虚热，盗汗重者加牡蛎、浮小麦止汗。

若兼有脾虚纳呆、腹胀、大便溏泄者加炒白术、薏苡仁、陈皮、砂仁以健脾利湿；兼见血虚，症见口唇淡红，心悸不已者可加桂圆肉、制首乌等以养血安神；若兼肾不纳气，见咳嗽少气，喘促面浮加沉香、蛤蚧、核桃仁以固肾平喘；若兼见胆气不足，症见心悸不寐，寐中恶梦纷纭，易惊恐，可加石菖蒲、珍珠母、紫石英等，以温胆安神。

（二）肝藏虚衰

头晕、目眩、胁肋痛，及因筋脉、爪甲、两目、肌肤等失于濡养而见肢体麻木，关节拘急不利，手足震颤；爪甲干枯脆薄；视物模糊、眼花、视力减退，甚至雀盲，眩晕耳鸣；面、舌色淡，苔白、脉细等血虚症状。兼有肝阴虚时可见两颧潮红等阴虚内热的证候，有两目干涩，视物模糊，或眼花，手足蠕动等症。

治法：养血柔肝。

代表方：四物汤加减。

常用中药：当归、熟地、白芍、川芎、枸杞子、阿胶、龟板胶、知母等。

若血虚甚者，加制首乌、枸杞子、鸡血藤增强补血养肝的作用；胁痛，加丝瓜络、郁金，香附理气通络；目失所养，视物模糊，加枸杞子、决明子养肝明目。

若干血瘀结，新血不生，羸瘦，腹满，腹部触有癥块，硬痛拒按，肌肤甲错，状如鱼鳞，舌有青紫瘀点、瘀斑，脉细涩者，可同服大黄蛰虫丸祛瘀生新。

若头痛、耳鸣、视物不明，急躁易怒，面色潮红等阴虚症状，可加用石决明、菊花、钩藤、平肝熄风，如目涩畏光，可加用枸杞子、女贞子、决明子养肝明目；急躁易怒，尿赤便秘，舌红脉数者，可加用夏枯草、丹皮、栀子清肝泻火。

若兼头痛者，可加川芎、菊花、蔓荆子；若兼气虚者，症见神疲乏力，气短懒言者，可加人参，黄芪，白术等；若兼失眠者，可加酸枣仁、何首乌、珍珠母等。

（三）脾藏虚衰

体重减轻，肌肉减少，食欲减退，腹胀纳少，食后胀甚，肢体倦怠，神疲乏力，少气懒言，形体消瘦，或肥胖浮肿，舌苔淡白。

治法：补脾益气。

代表方：六君子汤加减。

常用中药：黄芪、升麻、柴胡、党参、茯苓、砂仁、白术、白扁豆、甘草、当归等。

兼见胃脘胀满，嗳气者加陈皮、半夏和胃理气；食欲减退，脘腹满闷而苔腻者，加神曲、麦芽、山楂、鸡内金健胃消食。

兼见脾阳虚时可见大便溏稀，形寒肢冷，腹痛绵绵，喜温喜按，大便溏薄，可用附子理中汤加减，以温中祛寒。腹中冷痛较甚者，为寒凝气滞，加用高良姜、吴茱萸、肉桂等温中散寒，理气止痛；时常腹胀及呕吐者，为胃寒气逆，加砂仁、半夏、陈皮以温中和胃降逆；腹泻重者，为阳虚寒甚，加肉豆蔻、补骨脂、薏苡仁以温补脾肾，涩肠除湿。

重症者亦可见久泻不止、脱肛、子宫脱垂等中气下陷情况，可改为补中益气汤升阳举陷。

（四）肺藏虚衰

体力活动减少，少气乏力，咳嗽无力，痰液清稀，言语声低微，稍有劳作则气喘吁吁，呼吸气促；抗病能力低下，容易感染外邪，易于感冒，多有畏寒、流清涕；常见皮肤干燥、皱缩、瘙痒，秋冬气候干燥时尤其突出；舌淡苔白，脉细弱。

治法：补益肺气。

代表方：补肺汤加减。

常用中药：人参、黄芪、沙参、熟地、五味子、百合等。

若自汗较多者，加牡蛎、麻黄根以固表敛汗。

若兼见肺阴虚，见干咳，唇红，低热潮热，手足心热，盗汗，口干，舌光红少苔，脉细数无力，可以沙参麦冬汤加减。咳嗽甚者，加百部、款冬花肃肺止咳，若痰多而色黄者，加胆南星、黄芩、瓜蒌皮以清肺化痰；若咳喘甚者，可加杏仁、五味子、款冬花以止咳平喘；若兼见咳血者，可去桔梗之升提，加白及、白茅根、仙鹤草以止血。潮热，加地骨皮、银柴胡、秦艽、鳖甲养阴清热；盗汗，加乌梅、五味子敛阴止汗。

（五）肾藏虚衰

步速下降，行走缓慢，腰膝酸软无力，关节疼痛，牙齿松动易落，眩晕、耳鸣、耳聋，小便频数，或余沥不尽，或小便失禁，注意力难以集中，精力不足，记忆力下降。舌质淡，脉弱。

治法：补肾益气。

代表方：大补元煎加减。

常用药：人参、山药、甘草、杜仲、山茱萸、熟地、枸杞子、当归等。

若神疲乏力加重，可加黄芪益气；若尿频、尿失禁较甚，可加金樱子、五味子、益智仁补肾固摄。若兼有面色苍白、畏寒肢冷、下利清谷或五更泄泻，舌质淡胖，有齿痕者，为阳虚较重，可以右归丸加减；若阳虚水泛导致浮肿、尿少者，可加用茯苓、泽泻、车前子或合用五苓散以利水消肿；若肾不纳气而见喘促短气，动则尤甚者，可加用补骨脂、五味子、蛤蚧补肾纳气。若兼有口干、咽痛、两颧潮红、舌红少津、脉沉细者，为阴虚较重，可以左归丸加减；若发脱齿摇、失眠多梦较重者，可加用制首乌、枸杞子、龟甲胶、女贞子等滋肾阴、益阴精。

三、老年衰弱的中医调护

我国是世界上老龄人口最多的国家，随着社会老龄化不断加深，老年衰弱人群增大，对我国的卫生医疗系统带来严峻的医疗负担，探索预防与治疗衰弱老人成为目前老年医学领域和康复医学领域研究中亟待解决的重要问题。目前，虽然老年衰弱的预防和治疗刚刚起步，但是延缓衰弱的进展，减少衰弱所带来的负担是可能的。老年衰弱的干预措施目前主要有运动、营养补充、药物干预、心理治疗等多种方式，这些方法对于延缓或阻止衰弱的进展均有意义。

养生之法，在我国古已有之，《庄子·内篇·养生主》有言：“为善无近名，为恶无近刑，缘督以为经，可以保身，可以全生，可以养亲，可以尽年。”首次提出“养生”一词。即通过饮食、运动等方法，达到顾护身心健康、延年益寿的目的。中医学中有丰富的养生理论，包括饮食养生、运动养生、情志养生、药物、针灸推拿养生等方面。中医传统疗法内容丰富、应用范围广、历史悠久，对老年衰弱的干预具有积极意义。

（一）饮食

在老年衰弱的研究中，饮食营养的情况对衰弱的进展有一定的影响。相关研究显示，衰弱与膳食结构、食物摄取情况存在较密切的相关性。我国古人强调饮食有节，尤其是针对老年人尤其重要，随着年龄增长，脾胃渐弱，消化功能下降，且受早年生活环境影响，老年人多节衣缩食，平素以素食为主，饮食单调，膳食结构单一，油脂及蛋白摄取较少，容易导致营养不良，影响免疫功能，加重衰弱。而老年人基础病较多，疾病导致身体消耗大，身体衰弱，也可导致营养不良，使多系统功能减退，易发感染，进一步加重衰弱。

《素问・脏气法时论》曰：“五谷为养，五果为助， 五畜为益，五菜为充。气味合而服之，以补精益气。”宋・陈直《养老奉亲书》曰：“老年之人，真气虚耗，五脏衰弱，全仰后天饮食以滋气血，若生冷无节，饥饱失宜，调停无度，动成疾患。”均强调饮食对于老年衰弱的调养之重要。饮食养生，遵循中医学天人相应的理论，使人体顺应自然四季、昼夜的变化规律，保持机体与自然之间的平衡，使其自身阴阳平衡。

春季，阳气升发，《素问・脏气法时论》说：“肝主春……肝苦急，急食甘以缓之……肝欲散，急食辛以散之，用辛补之，酸泄之。”饮食宜选辛、甘、温之品，忌酸涩，忌油腻生冷之物。适当食用辛温升散的食品，如麦、大枣、豉、花生、山药、葱、香菜等，但不宜食大热、大辛之物，如参、茸、附子等。少吃苦寒之食，可避免伤阳气，多食辛味食物可养肺气，以免心火过旺而制约肺气的宣发。

夏季炎热，暑湿重，饮食以温为宜。《素问・脏气法时论》说：“心主夏，心苦缓，急食酸以收之；心欲软，急食咸以软之。”夏季也可以多吃酸味或咸味之品来养心。且长夏多湿本易患脾胃病，导致脾脏升清降浊功能障碍，出现食欲不振、腹泻等消化道症状，可饮用西瓜汁、芦根水、酸梅汤、荷叶粥、绿豆粥等，解渴防暑效果好。《摄生消息论》说：“夏季心旺肾衰，虽大热不宜吃冷淘、冰雪蜜水、凉粉、冷粥，饱腹受寒，必起霍乱。”故夏季勿过食寒凉，伤及脾胃，出现呕吐、腹泻、腹痛等疾病。同时注意饮食卫生，夏季肠炎、菌痢高发，不吃腐烂变质的食物，不饮生水，瓜果蔬菜一定要洗净。

秋季，气候干燥，《素问·灵兰秘典论》曰："肺者，相傅之官，治节出焉。""肺者，气之本，魄之处也……通于秋气"。肺主气，主宣发肃降，在四时中对应秋季，肺在秋季时其肃降功能增强，并且处于支配地位。故秋季应忌用辛辣苦燥之品，宜食润肺生津、养阴清燥的之物，如山药、梨、百合、芝麻、乳品、糯米、蜂蜜等，益气养阴，滋阴润肺。另外还应"少辛增酸"，少吃葱蒜之类的辛燥食物，可食乌梅、山楂等酸性食物，以应秋季收敛之性。深秋时节，人的阴气盛于外而阳气伏于内，人体精气开始封藏，进食滋补食品比较容易被人体吸收储藏，有利于改善五脏六腑功能，以增强体质，为寒冷的冬季打好营养基础，做好物质准备。俗语说"秋季平补，冬季滋补"，所谓平补，就是宜选用补而不峻、不燥不腻的平补之品，如茭白、南瓜、莲子、桂圆、黑芝麻、红枣、核桃等。

冬季，气候寒冷，《素问·六节脏象论》曰："肾者，主蛰，封藏之本，精之处也；其华在发，其充在骨，为阴中之少阴，通于冬气。"冬季饮食基本原则是保阴潜阳，以肾为本，养精蓄锐。冬季是人体进补的最佳时机，可适当加入高热、高营养、补益力强的食物，其中动物性滋补品中，如羊肉、牛肉、甲鱼、鹿茸、蛤蚧、海参、黄鳝、虾等；植物性滋补品，如温性参类、山药、核桃仁、龙眼肉、黑豆、藕、木耳、胡麻等物都是有益的食品。

但老年人的基础病较多，如患糖尿病、高脂血症等，当遵医嘱食用，以免加重病情、越补越糟。且老年人牙齿退化，脾胃较弱，肉食要尽量烹制至熟烂，避免食用生冷干硬的食物。

（二）运动（健身功法）

老年衰弱、肌少症、营养不良三者同为老年综合征，相互关联，同一患者身上往往多病共存。肌少症是指老化过程中出现的肌量减少和肌肉功能逐步丧失，可导致体力活动障碍、跌倒、甚至死亡。适当的运动可以维持肌肉的力量和功能，有效延缓老年人生理机能的衰退速度。而平衡能力下降及步态不稳是老年人面临的主要问题之一，老年人平衡能力下降直接导致跌倒风险增高，跌倒可导致一系列疾病加重及并发症增加。运动可以提高代谢、平衡及其他能力。故发展老年体育运动，对于老年衰弱的延缓及抗衰老尤为重要。

中国传统健身功法种类较多，适用范围广，对于延缓机体的衰老及养生保健等方面的作用受到广泛的认可。目前应用较广及锻炼人数较多的功法主要有八段锦和太极拳。

八段锦是十分经典的传统保健功法之一，历史悠久，简单易学，功效明显，可以活血行气，舒筋通络，促进人体新陈代谢，久练可健壮体质、祛病益寿，是中华养生文化的瑰宝。八段锦分为文八段与武八段两种。其中武八段多为马步式或站式，因其运动量大，适于各种年龄及不同身体状况的人锻炼学习。但老年衰弱患者多体力较差，高龄，且多器官功能下降，躯体运动功能减弱，站式八段锦由于强度过大容易使人产生疲劳感，导致运动依从性差，进而降低运动效果，甚至很多老年衰弱患者行动不便，平衡能力下降，甚至需使用助行器行动，也无法完成站立位运动，故站式八段锦对于这一部分老年衰弱患者实行起来较为困难。坐式八段锦是以自身形体活动、呼吸吐纳、心理调节为一体的民族传统运动项目，动作柔和缓慢、简单、安全有效，坐位即可完成，非常适合高龄行动不便的老年衰弱患者，在我国健身术中占有重要地位。坐式八段锦具有调神、调息、调形的作用，其要求患者心无杂念，气沉丹田，进行以膈肌活动为主的深长呼吸运动，用意识引导动作运行，导气贯通五脏六腑，以达到神与形放松平静。其通过运动除了能改善身体衰弱，还能通过缓解大脑疲劳及不良情绪，进而改善心理衰弱状态。因其简单易学，故提升了患者运动的依从性，使其能规律运动，持之以恒，长期坚持。

太极拳运动是一项具有独特功效的民族传统健身项目，经常锻炼可使肢体舒展，筋骨活络。其动作舒缓、简单易学，对于场地要求低，在国内甚至国外得到广泛好评，参与锻炼者人数众多。整体观念是中医的一个重要思想。太极拳的整体理论强调天人合一观、阴阳观、太极图与太极哲理的内在联系。其“以意运气、以气运身、以体导气”，强调通过意念的调控，气的吐纳及调息、肌肉的运动导引来达到疏通经络、健康长寿的目的。太极拳能改善老年人的平衡功能、柔韧性及关节灵活性，能让练习者的心理状态转入平和，可以消除心理疲劳、调节身心，保持情绪稳定，使整个机体达到平衡，起到放松机体的作用。中医认为五脏功能气血运行顺畅，身体才能健康，太极拳融合了中国的医学、哲学、拳学理论，与中医的五脏气机理论相合，因此通过太极拳锻炼身体，使练拳的人身体健康，增强五脏的功能，以达到养生的效果。

（三）情志

《素问·阴阳应象大论篇》云：“人有五脏化五气，以生喜怒悲忧恐。”心在志为喜，肝在志为怒，脾在志为思，肺在志为忧，悲从属于忧；肾在志为恐，惊从属于恐。情志活动是脏腑机能活动的表现形式之一，脏腑气血是情志变化的物质基础。七情是机体正常的精神状态，一般不会成为致病因素。《素问·气交变大论篇》云：“有喜有怒，有忧有丧，有泽有燥，此象之常也。”正常的情绪表达属于生理现象，不会导致发病，而突然的、强烈的、长久而反复的情志刺激，导致情绪的过度兴奋或者抑制，才能导致人体脏腑功能紊乱、气机失调，从而发病。如《素问·举痛论》曰：“怒则气上，喜则气缓，悲则气消，恐则气下，惊则气乱，思则气结。”故而历代医家认为强烈的情志刺激及长期的负面情绪和心态是导致情志病发生的主要原因。

现代社会，生活节奏快，面临的生活、工作压力大，心理情绪随之变化快，心身疾病高发。故越来越重视心理情志养生，所谓心理养生，即精神上保持良好状态，以保障机体功能的正常发挥，从而达到防病健身、延年益寿的目的。《千金翼方》有云:“万事零落，心无聊赖，健忘瞋怒，性情变异，饮食无味，寝处不安。”人到老年，由于脏腑功能下降，脏腑机能老化，导致生理和感知功能下降；同时，因为社会角色和地位发生改变，没有了工作的压力，休闲时间增多，在家庭和多种社会事件的影响刺激下，若不能及时调整，日久易情绪低落，郁闷生疾，所以古人非常重视老年人的情志调节，这是非药物可以替代的。文献显示，老年人群在离退休之后，由于社会地位发生变化使其产生十分强烈的挫败感和情绪上的不稳定，这些心理变化引起老年人抑郁症的产生，而抑郁老年人的生活质量明显低于非抑郁的老年人。针对老年衰弱患者，由于其身体器官功能更差，甚至有一部分人行动不便，生活不能完全自理，导致情绪更加失落，如果没有及时排解，进一步加重衰弱进程。因此重视心理情志的调节可以减缓老年衰弱的进程，提高生活质量。

我国传统医学重视“治未病”，情绪变化中如易怒、忧郁、焦虑、恐惧等负面情绪，往往容易使人生病，或者促进现有疾病加重，若能保持开朗、乐观、积极向上的思想情绪，则促使疾病向愈。情绪的调整非一朝一夕而成，针对不同的人，方法各异，根据个人的喜好及能力，寻找适合自己的放松方式。如音乐疗法，老年人可以选择健康向上、清新高雅、曲调优美、节奏和缓的音乐，起到舒缓紧张情绪，转移注意力，达到消除疲劳、怡养性情的目的。其次学会倾诉，老年人因为与儿女有年龄代沟问题，同时儿女往往因为工作等繁忙，不能时常陪伴，导致负面情绪不能及时抒发，引起情绪波动。这时老年人可以多走出家门，参加社区活动，或者多与同龄人聚会，闲谈，同时应该发挥社会力量，对于衰弱老人及时帮扶，增加志愿者服务，针对老年人常见的心理问题，及时心理辅导舒缓。再者，培养兴趣爱好，如书法、绘画、养花种草、垂钓或者旅游等，这些都有利于人体机能的调节，同时可以稳定情绪，降低心理压力、减轻疲劳，促进睡眠，令人气血平和，血脉条畅。

（四）针灸

1. 针灸的作用

针灸具有调和阴阳、疏通经络、扶正祛邪的作用，亦如《灵枢·九针十二原》所云："欲以微针，通其经脉，调其血气"。老年衰弱综合征的针灸治疗，突出整体观念，辨证论治，针对老年衰弱患者进行整体全面的老年综合评估后给予个体化治疗。针灸治疗在改善老年衰弱症状如气短、疲乏、消化不良、记忆力减退、畏寒、失眠、便秘、老年慢性疼痛等方面具有多靶点的治疗优势，其通过调理脏腑气血，调整阴阳平衡，通过针灸良性刺激机体神经-体液-内分泌系统，产生内源性药物，从而达到改善衰弱症状，提高生活质量，延缓衰老过程的作用。其安全、绿色、无副作用，是目前治疗老年衰弱综合征较为理想的疗法之一。

2. 针灸的选穴

《素问·上古天真论》曰："人年老……五藏皆衰，筋骨解堕，天癸尽矣。故发鬓白，身体重，行步不正。"指出老年衰弱乃五藏皆衰所致。根据老年衰弱的中医证候调查发现：老年衰弱的核心病机是五藏衰弱，以虚为主，虚实夹杂，其中五藏亏虚尤以脾、肾亏虚为主；气血阴阳亏虚，尤以阳气虚为重。脾胃乃后天之本，气血生化之源，后天脾胃虚弱，消化不良，必然气血化生乏源，继而出现气血亏虚，不能濡养五脏，导致先天失养，肾精亏虚，发为衰弱。故调理脾肾，可充气血，补后天，可资先天，滋养肌肉，使筋骨强健，动作不衰，是治疗老年衰弱的基本法则。针灸治疗亦以此为准绳，补虚泻实，以扶正补虚为主。因此，选取经络以督脉、任脉、足少阴肾经、足太阴脾经、足太阳膀胱经为主，主穴：百会、命门、关元、中脘、足三里、三阴交、膻中、阳陵泉、对应五脏的背俞穴。

3. 穴义

百会乃诸阳之会，位于头之巅顶，有升阳举陷，益气固脱，醒脑开窍、通阳行气之功；命门者，生命之门户也，属督脉，总督人体一身之阳气；关元是小肠募穴，为任脉与足三阴经的交会穴，是全身的强壮要穴，具有养阴填精、温肾壮阳、培元固本，回阳固脱之功效；中脘，八会穴之腑会，属任脉穴，胃之募穴，可补益中气，调理中焦，以助气血生化之源，主治一切腑病；足三里健脾补气，是强身健体的要穴，有补益正气之功效，现代医学认为足三里对消化系统，神经系统等均具有调节作用，能提高机体免疫功能，增强机体抵抗力；三阴交是肝脾肾三条阴经的交会穴，具有疏肝健脾补肾之功，膻中，八脉交会穴之气会，为宗气会聚之处，主一切气之为病，可补益上焦，宽胸利气；阳陵泉，八脉交会穴之筋会，为筋气会聚之处，具有舒筋健骨之效，是治疗筋病要穴，又为胆经合穴，可疏肝利胆、行气导滞；五脏俞穴，乃肝俞、心俞、脾俞、肺俞、肾俞，是肝、心、脾、肺、肾五脏之精气输注于后背体表的部位，是调节五脏功能，振奋人体正气之要穴，通过针灸刺激相应背俞穴，可改善局部组织代谢，同时作用于躯体感觉神经末梢，通过神经-体液-内分泌系统而达到调整五脏功能的目的。

4. 配穴

根据辨证分型选择配穴。

（1）心藏衰弱甚者，从心论治。患者疲乏无力、低体能，精神萎靡、心悸健忘、失眠多梦，反应迟钝、白天嗜睡、面色无华、少气懒言、注意力不集中，脉细结代者，以心藏衰弱为主者，《素问·痿论》记载“心主身之血脉”，《素问·灵兰秘典论》曰“心者，君主之官也，神明出焉”，“心主藏神”，又谓“主明则下安”，“主不明则十二官危”，均强调了以心为主导的五脏整体观，心脏的气血阴阳充沛协调，就能调节机体，维持正常的精神、意识与思维活动，表现为精力充沛，思维清晰，反应灵敏、记忆力和应变力强，所以说心藏是人体五藏六腑、形体官窍等一切生理活动和人体精神、意识、思维等功能的主宰。如果心藏衰弱，气血亏虚，脉道不利，势必导致血流不畅而出现气血瘀滞、血脉受阻之征，即表现为上述心神失养之候，治疗以益气养血、宁心安神为主，故从心论治，配经选手厥阴心包经、手少阴心经，配穴：心俞、内关、神门。

（2）肝藏衰弱甚者，从肝论治。患者疲乏无力、握力差、头晕、心烦、失眠、多梦、视物昏花、口干、口苦、表情淡漠，情绪低落或焦虑易受惊吓，舌暗淡，苔少，脉弦细濡等，以肝藏衰弱为主。《素问·阴阳应象大论》曰：“肝生筋……在变动为握。”《素问·五藏生成》曰：“掌受血而能握，指受血而能摄。”肝藏衰弱，则握力下降，“肝藏血，心行之，动则血运于诸经，人静则血归下肝脏”，肝血内耗，不制约肝阳，则阴虚阳亢，虚风上扰清窍则头晕，扰心神则心烦、失眠，肝藏魂，魂乃神之变，魂与神均以血为主要物质基础，“肝藏血，血舍魂”，肝血不足，则魂不守舍，表现为表情淡漠、情绪易激惹，易惊吓。肝风内动，耗伤津液，则口干、口苦、咽干。治宜平肝潜阳，从肝论治，配经加足厥阴肝经、足少阳胆经，配穴：肝俞、太冲、期门、悬钟。

（3）脾藏衰弱甚者，从脾论治。患者疲乏、肌肉瘦削、松弛，软弱无力，体重下降、甚则萎弱不用，消化不良，腹胀、便溏，记忆力减低，注意力不集中，睡眠障碍，舌淡，舌体胖大齿痕，脉濡细弱，以脾藏衰弱为主。《素问·痿论》曰“脾主身之肌肉”，《素问集注·五脏生成篇》曰“脾主运化水谷之精，以生养肌肉，故主肉”，脾主四肢，脾胃为后天之本，气血生化之源，脾藏衰弱，气血生化乏源，故四肢肌肉瘦削、松弛，软弱无力，消化不良、腹胀、便溏；脾藏衰，气血生化无源，不能濡养五脏，进而导致先天失养，肾精亏虚，故记忆力减退、睡眠障碍。治宜补中益气，从脾论治，配经加足阳明胃经，配穴：脾俞、丰隆、天枢、上巨虚、下巨虚。

（4）肺藏衰弱甚者，从肺论治。患者倦怠乏力、少气懒言，体力活动下降，自汗、容易感冒，面色苍白无华，舌暗淡，舌体胖大，苔薄白，脉浮细弱涩，以肺藏衰弱为主。肺主气，司呼吸。肺藏的功能正常与否，直接影响到宗气的生成与布散。宗气不足，则少气懒言、倦怠乏力、体力活动下降、面色无华、自汗，易感冒。治宜补益宗气，配经加手太阴肺经，配穴：列缺、肺俞、膻中。

（5）肾藏衰弱甚者，从肾论治。患者精神萎靡、疲乏无力，头晕眼花，耳鸣耳聋，记忆力减退，腰酸腿软、行走速度下降，甚至卧床不起，舌暗淡，苔少，尺脉弱，以肾藏衰弱为主。《素问·阴阳应象大论》：“年四十，而阴气自半也，起居衰矣。”肾为先天之本，肾藏精，主骨生髓，骨髓充实，骨骼强壮，运动矫健，若肾藏衰弱，则骨软无力，运动迟缓，《灵枢·海论》记载：“髓海不足，则脑转耳鸣，胫酸眩冒，目无所见，懈怠安卧。”“腰为肾之府”，《难经正义·十四难》：“五损损于骨，骨痿不能起于床。”肾藏衰弱，则精神萎靡、腰膝酸软、行走速度下降，甚至卧床不起。肾主水，是五脏之本、先天之根，肾气决定五脏盛衰和寿命的长短。老年衰弱患者肾精亏虚，肾阴、肾阳不足常并见，治宜从肾论治，配经加足少阴肾经，配穴：悬钟、太溪、涌泉。

5. 治疗方法

（1）针刺疗法：以针刺为主，选取经络以督脉、任脉、足少阴肾经、足太阴脾经、足太阳膀胱经为主，主穴为百会、命门、关元、中脘、足三里、三阴交、膻中、阳陵泉，配穴根据五藏衰的程度选取对应五脏的背俞穴及五脏的原穴、络穴，如心藏衰甚者，配心俞、内关、神门；肝藏衰弱甚者，配肝俞、太冲、期门、悬钟等；脾藏衰弱甚者，配脾俞、丰隆、天枢、上巨虚、下巨虚；肺藏衰弱甚者，配列缺、肺俞、膻中；肾藏衰弱甚者，悬钟、太溪。针刺手法以平补平泻或补法为主，一周3～5次，1～3个月为一疗程。

（2）艾灸疗法：针刺后亦可在后背对应五藏俞及神阙穴、中脘、气海、膻中、关元、涌泉、命门等重点穴位配合艾灸疗法，宋·窦材《扁鹊心书》载“保命之法：灼艾第一，丹药第二，附子第三……人于无病时常灸关元、气海、命门、中脘，虽未得长生，亦可保百余年寿矣”；宋·王执中《针灸资生经》谓“有人年老而颜如童子者，盖每岁以鼠粪灸脐中一壮故也”，故常灸神阙等保健穴可以养气延年。若医院环境不允许有艾灸的烟雾者，可采用电蜡疗或类似于寒痛乐熨剂等自发热型药袋穴位热敷上述穴位以扶阳，注意隔着一层内衣，避免烫伤，手法以温补舒适为主，一周3～5次，1～3个月为一疗程。

（3）刮痧拔罐推拿疗法

针对老年衰弱患者兼有外感寒湿、气滞血瘀等表证、实证时，可配合督脉膀胱经刮痧拔罐疗法，首先，消毒刮痧拔罐器具，嘱患者取俯卧位，充分暴露后背，检查无刮痧拔罐禁忌后，沾刮痧油后均匀涂抹于后背督脉膀胱经及相应五藏俞穴上，沿后正中线及后正中线旁开1.5寸，3寸处由上向下刮痧，每条线刮试20次左右，刮痧手法为补法，轻柔舒适，无痛刮痧，切忌用蛮力，不强求出痧，刮痧后用纸巾搽拭干净刮痧油，然后在后背膀胱经五藏俞穴上拔罐，可采用真空拔罐器拔罐，力度以患者能忍受为度，手法以补法或平补平泻为主，最后采用点压按揉等推拿手法在上述重点穴位上进行放松治疗，以补法为主，一周3～5次，疗程一般在1～3个月。

四、临床实例

（一）病例介绍

患者童某某，女，86岁。冠心病、心肌梗死病史10余年。置入支架1枚。现症见：胸闷、憋气、心悸不适，体倦乏力，面色萎黄，情志平和，精力差，神疲懒言，饮食稍差，食后脘闷明显，睡眠尚可，小便正常，大便正常。既往史：1999年因甲状腺功能减退于某医院住院治疗，现口服左甲状腺素钠片50μg（qd）；2000年因耳部良性肿瘤住院手术切除，阑尾切除术；2017年因饮食差，于某医院胃镜诊断为慢性胃炎；既往体检发现高脂血症。查体：心音低，余无明显阳性体征，双下肢未见水肿。中医四诊摘要：患者面色正常，形体消瘦，姿态衰惫，语言清晰，声音低弱，未闻及咳喘、未闻及呻吟等异常声音。近身未闻及异常气味。舌暗红，舌色红，舌下脉络青紫，舌苔白，脉弱、细。中医诊断：胸痹心痛病，心气亏虚，脾肾两虚。西医诊断：冠状动脉粥样硬化性心脏病、不稳定性心绞痛、冠状动脉支架植入术后状态、甲状腺功能减退、慢性胃炎、高脂血症。

衰弱评估：患者身高147cm，体重48kg，体重指数21.9。4.57m行走时间8.3s；握力14.3kg；体力活动171.8kcal/week；疲乏评分为3分；中医证候评分为10分。符合老年衰弱诊断标准。

（二）临床评估与分析

患者老年女性，多种慢病共存，易疲劳、乏力、行走缓慢。心脏基础病是引起衰弱的主要原因。中医辨证以心脾肾虚为主。

中医没有老年衰弱综合征病名，但中医学自古对人体衰老就有丰富的认识，对老年人的生理、病理特点均有详细论述，这有助于我们用中医理论解释老年衰弱综合征，为中西医结合诊治老年病，运用中医药理论为老年患者服务奠定良好的基础。

中医认为，年老肾虚是老年衰弱的主要原因。明代龚廷贤的《寿世保元·衰老论》阐述了衰老原因。认为“肾间动气”为先天之本，性命之根，对维持人体生长、发育，抵御外邪发挥重要的作用。肾中元气虚衰，气血亏损，出现衰老。只有保重肾精肾气，才能使营卫周流，神力不竭，与天地同寿。阴阳亏虚、气血津液亏虚、脏腑虚衰、形体衰弱是老年人衰弱的主要病机。阴阳亏虚，气血津液衰减，脏腑同步衰老，其中脾肾的衰老至关重要。肾为先天之本，决定生命发生、发展，决定体质、性格、寿命。脾为后天之本，为生命发展、壮大、变化提供基本物质保证。肾虚，意味着机体生命物质的衰竭，脾虚意味着后天无以弥补肾虚引起的机体生命物质的衰竭，最终的结果是后天不能滋养先天，生命逐渐衰弱老化。其他脏器同样如此，失去后天的濡养，功能开始衰竭，结构发生变化，呈现脏腑虚衰，整体老化的现象。

（三）临床干预实践

物理治疗：八段锦锻炼，每日一次。患者腰痛，予寒痛乐熨剂穴位贴敷命门、肾俞穴治疗腰腿痛；艾灸、电蜡疗神阙、足三里穴以健脾益气，予中药离子导入、电磁疗法、中频电疗、红光照射阿是穴、命门、肾俞以活血止痛；以中药泡洗双足涌泉穴以交通心肾、引火下行，补肾填精，予后背督脉膀胱经刮痧、拔罐及上述重点穴位上推拿放松治疗。

药物治疗：予振源胶囊补益心气；补中益气丸健脾益气。

治疗三周，患者乏力等症状较前明显好转出院。出院后继续进行八段锦锻炼，口服振源胶囊、补中益气丸，患者乏力状态进一步改善。1个月后复诊再次评估。

衰弱评估：身高147cm，体重48.5kg，体重指数22.4。4.57m行走时间6.7s；握力16.2kg；体力活动244.4kcal/week；疲乏评分2分；中医证候评分为5分。较前明显好转。

预后：老年衰弱是一个复杂的综合征，与患者基础疾病密切相关。在基础疾病得到良好治疗的情况下，避免其他多因素如感染、跌倒等的影响，通过传统中医的内外调理，短期内老年衰弱预后良好。

参考文献

[1] walston J, Hadley EC, Ferrucci L, et al. Researchagenda for frailty in older adults: toward a better understanding of physiology and etiology: summary from the American Geriatrics Society/National Institute on Aging Research Conference on Frailty in older Adults [J]. J Am Geriatr Soc, 2006, 54 (6) : 991-1001.

[2] Fried LP, Ferrucci L, Darer J, et al. Untangling the concepts of disability, frailty, and comorbidity: implications for improved targeting and care [J]. J Gerontol A Biol Sci Med Sci, 2004, 59 (3) : 255-263.

[3] 董碧蓉. 老年衰弱综合征的研究进展 [J]. 中华保健医学杂志, 2014, 16 (6) : 417–420.

[4] 陈雪丽，张梅奎. 衰弱综合征的重要问题 [J]. 中华老年医学杂志，2015，34 (12) : 1303–1305.

[5] 薛祺，王云. 老年衰弱综合征的研究进展 [J]. 北京医学，2018，40 (1) : 59–62.

[6] Cesari M, Prince M, Thiyagarajan JA, et al. Frailty: An Emerging Public Health Priority [J]. J Am Med Dir Assoc, 2016, 17 (3) : 188-192.

[7] Collard RM, Boter H, Schoevers RA, et al. Prevalence of frailty in community-dwelling older persons: a systematic review [J]. J Am Geriatr Soc, 2012, 60 (8) : 1487-1492.

[8] Fried LP, Xue QL, Cappola AR, et al. Nonlinear multisystem physiological dysregulation associated with frailty in older women: implications for etiology and treatment [J]. J Gerontol A Biol Sci Med Sci, 2009, 64 (10) : 1049-1057.

[9] Buchman AS, Boyle PA, Wilson RS, et al. Frailty is associated with incident Alzheimer's disease and cognitive decline in the elderly [J]. Psychosom Med, 2007, 69 (5) : 483-489.

[10] Wang C, Ji X, Wu X, et al. Frailty in Relation to the Risk of Alzheimer's Disease, Dementia, and Death in Older Chinese Adults: A Seven-Year Prospective Study [J]J Nutr Health Aging, 2017, 21 (6) : 648-654.

[11] Albala C, Lera L, Sanchez H, et al. Frequency of frailty and its association with cognitive status and survival in older Chileans [J]. Clin Interv Aging, 2017, 12: 995-1001.

[12] Buchman AS, Schneider JA, Leurgans S, et al. Physical frailty in older persons is associated with Alzheimer disease pathology [J]. Neurology, 2008, 71 (7) : 499-504.

[13] Eeles EM, White SV, O'Mahony SM, et al. The impact of frailty and delirium on mortality in older inpatients [J]. Age Ageing, 2012, 41 (3) : 412-416.

[14] Bellelli PG, Biotto M, Morandi A, et al. The relationship among frailty, delirium and attentional tests to detect delirium: a cohort study [J]. Eur J Intern Med, 2019, 70: 33-38.

[15] Li H, Manwani B, Leng SX. Frailty, inflammation, and immunity [J]. Aging Dis, 2011, 2 (6): 466-473.

[16] Miller RA. The aging immune system: primer and prospectus [J]. Science, 1996, 273 (5271): 70-74.

[17] Clegg A, Young J, Iliffe S, et al. Frailty in elderly people [J]. Lancet, 2013, 381 (9868): 752-762.

[18] Morley JE. Hormones and Sarcopenia [J]. Curr Pharm Des, 2017, 23 (30): 4484-4492.

[19] Kane AE, Sinclair DA. Frailty biomarkers in humans and rodents: Current approaches and future advances [J]. Mech Ageing Dev, 2019, 180: 117-128.

[20] 刘长虎，胡松，毛拥军，等. 老年人衰弱的研究进展 [J]. 中国全科医学，2017，20（16）：2025–2032.

[21] 焦静，应巧燕，刘华平，等. 老年人衰弱状态筛查与评估工具研究进展 [J]. 中华现代护理杂志，2019：25（18）：2361–2364.

[22] 宋岳涛. 老年综合评估 [M]. 北京：中国协和医科大学出版社，2019.

[23] 吕卫华，王青，翟雪靓，等. 老年住院患者衰弱指数不同临界值与出院预后分析 [J]. 中华老年多器官疾病杂志，2018，17（5）：329–333.

[24] 杨丽峰，杨洋，张春梅，等. 老年人衰弱评估量表的编制及信效度检验 [J]. 中华护理杂志，2017，52（1）：49–53.

[25] Mulasso A, Roppolo M, Gobbens RJ, et al. The Italian version of the Tilburg Frailty Indicator: analysis of psychometric properties [J]. Res Aging, 2016, 38 (8): 842-863.

[26] Gray W K, Richardson J, Mcguire J. Frailty screening in low and middle income countries: a systematic review [J]. JAGS, 2016, 64 (4): 806-823.

[27] Abizanda P, Romero L, Sánchez-Jurado PM, et al. Energetics of aging and frailty: the FRADEA study [J]. J Gerontol A BiolSciMedSci, 2016, 71 (6): 787-796.

[28] Beben T, Ix J H, Shlipak M G, et al. Fibroblast growth factor-23 and frailty in elderly community-dwelling individuals: the cardiovascular health study [J]. Journal of the American Geriatrics Society, 2016, 64 (2): 270-276.

[29] Hoogendijk EO, Suanet B, Dent TE, et al. Adverse effects of frailty on social functioning in older adults: results from the longitudinal aging study Amsterdam [J]. Maturitas, 2016, 83: 45-50.

[30] 范子哲. 运动康复指导对老年人衰弱状态、生活质量及心理健康的影响 [J]. 中国老年学杂志，2019，39（17）：4243-4246.

[31] Fried LP，Tangen CM，Walston J，et al. Frailty in older adults：evidence for a phenotype [J]. J Gerontol A Biol Sci Med Sci，2001，56（3）：146-156.

[32] 汪亚男，徐娟兰，宋红玲，等. 运动疗法在衰弱综合征患者中的应用现状 [J]中国康复理论与实践，2017，23（5）：558–562.

[33] 宋晓月，苏媛媛，孙丹，等. 虚弱老年人运动康复的研究现状 [J]. 中国康复理论与实践，2017，23（4）：402–405.

[34] 严雪丹，杨永学，陈善萍，等. 老年人衰弱的康复营养研究进展 [J]. 中华老年多器官疾病杂志，2020，19（1）：66–69.

[35] Aguirre LE，Villareal DT. Physical Exercise as Therapy for Frailty [J]. Nestle Nutr Inst Workshop Ser，2015，83：83-92.

[36] 陈晓红，叶鸣，朱一力，等. 全身振动训练对绝经后女性体成分及腹部脂肪的影响 [J]. 首都体育学院学报，2016，28（2）：172–176.

[37] 励建安. 临床运动疗法学 [M]. 北京：华夏出版社，2005：10–11.

[38] 倪洁，葛兆霞. 衰弱前期老年患者运动衰弱干预试验效果观察 [J]. 护理学报，2019，26（15）：65–69.

[39] Bray NW，Smart RR，Jakobi JM，et al. Exercise prescription to reverse frailty [J]. Appl Physiol Nutr Metab，2016，41（10）：1112-1116.

[40] 张爽，陈影，孙娜雅，等. 老年糖尿病相关性衰弱的发病机制及运动疗法研究进展 [J]. 护理学杂志，2019，34（12）：104–107.

[41] 赵莉. 50～60岁中老年人弹力带力量训练方案的设计与实施 [D]. 北京：北京体育大学，2015.

[42] 沈惠. 渐进式弹力带抗阻训练对老年人心率变异性的影响研究 [D]. 上海：上海体育学院，2018.

[43] 陈如杰，吴庆文，王冬燕，等. 弹力带训练对衰弱前期老年人平衡能力的影响 [J]. 华北理工大学学报：医学版，2018，20（6）：490–496.

[44] 刘畅. 弹力带抗阻练习对老年受读者平衡力影响效果的实验研究 [D]. 长春：东北师范大学，2016.

[45] 王光旭. 弹力带抗阻训练对老年人肌力、行走能力和生活质量影响的实验研究 [D]. 上海：上海体育学院，2018.

[46] 朱建明. 弹力带抗阻力训练对老年人体成分、力量及身体活动能力的影响研究 [D]. 上海：上海体育学院，2018.

[47] 王光平，张开发. 抗阻训练对老年人肌肉力量影响的元分析［J］. 体育学刊，2011，18（5）：132–138.

[48] 王康康. 弹力带柔性抗阻训练对中老年女性骨密度和跌倒风险指数的影响［J］. 武汉体育学院学报，2014，48（1）：91–95.

[49] 苏媛媛，张伟宏，宋晓月，等. 弹力带抗阻运动对老年人健康促进生活方式的研究进展［J］. 中国康复医学杂志，2018，33（1）：105–108.

[50] 常书婉. 24周太极锻炼对老年女性姿势控制精确性和下肢关节运动感觉的影响［D］. 成都：成都体育学院，2014.

[51] 岳欣. 弹力带、小哑铃对中老年女性肩关节活动度影响的实验研究［D］. 北京：首都体育学院，2018.

[52] 刘泽龙. 有氧运动与抗阻练习对老年人肌肉衰减的效果研究［D］. 长春：东北师范大学，2017.

[53] 李红川. 实施弹力带柔性抗阻训练对中老年女性肌肉力量和平衡能力的影响研究［D］. 成都：成都体育学院，2012.

[54] Jeejeebhoy KN. Malnutrition，fatigue，frailty，vulnerability，sarcopenia and cachexia：overlap of clinical features［J］. Curr 0pin clin Nutr Metab care，2012，15（3）：213-219.

[55] Michel JP，Cruz-Jentoft AJ，Cederholm T. Frailty，exercise and nutrition［J］. Clin Geriatr Med，2015，31（3）：375-387.

[56] Morley JE，Malmstrom TK. Frailty，sarcopenia，and hormones［J］. Endocrinol Metab Clin North Am，2013，42（2）：391-405.

[57] 董娟，等. 衰弱与营养不良关系的研究进展［J］. 中国老年医学杂志，2016，8（35）：907–909.

[58] 吕卫华. 住院老年病人营养状况与衰弱相关性研究［J］. 首都医科大学学报，2017，38（3）：377–380.

[59] 郝秋葵，李俊，董碧蓉，等. 老年患者衰弱评估与干预中国专家共识［J］. 中国老年医学杂志，2017，36（3）：251–256.

[60] Greene VA. Underserved elderly issues in the United States：burdens of oral and medical health care［J］. Dent Clin North Am，2005：49（2）：363-376.

[61] Nitschke I，Muller F. The impact of oral health on the quality of life in the elderly［J］. Oral Health Prev Dent，2004，2（Suppl 1）：271-275.

[62] Petersen PE，kandelman D，Arpin S，Ogawa H. Global oral health of older people-call for public health action［J］. Commuunity Dent Health，2010，27（4 Suppl 2）：257-267.

[63] Petersen PE, Yamamoto T. Improving the oral health of older people: the approach of the WHO Gldbal Oral Health Programme [J]. Community Dent Oral Epidemiol, 2005, 33 (2): 81-92.

[64] 陈慧美，周学东. 老年口腔医学 [M]. 成都：四川大学出版社，2001：5–13.

[65] 杨熠文，杨柏灿. 常见老年病的中成药合理选用 [J]. 老年医学与保健，2019，25（4）：542–544.

[66] 李晨，林欣，陈孟莉. 老年患者多重用药处方精简干预临床效果的Meta分析 [J]. 中华老年多器官疾病杂志，2019，18（3）：161–168.

[67] 闫雪莲，刘晓红，张波. 老年人潜在不适当用药Beers标准2019修订版解读 [J]. 中国临床保健杂志，2019，22（3）：307–310.

[68] 何丹，吴晓燕，董娜，等. 基于2019年版Beers标准分析评价某院老年住院患者潜在不适当用药 [J]. 中国医院药学杂志，2019，39（19）：1993–1999.

[69] 中国老年保健医学研究会老年合理用药分会，中华医学会老年医学分会，中国药学会老年药学专业委员会，等. 中国老年人潜在不适当用药判断标准（2017年版）[J]. 药物不良反应杂志，2018，20（1）：2–8.

[70] 张晓兰，王育琴，闫妍，等. 中国老年人疾病状态下潜在不适当用药初级判断标准的研制 [J]. 药物不良反应杂志，2014，16（2）：79–85.

[71] 中国老年保健医学研究会老年内分泌与代谢病分会，中国毒理学会临床毒理专业委员会. 老年人多重用药安全管理专家共识 [J]. 中国全科医学，2018，21（29）：3533–3544.

[72] 中国老年保健医学研究会老龄健康服务与标准化分会，《中国老年保健医学》杂志编辑委员会，国家老年医学中心. 老年人慎用药物指南 [J]. 中国老年保健医学，2018，16（3）：19–23.

[73] 中国老年保健医学研究会老龄健康服务与标准化分会，《中国老年保健医学》杂志编辑委员会. 中国老年人用药管理评估技术应用共识（草案）[J]. 中国老年保健医学，2019，17（4）：16–19.

[74] 曾英彤，杨敏，伍俊妍，等. 药学服务新模式–处方精简（Deprescribing）[J]. 今日药学，2017，27（6）：390–393.

[75] Woodward M. Deprescribing: achieving better health outcomes for older people through reducing medications [J]. J Pharm Pract Res, 2003, 33 (4): 323-328.

[76] Reeve E, Gnjidic D, Long J, et al. A systematic review of the emerging definition of "deprescribing"with network analysis: implications for future research and clinical practice [J]. Br J Clin Pharmacol, 2015, 80 (6): 1254-1268.

[77] Scott IA, Hilmer SN, Reeve E, et al. Reducing inappropriate polypharmacy: the process of deprescribing [J]. JAMA Intern Med, 2015, 175 (5) : 827-834.

[78] 中国老年医学学会营养与食品安全分会，中国循证医学中心，《中国循证医学杂志》编辑委员会，《Journal of Evidence-Based Medicine》编辑委员会.老年吞咽障碍患者家庭营养管理中国专家共识 [J]. 中国循证医学杂志，2018，18 (6) : 547-559.

[79] 翟雨婷，张建薇. 老年衰弱病人吞咽功能障碍的针对性护理效果观察 [J] .全科护理，2019，17 (10) : 1208-1210.

[80] 尤玉梅，余欢，邹敏. 老年人睡眠障碍护理措施的研究进展 [J]. 中国保健营养，2019，29 (4) : 271.

[81] 肖毅，钟旭，黄席珍. 老年人睡眠呼吸障碍及其相关疾病——老年人睡眠疾患的分类与流行病学 [J]. 中华老年医学杂志，2002 (1) : 5-6.

[82] Ensrud KE, Blackwell TL, Redline S, et al. Sleep disturbances and frailty status in older community-dwelling men [J]. J Am Geriatr Soc, 2009, 57 (11) : 2085-2093.

[83] 王宇宸，马腾，蒋晓燕，等. 老年人衰弱与睡眠障碍的关联探究 [J]. 中国全科医学，2019，22 (15) : 1766-1771.

[84] 李灵艳，王青，张少景，等. 老年住院患者共病及多重用药与衰弱关系的分析 [J]. 北京医学，2018，40 (1) : 8-11.

[85] 戴昕. 论老年人力量训练的重要性及基本原则 [J]. 首都体育学院学报，2003，3：108-109.

[86] 黄改荣，刘祥老年人衰弱与失能 [J]. 中华老年医学杂志，2019，38 (10) : 1085-1087.

[87] Dent E, Lien C, Lim WS, et al. The Asia-Pacific Clinical Practice Guidelines for the Management of Frailty [J]. J Am Med Dir Assoc, 2017, 18 (7) : 564-575.

[88] Dent E, Martin FC, Bergman H, et al. Management of frailty: opportunities, challenges, and future directions [J]. Lancet, 2019, 394 (10206) : 1376-1386.

[89] Hoogendijk EO, Afilalo J, Ensrud KE, et al. Frailty: implications for clinical practice and public health [J]. Lancet, 2019, 394 (10206) : 1365-1375.

[90] Puts MTE, Toubasi S, Andrew MK, et al. Interventions to prevent or reduce the level of frailty in community-dwelling older adults: a scoping review of the literature and international policies [J]. Age Ageing, 2017, 46 (3) : 383-392.

[91] Walston J, Buta B, Xue QL. Frailty Screening and Interventions: Considerations for Clinical Practice [J]. Clin Geriatr Med, 2018, 34 (1) : 25-38.

[92] O'Connell ML, Coppinger T, McCarthy AL. The role of nutrition and physical activity in frailty: A review [J]. Clin Nutr ESPEN, 2020, 35: 1-11.

[93] Singer JP, Lederer DJ, Baldwin MR. Frailty in Pulmonary and Critical Care Medicine [J] . Annals of the American Thoracic Society, 2016, 13 (8) : 1394-1404.

[94] Guan C, Niu H. Frailty assessment in older adults with chronic obstructive respiratory diseases [J]. Clinical interventions in aging, 2018, 13: 1513-1524.

[95] Hirai K, Tanaka A, Homma T, et al. Comparison of three frailty models and a sarcopenia model in elderly patients with chronic obstructive pulmonary disease [J]. Geriatrics & gerontology international, 2019, 19 (9) : 896-901.

[96] Marengoni A, Vetrano DL, Manes-Gravina E, et al. The Relationship Between COPD and Frailty: A Systematic Review and Meta-Analysis of Observational Studies [J]. Chest, 2018, 154 (1) : 21-40.

[97] Galizia G, Cacciatore F, Testa G, et al. Role of clinical frailty on long-term mortality of elderly subjects with and without chronic obstructive pulmonary disease [J]. Aging clinical and experimental research, 2011, 23 (2) : 118-125.

[98] Lahousse L, Ziere G, Verlinden VJ, et al. Risk of Frailty in Elderly With COPD: A Population-Based Study [J]. The journals of gerontology Series A, Biological sciences and medical sciences, 2016, 71 (5) : 689-695.

[99] Bernabeu-Mora R, Garcia-Guillamon G, Valera-Novella E, et al. Frailty is a predictive factor of readmission within 90 days of hospitalization for acute exacerbations of chronic obstructive pulmonary disease: a longitudinal study [J]. Therapeutic advances in respiratory disease, 2017, 11 (10) : 383-392.

[100] Kehler DS, Clara I, Hiebert B, et al. The association between bouts of moderate to vigorous physical activity and patterns of sedentary behavior with frailty [J]. Experimental gerontology, 2018, 104: 28-34.

[101] Maddocks M, Kon SS, Canavan JL, et al. Physical frailty and pulmonary rehabilitation in COPD: a prospective cohort study [J]. Thorax, 2016, 71 (11) : 988-995.

[102] Sampaio MS, Vieira WA, Bernardino IM, et al. Chronic obstructive pulmonary disease as a risk factor for suicide: A systematic review and meta-analysis [J]. Respiratory medicine, 2019, 151: 11-18.

[103] Thomsen M, Ingebrigtsen TS, Marott JL, et al. Inflammatory biomarkers and exacerbations in chronic obstructive pulmonary disease [J]. Jama, 2013, 309 (22) : 2353-2361.

[104] Jones SE, Maddocks M, Kon SS, et al. Sarcopenia in COPD: prevalence, clinical correlates and response to pulmonary rehabilitation [J]. Thorax, 2015, 70 (3) : 213-218.

[105] Gifford JR, Trinity JD, Layec G, et al. Quadriceps exercise intolerance in patients with chronic obstructive pulmonary disease: the potential role of altered skeletal muscle mitochondrial respiration [J]. Journal of applied physiology (Bethesda, Md: 1985), 2015, 119 (8): 882-888.

[106] 王吉耀，廖二元，胡品津，等. 内科学 [M]. 北京：人民卫生出版社，2008：36–42.

[107] Uchmanowicz I, Jankowska-Polanska B, Chabowski M, et al. The influence of frailty syndrome on acceptance of illness in elderly patients with chronic obstructive pulmonary disease [J]. International journal of chronic obstructive pulmonary disease, 2016, 11: 2401-2407.

[108] Ma L, Zhang L, Tang Z, et al. Use of the frailty index in evaluating the prognosis of older people in Beijing: A cohort study with an 8-year follow-up [J]. Archives of gerontology and geriatrics, 2016, 64: 172-177.

[109] Ma L, Tang Z, Zhang L, et al. Prevalence of Frailty and Associated Factors in the Community-Dwelling Population of China [J]. Journal of the American Geriatrics Society, 2018, 66 (3): 559-564.

[110] Gale NS, Albarrati AM, Munnery MM, et al. Frailty: A global measure of the multisystem impact of COPD [J]. Chronic respiratory disease, 2018, 15 (4): 347-355.

[111] Morley JE, Vellas B, van Kan GA, et al. Frailty consensus: a call to action [J]. Journal of the American Medical Directors Association, 2013, 14 (6): 392-397.

[112] Enrico Clini, Anne E. Holland, Fabio Pitta, et al. Textbook of Pulmonary Rehabilitation [M]. 王辰，主译. 北京：人民卫生出版社，2019：111-211.

[113] Spruit MA, Singh SJ, Garvey C, et al. An official American Thoracic Society/European Respiratory Society statement: key concepts and advances in pulmonary rehabilitation [J]. American journal of respiratory and critical care medicine, 2013, 188 (8): e13-64.

[114] 刘晓红，康琳. 协和老年医学 [M]. 北京：人民卫生出版社，2018：139–146.

[115] 郝秋奎，董碧蓉. 老年人衰弱综合征的国际研究现状 [J]. 中华老年医学杂志2013，32 (6)：685–688.

[116] Rockwood K, Song X, Mitnitski A. Changes in relative fitness and frailty aross the adult lifespan: evidence from the Canadian national population health survey [J]. CMAJ, 2011, 183 (8): E487-494.

[117] 李小鹰. 老年医学 [M]. 北京：人民卫生出版社，2015：341–347.

[118] Katherine MK, Lynn M, Helene OK. Frailty and intellectual and development disabilities: a scoping review [J]. Can Geriatr J, 2016, 19 (3): 103-112.

[119] Ewig S, Birkner N, Strauss R, et al. New perspectives on community-acquired in 388406 patients.Results from a nationwide mandatory performance measurement programme in healthcare quality [J]. Thorax, 2009, 64: 1062-1069.

[120] Sligi WI, Majumdar. How important is age in defining the prognosis of patients with community-acquired pneumonia [J]. Curr Opin Infect Dis, 2011, 24: 142-147.

[121] Vaz Fragoso CA, Enright PL, McAvay G, et al. Frailty and respiratory impairment in older persons [J]. Am J Med, 2012, 125 (1) : 79-86.

[122] Yang Y, Hao Q, Flaherty JH, et al. Comparison of procalcitonin, a potentially new inflammator biomarker of frailty, to interleukin-6 and C-reactive protein among older Chinese hospitalized patients [J]. Aging Clin Exp Res, 2018, 30 (12) : 1459-1464.

[123] Almirall, Rofes L, Serra-Prat M, et al. Oropharyngeal dysphagia is a risk factor for community-acquired pneumonia in the elderly [J]. Eur Respir J, 2013, 41: 923-926.

[124] Fung HB, Monteagudo-Chu MO. Community-acquired pneumonia in the elderly [J]. Am J Geriatr Pharmacother, 2010, 8: 47-62.

[125] 吴玉泉，许娟，韩超，等. 老年人吸入性肺炎风险评估量表初探 [C] //中国老年保健医学研究会. 2015中国老年医学和老年健康产业大会论文集，苏州，2015: 39–44.

[126] Lang PO, Michel JP, Zekry D. Frailty syndrome: a traditional state in a dynamic process [J]. Gerontology, 2009, 55 (5) : 539-549.

[127] Lee MS, Oh JY, Kang ES, et al. Guideline for antibiotic use in adults with community-acquired pneumonia [J]. Infect Chemother, 2018, 50 (2) : 160-198.

[128] Patience M, Andrew RZ, Kevin WM, et al. Risk factors for pneumonia and influenza hospitalizations in long-term care facility residents: a retrospective cohort study [J]. BMC Geriatr, 2020, 20: 47.

[129] Woodhead M, Blasi F, Ewig S, et al. Guidelines for the management of adult lower respiratory tract infections--full version [J]. Clin Microbiol Infect, 2011, 17 (Suppl 6) : E1-59.

[130] Eekholm S, Ahlström G, Kristensson J, et al. Gaps between current clinical practice and evidence-based guidelines for treatment and care of older patients with Community Acquired Pneumonia: a descriptive cross-sectional study [J]. BMC Infect Dis, 2020, 20 (1) : 73.

[131] Guidet B, de Lange DW, Flaatten H. Should this elderly patient be admitted to the ICU [J]. Intensive Care Med, 2018, 44 (11) : 1926-1928.

[132] 曹风，陈瑞，王晓宁，等. 中国老年疾病临床多中心报告 [J]. 中华老年多器官疾病杂志，2018，17 (11) : 7–14.

［133］中国老年医学学会高血压分会，国家老年疾病临床医学研究中心中国老年心血管病防治联盟. 中国老年高血压管理指南2019［J］. 中华老年病研究电子杂志，2019，6（2）：1–27.

［134］高血压联盟. 中国高血压防治指南（2018年修订版）［J］. 中国心血管杂志，2019，24（1）：25.

［135］Wang W，Jiang B，Sun H，et al. Prevalence，Incidence，and Mortality of Stroke in China：Results from a Nationwide Population-Based Survey of 480-687 Adults［J］. Circulation，2017，135（8）：759-771.

［136］Rolland Y，CzerwinskiI S，Abellan Van Kan G，et al. Sarcopenia：its assessment，etiology，pathogenesis，consequences and future perspectives［J］. J Nutr Health Aging，2008，12（7）：433-450.

［137］奚兴，郭桂芳. 社区老年人衰弱现状及其影响因素研究［J］. 中国护理管理，2014，14（12）：1315–1319.

［138］秦丽，梁珍珍，葛立宾，等. 社区老年衰弱综合征的影响因素研究［J］. 中国全科医学杂志，2019，13（20）：1–5.

［139］Langhorne P，Stott DJ，Robertson L，et al. Medical complications after stroke：a multicenter study［J］. Stroke，2000，31（6）：1223-1229.

［140］Ingeman A，Andersen G，Hundborg HH，et al. In-hospital medical complications，length of stay，and mortality among stroke unit patients［J］. Stroke，2011，42（11）：3214-3218.

［141］Martino R，Foley N，Bhogal S，et al. Dysphagia after stroke：incidence，diagnosis，and pulmonary complications［J］. Stroke，2005，36（12）：2756-2763.

［142］Kelly J，Rudd A，Lewis R，et al. Venous thromboembolism after acute stroke［J］. Stroke，2001，32（1）：262-267.

［143］Amin AN，Lin J，Thompson S，et al. Rate of deep-vein thrombosis and pulmonary embolism during the care continuum in patients with acute ischemic stroke in the United States［J］. BMC Neurol，2013，13：17.

［144］Sedor J，Mulholland SG. Hospital-acquired urinary tract infections associated with the indwelling catheter［J］. Urol Clin North Am，1999，26（4）：821-828.

［145］Leys D，Hénon H，Mackowiak-Cordoliani MA，et al. Poststroke dementia［J］. Lancet Neurol，2005，4（11）：752-759.

［146］Rist PM，Chalmers J，Arima H，et al. Baseline cognitive function，recurrent stroke，and risk of dementia in patients with stroke［J］. Stroke，2013，44（7）：1790-1795.

［147］Lin KC，Fu T，Wu CY，et al. Psychometric comparisons of the Stroke Impact Scale 3.0 and Stroke-Specific Quality of Life Scale［J］. Qual Life Res，2010，19（3）：435-443.

[148] Minet LR, Peterson E, von Koch L, et al. Occurrence and Predictors of Falls in People With Stroke: Six-Year Prospective Study [J]. Stroke, 2015, 46 (9): 2688-2690.

[149] Jϕrgensen L, Jacobsen BK, Wilsgaard T, et al. Walking after stroke: does it matter? Changes in bone mineral density within the first 12 months after stroke. A longitudinal study [J]. Osteoporos Int, 2000, 11 (5): 381-387.

[150] Imaoka Y, Kawano T, Hashiguchi A, et al. Modified frailty index predicts postoperative outcomes of spontaneous intracerebral hemorrhage [J]. Clin Neurol Neurosurg, 2018, 175: 137-143.

[151] Jauch EC, Saver JL, Adams HP Jr, et al. Guidelines for the early management of patients with acute ischemic stroke: a guideline for healthcare professionals from the American Heart Association/American Stroke Association [J]. Stroke, 2013, 44 (3): 870-947.

[152] Siejka TP, Srikanth VK, Hubbard RE, et al. Frailty and Cerebral Small Vessel Disease: A Cross-Sectional Analysis of the Tasmanian Study of Cognition and Gait (TASCOG) [J]. J Gerontol A Bio Sci Med Sci, 2018, 73 (2): 255-260.

[153] Taylor-Rowan M, Keir R, Cuthbertson G, et al. Pre-Stroke Frailty Is Independently Associated With Post-Stroke Cognition: A Cross-Sectional Study [J]. J Int Neuropsychol Soc, 2019, 25 (5): 501-506.

[154] Pringsheim T, Jette N, Frolkis A, et al. The prevalence of Parkinson's disease: a systematic review and meta-analysis [J]. Mov Disord, 2014, 29 (13): 1583-1590.

[155] Vetrano DL, Pisciotta MS, Laudisio A, et al. Sarcopenia in Parkinson Disease: Comparison of Different Criteria and Association With Disease Severity [J]. J Am Med Dir Assoc, 2018, 19 (6): 523-527.

[156] Wang Cheng-Kang, Chen Hsiu-Ling, Lu Cheng-Hsien, et al. Altered Body Composition of Psoas and Thigh Muscles in Relation to Frailty and Severity of Parkinson’s Disease [J]. Int J Environ Res Public Health, 2019, 16 (19): 3667.

[157] von Bernhardi R, Tichauer JE, Eugenin J. Aging-dependent changes of microglial cells and their relevance for neurodegenerative disorders [J]. J Neurochem, 2010, 112 (5): 1099-1114.

[158] Smith N, Brennan L, Gaunt DM, et al. Frailty in Parkinson’s Disease: A Systematic Review [J]. J Parkinson’s Dis, 2019, 9 (3): 517-524.

[159] Powell C. Frailty and Parkinson’s disease: Theories and clinical implications [J]. Parkinsonism Relat Disord, 2008, 14 (4): 271-272.

[160] Ai HT, Yin CH, Shen YL, et al. Altered body composition, sarcopenia, frailty, and their clinico-biological correlates, in Parkinson's disease [J]. Parkinsonism and Related Disorders, 2018, 56: 58-64.

[161] Marina P, Philipp M, Mario W, et al. Prevalence and Associated Factors of Sarcopenia and Frailty in Parkinson's Disease: A Cross-Sectional Study [J]. Gerontology, 2019, 65 (3): 216-228.

[162] Pagano G, Ferrara N, Brooks DJ, et al. Age at onset and Parkinson disease phenotype [J]. Neurology, 2016, 86 (15): 1400-1407.

[163] Barone P, Antonini A, Colosimo C, et al. The PRIAMO study: A multicenter assessment of nonmotor symptoms and their impact on quality of life in Parkinson's disease [J]. Mov Disord, 2009, 24 (11): 1641-1649.

[164] Weintraub D, Moberg PJ, Duda JE, et al. Effect of psychiatric and other nonmotor symptoms on disability in Parkinson's disease [J]. J Am Geriatr Soc, 2004, 52 (5): 784-788.

[165] Connolly BS, Lang AE. Pharmacological treatment of Parkinson disease: a review [J]. JAMA, 2014, 311 (16): 1670-1683.

[166] Ferreira JJ, Katzenschlager R, Bloem BR, et al. Summary of the recom-mendations of the EFNS/MDS-ES review on therapeutic management of Parkinson's disease [J]. Eur J Neurol, 2013, 20 (1): 5-15.

[167] Chen YS, Chen HL, Chen MH, et al. Reduced lateral occipital gray matter volume is associated with physical frailty and cognitive impairment in Parkinson's disease [J]. Eur Radiol, 2019, 29 (5): 2659-2668.

[168] Ahmed NN, Sherman SJ, Vanwyck D. Frailty in Parkinson's disease and its clinical implications [J]. Parkinsonism Relat Disord, 2008, 14 (4): 334-337.

[169] Roland KP, Jones GR, Jakobi JM. Daily electromyography in females with Parkinson's disease: a potential indicator of frailty [J]. Arch Gerontol Geriatr, 2014, 58 (1): 80-87.

[170] Torsney KM, Romero-Ortuno R. The Clinical Frailty Scale predicts inpatient mortality in older hospitalised patients with idiopathic Parkinson's disease [J]. J R Coll Physicians Edinb, 2018, 48 (2): 103-107.

[171] Nutt JG. Catechol-O-methyltransferase inhibitors for treatment of Parkinson's disease [J]. Lancet, 1998, 351 (9111): 1221-1222.

[172] Athauda D, Maclagan K, Skene SS, et al. Exenatide once weekly versus placebo in Parkinson's disease: a randomised, double-blind, placebo-controlled trial [J]. Lancet, 2017, 390 (10103) : 1664-1675.

[173] Shulman LM, Katzel LI, Ivey FM, et al. Randomized clinical trial of 3 types of physical exercise for patients with Parkinson disease [J]. JAMA Neurol, 2013, 70 (2) : 183-190.

[174] Uc EY, Doerschug KC, Magnotta V, et al. Phase I/II randomized trial of aerobic exercise in Parkinson disease in a community setting [J]. Neurology, 2014, 83 (5) : 413-425.

[175] Li F, Harmer P, Fitzgerald K, et al. Tai chi and postural stability in patients with Parkinson's disease [J]. N Engl J Med, 2012, 366 (6) : 511-519.

[176] Lee JS, Auyeung TW, Leung J, et al. Transitions in frailty states among community living older adults and their associated factors [J]. J Am Med Dir Assoc, 2014, 15 (4) : 281-286.

[177] Morley JE, Malmstrom TK, Rodriguez-Manas L, et al. Frailty, sarcopenia and diabetes [J]. J Am Med Dir Assoc, 2014, 15 (12) : 853-859.

[178] Abdelhafiz AH, Sinclair AJ. Low HbA1c and increased mortality risk-is frailty a confounding factor [J]. Aging Dis, 2015, 6 (4) : 262-270.

[179] Ashar FN, Moes A, Moore AZ, et al. Association of mitochondrial DNA levels with Frailty and all-cause mortality [J]. J Mol Med (Berl) , 2015, 93 (2) : 177-186.

[180] Dunning T, Sinclair A, Colagiuri S. New IDF Guideline for managing type 2 diabetes in older people [J]. Diabetes Res Clin Pract, 2014, 103 (3) : 538-540.

[181] Chang SF. Frailty is a major related factor at risk of malnutrition in community-dwelling older adults [J]. J Nurs Scholarsh, 2017, 49 (1) : 63-72.

[182] Dengler-Crish CM, Smith MA, Wilson GN. Early evidence of low bone density and decreased serotonergic synthesis in the dorsal raphe of a tauopathy model of Alzheimer' disease [J]. J Alzheimers Dis, 2017, 55 (4) : 1605-1619.

[183] Gielen E, Bergmann P, Bruyère O, et al. Osteoporosis in frail patients: A consensus paper of the belgian bone club [J]. Calcif Tissue Int, 2017, 101 (2) : 111-131.

[184] Vescini F, Attanasio R, Balestrieri A, et al. Italian association of clinical endocrinolo-Gists (AME) position statement: Drug therapy of osteoporosis [J]. J Endocrinol Invest, 2016, 39 (7) : 807-834.

[185] Iwata A, Kanayama M, Oha F, et al. Effect of teriparatide (rh-PTH 1-34) versus bisphosphonate on the healing of osteoporotic vertebral compression fracture: A retrospective comparative study [J]. BMC Musculoskelet Disord, 2017, 18 (1) : 148.

[186] Yeap BB, Alfonso H, Hankey GJ, et al. Higher free thyroxine levels are associated with all-cause mortality in euthyroid older men: the Health In Men Study [J]. European Journal of Endocrinology, 2013, 169 (4): 401-408.

[187] Virgini VS, Rodondi N, Cawthon PM, et al. Subclinical thyroid dysfunction and frailty among older men [J]. Journal of Clinical Endocrinology and Metabolism, 2015, 100 (12): 4524-4532.

[188] Pearce SH, Brabant G, Duntas LH, et al. 2013 ETA Guideline: management of subclinical hypothyroidism [J]. European Thyroid Journal, 2013, 2 (4): 215-228.

[189] Jonklaas J, Bianco AC, Bauer AJ, et al. Guidelines for the treatment of hypothyroidism: prepared by the American thyroid association task force on thyroid hormone replacement [J]. Thyroid, 2014, 24 (12): 1670-1751.

[190] Hennessey JV, Espaillat R. Diagnosis and management of subclinical hypothyroidism in elderly adults: a review of the literature [J]. J Am Geriatr Soc, 2015, 63 (8): 1663-1673.

[191] 王燕秋，韩斌如，李非. 胃肠道疾病老年住院患者衰弱现况及影响因素研究 [J]. 护理学报，2016，23（6）：7–11.

[192] 周晓蕾，王帅，许婷媛. 老年人群慢性萎缩性胃炎与肌少症的相关性分析 [J]. 西南国防医药，2018，28（4）：329–331.

[193] Vermillion SA, Hsu FC, Don'ell RD, et al. Modified frailtyindex predicts postoperative outcomes in older gastrointestinal cancer patients [J]. J Surg Oncol, 2017, 115 (8): 997-1003.

[194] 孙雪林，吕俊玲，栾曾惠. 质子泵抑制剂在老年人中应用探讨 [J]. 中国合理用药探索，2019，16（9）：189–191，194.

[195] 马颖丽，王莹，孙超. 握力测试在肝硬化患者衰弱评估中的应用 [J]. 中华现代护理杂志，2019，25（15）：1874–1878.

[196] Biagi E, Candela M, Fairweather-Tait S, et al. Ageing of the human metaorganism: the microbial counterpart [J]. Age, 2012, 34 (1): 247-267.

[197] Claesson MJ, Jeffery IB, Conde S, et al. Gut microbiota composition correlates with diet and health in the elderly [J]. Nature, 2016, 488: 178-185.

[198] Malmstrom TK, Morley JE. Frailty and cognition: linking two common syndromes in older persons [J]. J Nutr Health Aging, 2013, 17 (9): 723-725.

[199] 马丽娜，陈彪. 认知衰弱：一个新的概念 [J]. 中华老年医学杂志，2018，37（2）：227–231.

[200] Zheng L, Li G, Gao D, Wang S, et al. Cognitive frailty as a predictor of dementia among older adults: A systematic review and meta-analysis [J]. Arch Gerontol Geriatr, 2019, 10 (87): 103-997.

[201] Panza F, D'Introno A, Colacicco AM, et al. Cognitive frailty: pre-dementia syndrome and vascular risk factors [J]. Neurobiol Aging, 2006, 27 (7): 933-940.

[202] Avila-Funes JA, Amieva H, Barberger-Gateau P, et al. Cognitive impairment improves the predictive validity of the phenotype of frailty for adverse health outcomes: the Three City study [J]. J Am Geriatr Soc, 2009, 57 (3): 453-461.

[203] Dartigues J F, Amieva H. Cognitive frailty: rational and definition from an (I.a.N.a./i.a.g.g.) international consensus group [J]. J Nutr Health Aging, 2014, 18 (1): 95.

[204] Ruan Q, Yu Z, Chen M, et al. Cognitive frailty, a novel target for the prevention of elderly dependency [J]. Ageing Res Rev, 2015, 20 (3): 1-10.

[205] Shimada H, Makizako H, Doi T, et al. Combined prevalence of frailty and mild cognitive impairment in a population of elderly Japanese people [J]. J Am Med Dir Assoc, 2013, 14 (7): 518-524.

[206] Shimada H, Makicako H, Lee S, et al. Impact of cognitive frailty on daily activities in older persons [J]. J Nutr Health Aging, 2016, 20 (7): 729-735.

[207] Merchant R A, Chen M Z, Tan L W L, et al. Singapore Healthy Older People Everyday (HOPE) Study: prevalence of frailty and associated factors in older adults [J]. J Am Med Dir Assoc, 2017, 18 (8): 734.e9-734.e14.

[208] Roppolo M, Mulasso A, Rabaglietti E. Cognitive frailty in Italian community-dwelling older adults: prevalence rate and its association with disability [J]. J Nutr Health Aging, 2017, 21 (6): 631-636.

[209] 王姣锋，纪雪莹，崔月，等. 老年住院患者躯体衰弱和认知衰弱状况及其影响因素研究 [J]. 2019, 25 (4): 451–459.

[210] 潘利妞，张伟宏，余珍，等.郑州市社区老年人认知衰弱患病现状及影响因素 [J]. 护理学杂志，2019, 34 (11): 79–82.

[211] Tseng SH, Liu LK, Peng LN, et al. Development and validation of a tool to screen for cognitive frailty among community-dwelling elders [J]. J Nutr Health Aging, 2019, 23 (9): 904-909.

[212] Liu Z, Hsu FC, Trombetti A, et al. Effect of 24-month physical activity on cognitive frailty and the role of inflammation: the LIFE randomized clinical trial [J]. BMC Medicine, 2018, 16: 185.

［213］叶明，李书国. 口服营养补充肠内营养混悬液对认知衰弱患者的影响［J］. 中华老年心脑血管病杂志，2019，21（4）：349-352.

［214］陈军，王江林. 国际疼痛学会对世界卫生组织ICD-11慢性疼痛分类的修订与系统化分类［J］. 中国疼痛医学杂志，2019，25（5）：324-329.

［215］Yuki Nakai，Hyuma Makizako，Ryoji Kiyama，et al. Association between Chronic Pain and Physical Frailty in Community-Dwelling Older Adults［J］. Public Health，2019，16（8）：1330.

［216］Saurja Thapa1，Robert H. Shmerling，Jonathan F.Bean，et al.Chronic multisite pain：evaluation of a new geriatric syndrome［J］. Aging Clinical and Experimental Research，2019，31（8）：1129-1137.

［217］Pedro Otones Reyes，Eva García Perea，Azucena Pedraz Marcos. Chronic Pain and Frailty in Community-Dwelling Older Adults：A Systematic Review［J］. Pain Management Nursing，2019，20（4）：309-315.

［218］中国医师协会疼痛科医师分会，国家临床重点专科–中日医院疼痛专科医联体，北京市疼痛治疗质量控制和改进中心. 慢性肌肉骨骼疼痛的药物治疗专家共识（2018）［J］. 中国疼痛医学杂志，2018，24（12）：881-886.

［219］纪泉，易端. 老年患者慢性肌肉骨骼疼痛管理中国专家共识（2019）［J］. 中华老年医学杂志，2019，38（5）：500-506.

［220］陈峥. 老年综合征管理［M］. 北京：中国协和医科大学出版社，2010：4-5.

［221］李方玲，李金辉. 老年衰弱综合征中医理论初探［J］. 中国中医药现代远程教育，2015.13（24）：1-3.

［222］张立，陈民，尹江涛，等. 从先天和后天论治老年衰弱综合征［J］. 中华中医药学刊，2018，36（10）：2543-2546.

［223］李金辉，刘海华，李永杰，等. 老年衰弱的中医证候探讨［J］. 北京中医药，2018，37（3）：199-201.

［224］Joseph C，Kenny AM，Taxel P，et al. Role of endocrine-immune dysregulation in osteoporosis，sarcopenia，frailty and fracture risk［J］. Mol Aspects Med，2005，26：181-201.

［225］冯雪. 中西医结合I期心脏康复专家共识［M］. 北京：人民卫生出版社，2016：52.

［226］彭小苑，李巧萍，黎小霞. 坐式八段锦锻炼对老年性骨质疏松患者腰背疼痛的影响［J］. 护理学杂志，2015，30（21）：4-6.

［227］梁家祥，梁超. 太极拳与中医五脏的养生关系［J］. 中国民族民间医药，2011，20（2）：50.